汉竹·亲亲乐读系列

中国优生优育协会推荐用书

●戴淑凤育儿百科●

U0739316

1~3岁宝宝养育全书

升级版

戴淑凤 编著

北京出版集团公司
北 京 出 版 社

看过她的书，不禁深深佩服她于医学、心理学、教育学、社会学、伦理学方面涉猎之广，研究之深。

—— 全国人大常委会副委员长　何鲁丽

写给爱宝宝的父母

从计划要一个孩子的那一刻起，你的生活就要面临很多改变，无论是生活开支、饮食方式，还是从"父母的孩子"到"孩子的父母"这个人生角色心理上的转换。在这个阶段，你准备得越充分，接受各种变化的心态就越从容。

了解儿童身心发展规律，掌握不同年龄段孩子的言行、思维和情感方式，懂得与孩子相处的技能、技巧，成为孩子喜欢亲近、对孩子身心健康发展产生积极影响的人，这些就是你所要准备的，也是一个好父母应该做的。由戴淑凤教授编著，北京出版社出版的这套《戴淑凤育儿百科》系列丛书，科学而全面地阐述了上述问题。

国内一直没有一套书在孩子学前给父母全面而系统的指导。这种状况可能是因为国内儿科分类比较细，婴幼儿护理与心理发展没有完全融合互

补造成的。戴教授有40余年的儿科第一线临床经验，并在实践中研究脑与发展，以及发展与教育心理学，是儿童脑生理学和身心发展领域的先行者与开拓者。她早年即赴日本研究先进的国产医学、胎教及早期教育，并将国内外诸多相关新学科理论和跨学科知识融合在早教实践中，在这个意义上可以说戴教授才是真正实现了"婴幼儿身心全面发展"。

众所周知，脑的发展关键期是人生的头3年，戴教授在丰富的儿科第一线临床实践中研究儿童脑生理学，真可谓"得天独厚"。所以，我一直跟她说："你要是不把自己这一套理论整理出书，真是对不起社会对你的栽培。"

戴教授的这套丛书以感觉教育理念为理论核心，以感觉教育游戏为施教特点，介绍了婴幼儿的合理营养、保健、疾病预防、教育和良好行为习

惯培养等方面的知识。

为了适合年轻父母使用，这套书注重操作，给读者实用的指导。为了便于读者阅读和理解，图书还穿插了大量精美插图，以直观的形象体现教养技巧，并希望以此愉悦读者的心情，增加教子的乐趣。

我相信孩子们的父母会喜欢这套丛书，好好把握孩子人生中的"黄金期"。因为"早期教育与其说是给孩子许多东西，倒不如说是不让孩子失去很多东西"。

北京师范大学教授 博士生导师
中国心理学会副理事长
林崇德

前言

面对 1 岁多的宝宝，你终于暂时可以不手忙脚乱了。喘口气，再来考虑怎么解决更大的问题吧！

需要学的刷牙、穿衣服怎么老学不好？

刚会走的宝宝爬上爬下、跌跌撞撞，怎样才能保障他的安全呢？

1~3 岁是脑发育、智力发展、性格行为习惯养成、基本学习能力等发展的关键期，父母该怎么做呢……

本书以感觉教育理念为理论核心，以感觉教育游戏为施教特点，介绍了幼儿的养护、保健、疾病预防、多元智商的开发和良好行为习惯的培养等方面的知识。

本书主题分为养护、营养、异常情况和多元智能开发与情商培养。内文穿插有育儿重点、生长发育儿歌与玩具箱，为你提供了全面的育儿需求。

养护：婴幼儿护理、基本生活自理能力培养、良好行为习惯的养成等。

营养：婴幼儿营养科学、合理辅食添加、营养性疾病及肥胖症的预防。

异常情况：侧重疾病的辨别与预防、安全与急救、误区与困惑等。

多元智能开发与情商培养：以精心设计的感觉教育游戏作为全脑潜能开发、优良素质培养的技巧，在快乐的游戏之中，使宝宝体能、智能、情商、良好习惯等都能得到

DAISHUFENG YU'ER BAIKE

理想的发展。

　　智能发展测评：以多元智能发展，从六大方面提出测评的代表性项目、方法和通过的标准，由父母进行测评。父母可以通过测评，了解宝宝哪些方面比较突出，哪些方面尚需努力，以促进宝宝全面发展。

　　本书不再笼统介绍育儿概念，而是侧重于实际操作："你应该做的"——告诉你应对方法，而且方

便你查阅。本书不再笼统介绍营养知识，而是直接指导婴幼儿的饮食宜忌，并给出供参阅的饮食方案及食谱。本书不再阐述疾病原理，而是将每种疾病在幼儿身体上表现的症状分别列出。"你要做的"——指导你立即解决关心的问题。

　　为了便于年轻父母阅读和理解，书中设计了大量的精美插图，形象直观地体现教养技巧，并希望以此愉悦

你的心情，增加育儿生活的乐趣。

　　本书具有科学而全面实用的指导性，相信宝宝的未来会比您期待中的更加美好。

戴淑凤

DAISHUFENG YU'ER BAIKE

1~3 岁宝宝养育全书

升级版

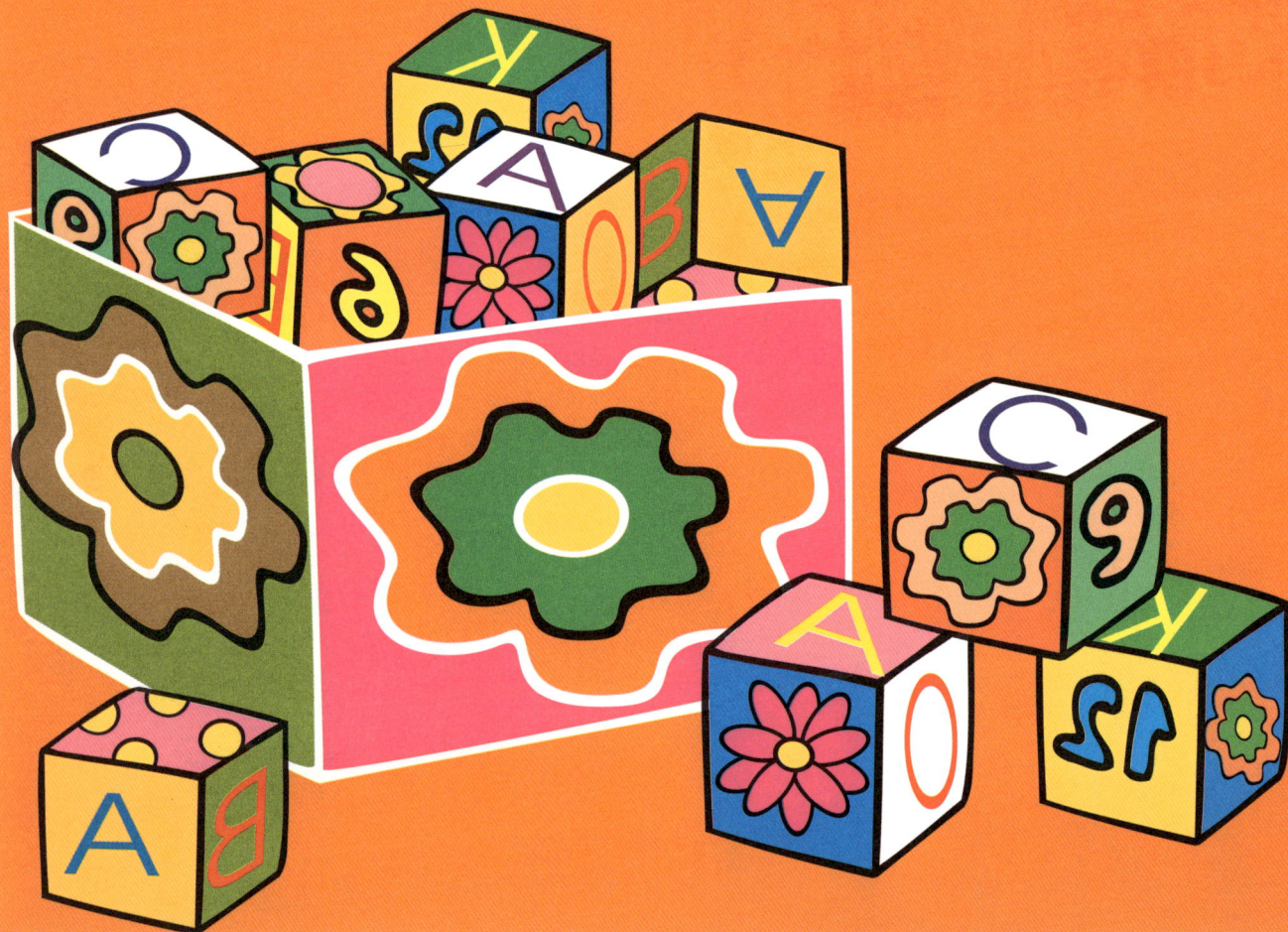

目录

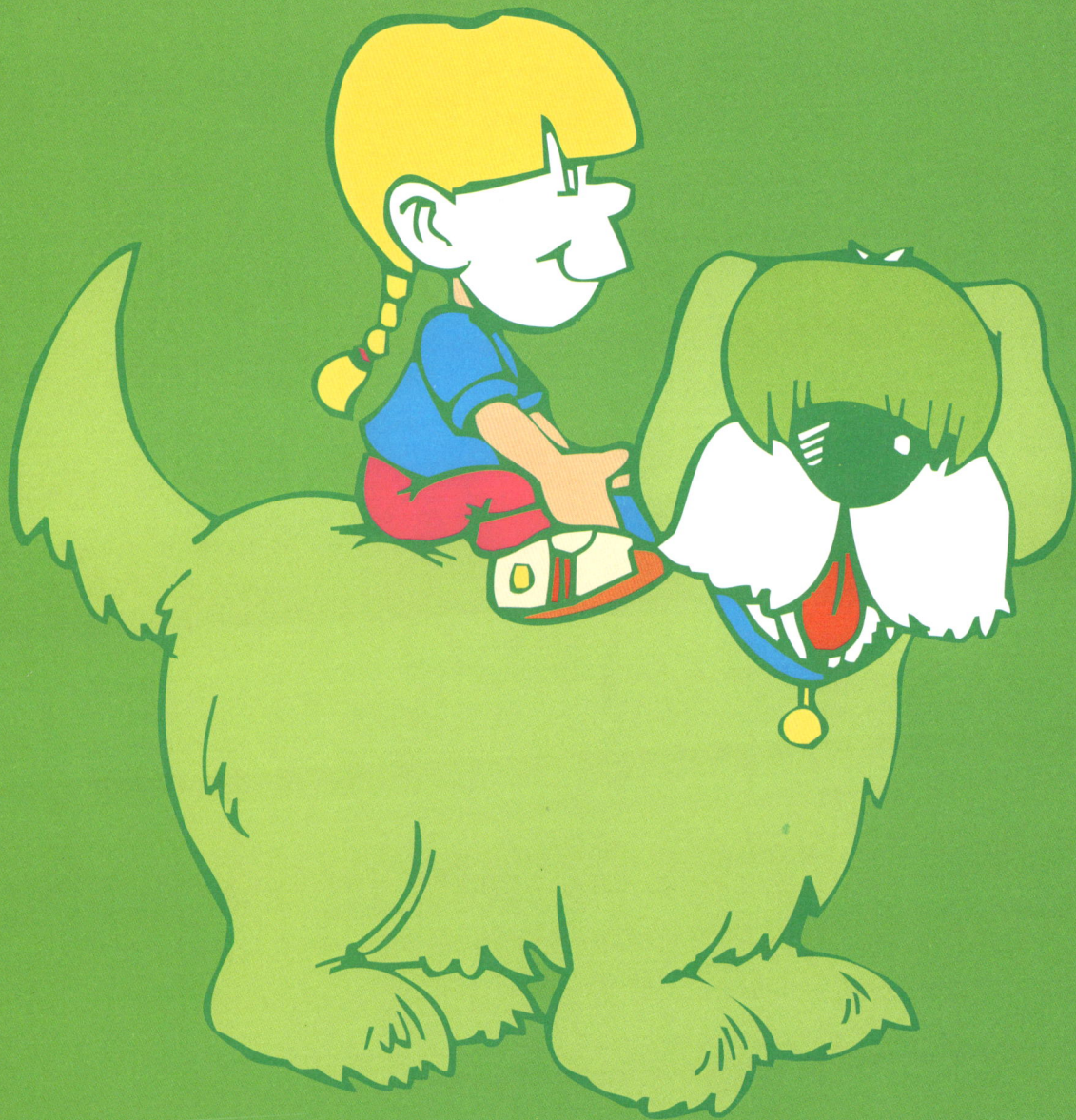

孩子的心灵有着超出我们想象的吸收、学习能力，这种能力是与生俱来的。——蒙泰梭利

1~3 岁宝宝成长记录

"一岁说话会迈步。

二岁跑跳上下楼，吃饭坐盆会洗手。

三岁歌舞骑小车，画画折纸搓泥球，

辨色数数认形状，待人接物有礼貌，穿脱鞋袜和衣裤。"

这段口诀是 1~3 岁宝宝生长发育的一个杆秤，

父母时不时地要把自己的宝宝"拿"出来掂量掂量，

看看宝宝的智能发育是否能符合同月龄的水平，

看看宝宝的体格发育是否正常。

1岁1~2个月
进入幼儿期

　　1岁2个月的宝宝，不但会走，还能拿着他心爱的玩具从卧室走到客厅，即便玩具掉到地上，他也能弯腰拾起，他还会爬上沙发并翻身坐下，他努力拿着勺子自己吃饭，用动作和不成熟的语言告诉你他要大小便了，他为自己的成长时刻努力着……

"妈妈，不用你扶着了，我可以自己走路了。"

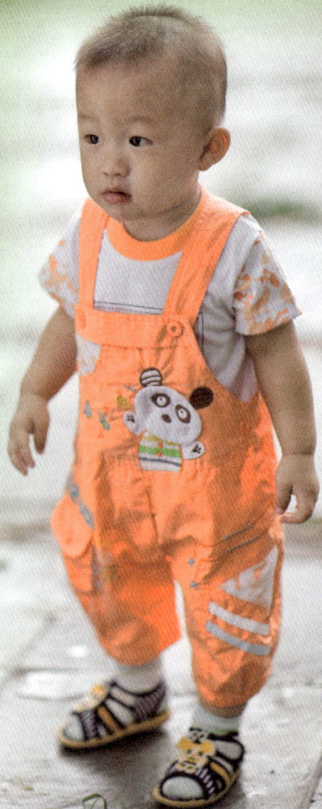

外形	宝宝的体格发育速度明显减缓，但体重、身高、头围、胸围仍以较快的速度增长，囟门在慢慢闭合。1岁2个月末会有8~12颗牙。
动作	多数宝宝不但能独立行走，也很少跌倒了；拉着一只手就能上楼梯，也可以用手足爬上1~2级楼梯；还能从站姿到蹲下，再站起，也能爬上大椅子。
自理能力	宝宝已经能自己用勺子盛上食物放入口中，也会在大小便时及时蹲下或找便盆；如果给宝宝穿衣服，他会伸手入袖，也会主动抬腿，会把自己脱下的鞋帽放在固定的地方。
语言	宝宝正处在理解语言阶段，是典型的"听得多、说得少"，但多数已经能说10~20个词，也会说简单的句子，如"爸爸走"、"听故事"等，但发音不一定清楚。
认知	懂得分辨爸爸妈妈的表情，知道爸爸妈妈是高兴还是生气，能知道别人叫自己的名字。
个性	宝宝开始更加明显地展示自己独特的气质类型，如有的活泼好动，有的文雅安静；有的能很快适应新环境，有的却很内向；有的感情丰富，有的感情细腻。
社交	当父母要离开时，会依依不舍，但更喜欢和玩具、同伴在一起；当需要他人帮助时，会主动求助于父母，甚至要求其他人加入他的游戏中。

1岁3~4个月
宝宝越来越聪明

1岁4个月的宝宝不仅走得越来越稳，而且他还会变花样，侧身走、后退走，他还可以推拉玩具。小家伙早就不满足于走路了，已经试着跑了，虽然不是很稳，也还会摔跤，已经有点小大孩儿的样子了……

"妈妈，你看我跑起来还挺稳的吧，我发现身体向前倾一点，跑起来会更快！"

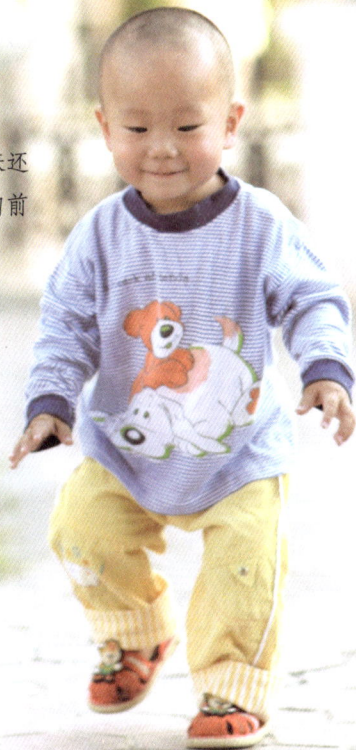

外形	这个月无论是体重还是身高，都没有较大的变化，但是细心的妈妈还是会发现宝宝的裤子似乎短了那么一点。到1岁4个月末，牙齿已经有8~16颗。
动作	此时的宝宝对投掷游戏比较感兴趣，会举手过肩并把球抛出去。还喜欢用脚踢装奶粉的铁桶，如果把奶粉桶踢倒了，会开心地大笑。会学着自己穿珠子。
自理能力	这个月的宝宝不但会自己用勺吃饭，有的宝宝还可以独立吃半碗饭。会自己把帽子戴到头上。
语言	此时的宝宝会说出自己的名字，会用语言表达自己的要求，会跟着爸爸妈妈说儿歌的最后一个字，而且还会跟着说口令，如拍手会说"啪啪"等。
认知	宝宝会认识一种颜色，比如红色、黄色或者黑色；会最先认识圆形，并逐渐认识方形和三角形；认识哪些是属于自己的东西。
社交	宝宝会和同伴一起玩拍手、盖房子等游戏，会和别的小朋友一起分享玩具，还会学着像妈妈照顾自己那样照料娃娃，会给娃娃盖被、喂饭等。
细节	宝宝玩游戏时，你或许很想帮他搭一搭积木，或者把那个很难套上去的套塔弄好，但宝宝会推开你的手。此时，你最好做个安静的旁观者，静静欣赏宝宝的杰作。

1岁5~6个月
宝宝会的东西更多了

　　1岁半的宝宝不但要走遍屋子的各个角落，还可能一溜烟跑出去好远；他经常爬上爬下，弄得你提心吊胆，不敢离开；他会学着大人的样子踢皮球，随着音乐晃动身体跳舞；当看到所有可以按动的开关或按钮时，他会不停地打开、关上，兴致勃勃……

　　宝宝的模仿能力非常强，如果你朝他微笑，他就会回你一个灿烂的微笑。

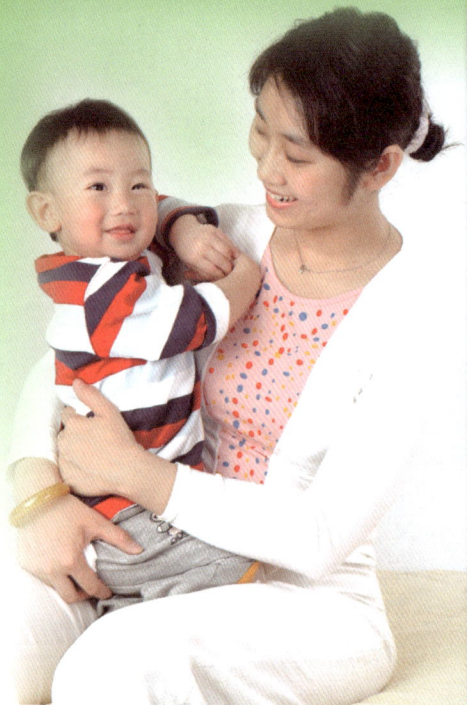

外形	与婴儿期相比，宝宝圆鼓鼓的肚子小了很多，腹部向前突出，前囟闭合，有乳牙10~16颗。
动作	宝宝已经能独立行走，他还会牵着玩具一起走，会倒退着走，会跑，但有时还会摔倒。当他玩积木时，会把3~4块积木叠放在一起，也会用画笔任意涂写。
自理能力	宝宝会用水杯喝水并且洒得很少；会脱掉帽子和鞋；白天基本能控制大小便，如果尿湿了裤子会主动示意。
语言	宝宝已经能任意说出20~30个字，也可以说2~3个字的短句，能用简单的语言正确表达自己的要求。当然，宝宝已能听懂很多话，并按听到的语言做出反应。
认知	宝宝的无意注意进一步发展，有意注意开始萌芽，注意力集中的时间有所增长，也更容易记住印象深刻或带有感情的事物。在游戏时，宝宝的想象力开始萌芽。
社交	宝宝积极、愉快的情感增多了，偶尔，他也会考虑到集体中去和更多的小朋友一起玩；宝宝开始学着控制自己的某些行为，如等待进餐时不吵闹，睡觉时不爬起来。
细节	宝宝可能会走到哪儿都带着自己喜欢的那个小熊，也可能在睡觉时不停地玩一条小枕巾。这是宝宝的心理需要，他在以此安定自己的情绪。

1岁7~8个月
能干的小宝宝

宝宝越来越能干了！每天一睁开眼睛，除了吃饭和午睡，他一刻也停不下，从早忙到晚。早上，宝宝喜欢拉着小玩具到处跑，穿梭在客厅、餐厅、卧室各个房间，高兴时还会跌跌撞撞小跑几步；下午，睡了一觉的宝宝精力更充沛，他会不断地爬上爬下，家里的沙发、桌子、窗台都让他爬了个遍；傍晚，他会拉着你去散步，东跑跑、西颠颠，让你追都追不上……

宝宝现在最喜欢户外活动了，一株小草，一朵小花对她来说都很新奇，你看她小手指着前面，不知道又发现了什么，正往那边跑呢！

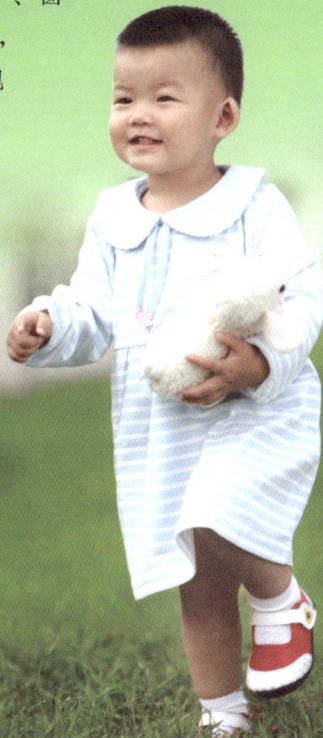

外形	这个阶段的宝宝，乳牙已经长了12~16颗，大部分都出齐了，所以咀嚼能力和消化能力都进一步增强了；经常跑来跑去的宝宝，身体看起来会更结实。
动作	行动自如的宝宝，会开始尝试不用人扶着上台阶，慢慢地还掌握了自己上下楼梯的诀窍；小手也越来越灵巧，会用食指、拇指拿稳小球，学着爸爸妈妈的样子往瓶子里扔。
自理能力	宝宝知道大小便前要做的事情，会逐渐减少大小便失控的情况，学会大小便自理；宝宝还会通过街道两旁的标志，认出自己回家的路。
语言	爸爸妈妈模仿的各种声音，如火车声、动物叫声等，宝宝能模仿出来5种以上，并清楚地说出这些是什么声音。在爸爸妈妈的鼓励下，会说一些有名词和动词的句子，如"我吃"、"要娃娃"、"我不"等。
认知	宝宝现在已经能够正确指出几张熟悉的图片了，而且还会简单的分类，会把相同颜色的卡片放在一起，还可以给不同大小、形状的瓶子配瓶盖。
个性	宝宝在这个阶段，会喜欢和大人对着干，还很爱发脾气，比如硬要自己穿鞋子，你不让他穿，就会生气地把鞋子丢到地上。这是因为宝宝最初的自我意识已经形成，进入了人生第一个逆反期，所以你越不让他做什么，他越要做。
细节	宝宝喜欢模仿爸爸妈妈的行动，会学着爸爸妈妈的样子拿拖鞋、拿书报、搬小凳子等。还会模仿爸爸妈妈说话。

1岁9~10个月
会使用工具了

这个时期，小宝宝的能力升级了，他都会使用工具了。玩沙子的时候会用小铲子把沙子挖到小桶里；吃饭时会笨手笨脚地握住小勺往嘴里塞饭；会用电话或手机乱按键打出电话或乱发信息；听到厨房有切菜的声音，会跑过去在旁边盯着看；对纸笔会感兴趣，抓起来乱画一气，一不小心就画到墙面、床单上去……

看到画笔，宝宝会用小手拿起它在纸上乱画，虽然只是乱涂一气，但是宝宝却乐此不疲，妈妈最好多给宝宝准备些画纸，不然他可能会把墙壁当成他的画布！

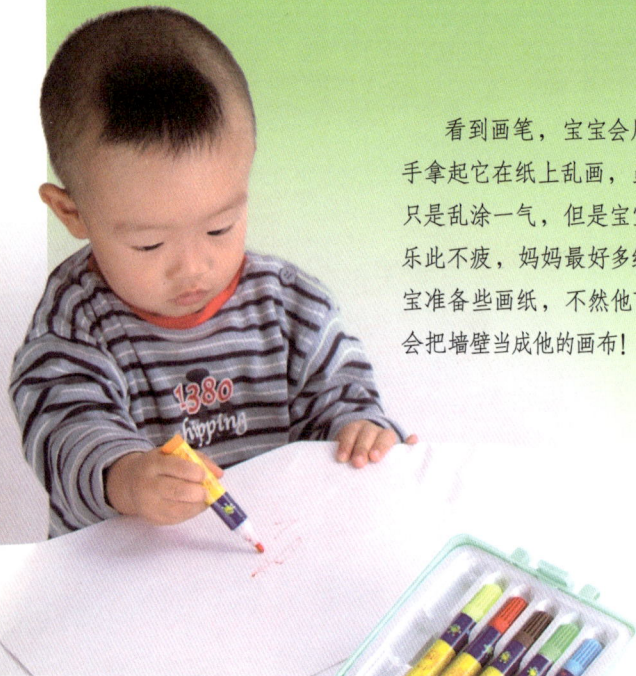

外形	快要2周岁的宝宝，现在非常好动，投球、钻洞、爬高，跑跑停停总是在动，宝宝就是靠着多动来探索世界，在他的摸爬滚打中，宝宝会变得更加能干，更加健康。
动作	爸爸妈妈拉着宝宝的手，宝宝会在爸爸妈妈的辅助下，完成双脚跳，慢慢地宝宝学会了自己跳跃；同时宝宝会继续练习跑步，一有机会就要跑来跑去，而且他还喜欢上了踢球。
自理能力	宝宝会用勺子自己吃饭，能将碗里的饭全部吃掉，不需要爸爸妈妈来喂，爸爸妈妈将衣服扣子松开，宝宝会自己脱下上衣；先替宝宝把裤子拉到膝部，他会自己脱下裤子。
语言	宝宝现在能用语言表达自己的意愿，如"妈妈我要"，懂得说"谢谢"、"不客气"等礼貌用语，会背简单的儿歌。
认知	认识红色、黄色、蓝色，能分出红绿灯，在爸爸妈妈的教导下懂得"红灯停，绿灯行"，能够知道高和低，会说出自己和爸爸妈妈的名字。
社交	宝宝喜欢和同龄的宝宝一起玩，知道怎样和小朋友打招呼，会用"我"来代表自己，而且他们还会喜欢一起玩"过家家"的游戏。
细节	你会发现宝宝现在会用两个指头捏住豆豆，并把豆豆放到碗里，还会用两个手指捏着撕纸，这说明宝宝越来越"心灵手巧"了。

1岁11~12个月
在模仿中成长

满2岁的宝宝，开始理解今天和明天、快和慢、远和近这些抽象的概念，也开始有了自己害怕的东西；他能从1数到10，也会颇具想象力地把所有圆圆的东西都说成像太阳，弯弯的东西说成像月亮。他在模仿中快乐地成长……

2周岁的宝宝表情越来越丰富，大喊大叫也是他表达情绪的方式。

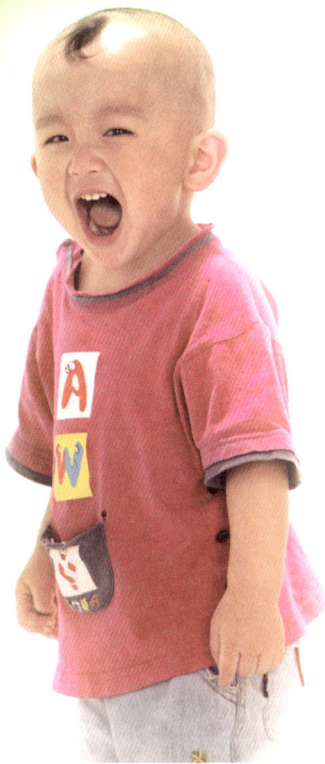

外形	2岁的宝宝，已经不是那个走路摇摇摆摆的小鸭子了，他不但走得很好，跑得也比较平稳，动作更加协调；有时，他还会试着跳一跳。
动作	握着笔，宝宝能模仿大人画出线条、圆圈等图形，还能玩一些简单的拼插玩具。宝宝搭积木的技巧也提高很多，拧瓶盖更是得心应手。
自理能力	多数宝宝都能自己上下楼梯、吃饭、喝水，而且不愿让大人帮忙。宝宝在模仿中成长得很快，但扣纽扣、穿衣服对他来说还是件不太容易的事。
语言	宝宝的口语词汇量已达到近千个，整天唧唧喳喳说个不停，能准确说出自己和爸爸妈妈的名字，自己的年龄、性别，也能用简单的句子和成人交流。
睡眠	宝宝白天睡眠的次数逐渐减少为1次，可根据作息制度，将宝宝白天的睡眠安排在午饭后，睡眠时间以1.5~2小时为宜。
社交	宝宝喜欢跟着比自己年龄稍大的孩子跑来跑去，但还不敢主动交流；也喜欢把自己的游戏内容加入到伙伴的游戏中，喜欢同伙伴交流分享。
细节	宝宝是不是很少摔跤了？你会发现，走路时，原本"没头没脑"乱闯的宝宝，开始学着观察路线和道路情况走路，并会小心翼翼地绕开石头或其他东西。

2岁1~3个月
古灵精怪的小家伙

2岁3个月的宝宝，脑子里蕴藏了无数"鬼点子"，让你应接不暇，他们什么事情都想做一做，什么玩具都想玩一玩，但一会儿又扔到身后不管了，经常把家里弄得乱七八糟。不过让人欣慰的是，他越来越能干了，有的宝宝都会使用筷子了，而且宝宝还会饶有兴趣地听爸爸妈妈讲故事和看图画……

宝宝会主动要求爸爸妈妈陪她一起看图画，她会直接把她想要看的书递给你，看到这样的画面，不管有多忙，你都应该走过来陪宝宝一起看书。

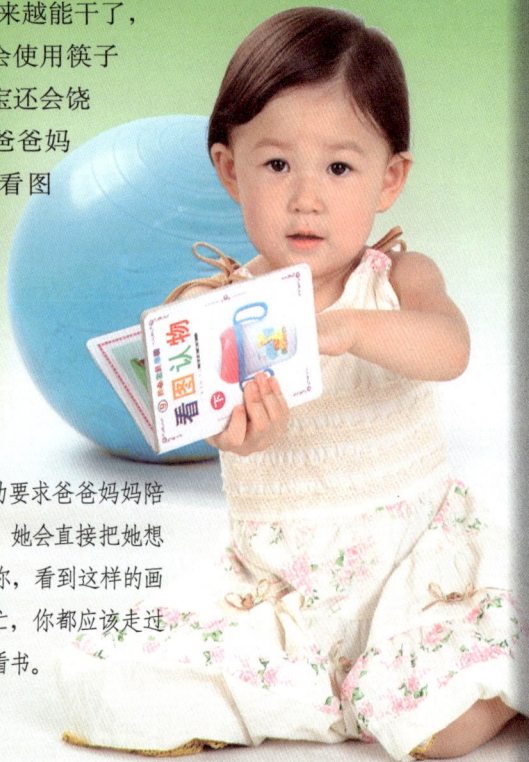

外形	小家伙长得更结实了，走路、跑步、下蹲这些动作越来越稳，所以看起来，已经像个大小孩了，那有些向外凸的小肚子，也逐渐收回去了。
动作	宝宝可以双脚立定跳远了，从低一点的台阶跳下来，也可以独立站稳。小手越来越灵活，穿珠子越来越熟练，玩拼图也难不倒他了。
自理能力	宝宝现在已经会自己穿无跟袜了，只是还不会拉正后跟，而且宝宝会自己穿鞋了，虽然还分不清左右，但是爸爸妈妈也不要包办代替，要慢慢提醒他学习分辨左右。
语言	宝宝不但会说儿歌，还会用简单的语言和人交流，会说一些完整的句子，如"爸爸上班了"、"我要吃饼干"等。
社交	现在宝宝更渴望走出家门，和更多的人交流，尤其喜欢和小朋友们在一起。虽然在玩的过程中，他们大多还是只顾着自己，但是还是很满足于和小朋友们一起活动。
个性	宝宝现在会用声音来表示自己的喜怒等情绪了，当宝宝的愿望得不到满足，他会发脾气，用哭闹来表示不满、表示抗议。
细节	"多"与"少"的概念在宝宝的小脑袋里已经非常明确，如果你在他面前摆放两堆5个以内的物品，宝宝已经能分清楚哪个多，哪个少了。

2岁4~6个月
男孩、女孩有区别

　　"我是男孩（女孩）！"宝宝2岁半了，他已经能很响亮地说出自己的性别，也能根据某些外部标记来辨别周围的男性和女性。宝宝现在不但能背出家里的电话号码，还会用声音来表示自己的喜怒哀乐；会把形状、大小、颜色不同的物品分开来放，也会在吃饭、穿衣或玩耍时做出自己的选择……

　　当宝宝开始想方设法引起你的注意时，他也许会摆个奇怪的姿势，甚至跳起歪歪扭扭的舞蹈，给你意想不到的惊喜。

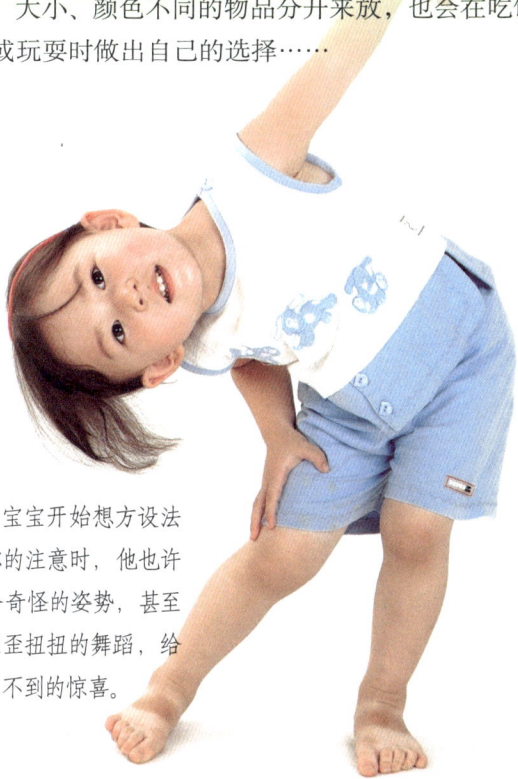

外形	多数宝宝，从衣着和发型上已经能分辨出是男孩还是女孩了，他们自己也有了初步的性别意识，能说出自己是男孩还是女孩。这对宝宝未来的成长很重要。
动作	宝宝开始热衷于单脚站立，并能站很长时间；在妈妈的鼓励下，他可以画"十"字和正方形，也能写出0和1这两个数字，还能按顺序摆放好玩具。
自理能力	宝宝会自己用勺子把碗里的饭菜吃干净，用杯子倒水也不会洒；虽然还不能分清左右，但会自己穿上袜子和鞋，也能脱掉衣裤和鞋袜；大小便也基本可以自理了。
语言	宝宝不但会背2~3首唐诗、唱2~3首儿歌或歌曲，也能正确地使用礼貌语，如"谢谢"、"您好"、"再见"，还能说一些简单的英语单词，如banana, apple, orange等。
个性	宝宝开始喜欢上了说"不"，并乐此不疲，这说明他们的自我意识继续发展，有了独立的想法，你会发现他的很多动作或者语言简直就是你的翻版。
社交	懂得一些简单的交往规则，比如懂得"轮流"、"等待"等，不过宝宝的耐心似乎还不够，他们往往一脚排在等待的队伍中，另一脚却又时刻准备加塞。
细节	"大小"、"多少"、"高矮"、"长短"这些相反的概念，宝宝已经能分清4组以上了，分苹果，他会知道多少和大小，和爸爸妈妈比个儿，他会懂得高矮，翻书会知道薄厚等。

2岁7~9个月
侃侃而谈的"说话者"

现在的宝宝，正处于语言能力快速发展期，听和说的积极性都很高，他喜欢和人进行言语交流，爱听故事、念儿歌，如果你没时间给他讲故事，他会一直黏着你，和你说话，问这问那；他开始对自然感兴趣，他会撅着小屁股、低着头认真地看大树下忙碌的蚂蚁，或者静静地蹲在草地里观察什么……

宝宝现在不但喜欢听故事，还会复述故事了，你看他讲到高兴的地方，还要配合手势给你比画，生怕你会听不懂！

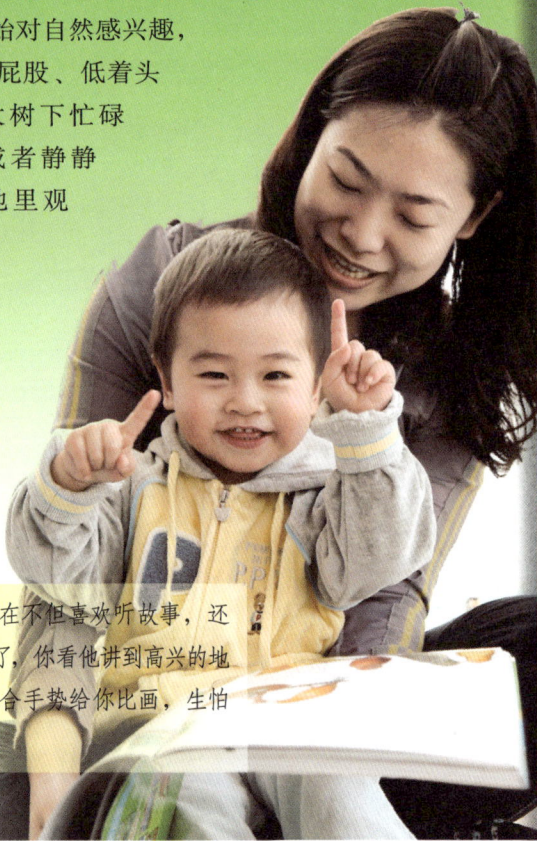

外形	绝大多数宝宝在2岁半时，乳牙就已经出齐(20颗)，咀嚼的功能已经很好，吃东西的花样越来越多，吃得也越来越香，这个时候更要保证营养均衡，避免出现偏食的情况，尤其要注意，不要让孩子吃成小胖墩。
动作	这一时期的宝宝能较好地控制身体平衡，会双脚交替上下楼，而且会骑小三轮车、爬攀爬架，还会踢球、拍球，而且他不满足于已经掌握的基本动作，还常常会发现或创造一些冒险的机会，这时候爸爸妈妈更要做好周全的安全保护。
自理能力	宝宝现在开始学习扣纽扣了，而且筷子用得越来越好；会自己收拾自己的玩具和物品，有了自己的秩序感，什么东西放什么地方，都有自己的安排，不喜欢被别人移动。
语言	宝宝的词语越来越丰富，你现在可能会更喜欢和宝宝交谈，因为他的反应非常积极，你可能还会发现，和宝宝说话时，你不再需要用单调的、像唱儿歌一样的儿语方式。
社交	宝宝迫不及待地想要接触各种各样的事物，想要结识其他的小朋友，与他们共处并分享乐趣。从其他小朋友那里，宝宝可以得到许多生活经验；能和其他小朋友合作玩游戏，并会表达意见，服从命令。
细节	这个时期的宝宝有着惊人的自我学习能力，他们会拿积木在桌上排列接长，结构上会出现对称；用积木"砌墙头"时，他们会选择适当大小、形状的积木来填充堆砌中出现的空隙。
细节	这个月的宝宝，最喜欢的就是伸出食指，用食指抠东西，尤其是抠各种各样的小洞洞，墙壁、桌面、玩具甚至妈妈的脸，只要有洞都会是宝宝的所爱。

2岁10~12个月
在探索中长大

满3岁的宝宝，不但具备了良好的平衡能力和基本的生活自理能力，也越来越渴望融入周围的环境；他们讲故事、背儿歌、骑小车、拍皮球、交朋友；他们不停地问"是什么"、"为什么"、"怎么样"；他们发现，这世界需要他们探索的东西太多太多……

一转眼宝宝就3岁了，她又发现了什么新大陆呢？宝宝开始享受探索世界的奇妙感受。

外形	宝宝的成长速度是惊人的，体重增长不多，但身高却增加了7厘米左右，肌肉结实而有弹性，手脚也变得细长，身体看上去比原来苗条了。
动作	宝宝已经具备良好的平衡能力，会拍球、抓球和滚球，还能把馒头或面包一分为二；甚至可以完整地画出人的身体结构，虽然比例不协调，但基本的位置已经找准了。
自理能力	宝宝不但可以自己穿脱鞋袜、衣服、扣纽扣、洗手、洗脸、洗脚；吃饭前他还会帮妈妈擦干净桌子，并放上几个人用的碗筷；吃饭时也乐于为别人夹菜。
语言	宝宝已经能讲诸如"黄的橘子甜"、"花毛衣暖和"等5个字一句有形容词的话了；在大人的提问下，能讲清物体的名称、用途、颜色和特点；还可以复述他熟悉的故事。
认知	已经能认识红、黄、蓝、绿、黑、白6种颜色，联想能力也进一步增强，比如说到熊猫，宝宝会联想到熊猫的样子，它的食物是竹子，在动物园曾经看到过。
社交	宝宝越发喜欢参加社交活动，尤其愿意参与同龄伙伴的活动。他意识到与小朋友交往需要付出爱心，有了好吃或好玩的东西要学会与人共享，因此是入幼儿园的最佳年龄。
细节	宝宝更热衷于玩"过家家"的游戏，几个宝宝在一起，有的担任爸爸，有的扮演妈妈，有的是孩子，他们买菜、做饭、招呼客人、照顾宝宝，模仿着成人世界的生活。

记录宝宝的生长曲线

可不要小看宝宝每次体检时医生使用的小小的格子和画出的点线，对宝宝生长发育过程中的生长曲线加以重视，是及时发现问题和采取对策的关键。通过对下面知识的了解，我们就能够从简单的格子和图表中得到更多我们需要的东西。

热心于宝宝的发育曲线

每次带宝宝去检查身体或做常规保健，要仔细观察医生是否给他量了身高和体重，并且是否详细地记在了生长发育监测表上。

看看医生是否使用了最新的图表

每隔几年，国家会根据调查结果制定新的儿童生长发育监测表和标准，要保证医生使用的是最新的图表。

比较相邻两次检查结果

保证宝宝的检查具有连续性，并且每次检查方式是一样的。从身高角度来说，宝宝每次量身长时应站得笔直，并且脱掉鞋子。3岁以下的宝宝可以笔直地躺着量身高。宝宝的小脑袋特别爱动，因此可以两个人一起测量，其中一个人负责将宝宝的脑袋放平直，另一个则负责测量。

保留自己的记录

如果可以，向医生要一份复印件，或者自己制作一个图表。每次检查都带着这张图表，并做好详细的记录，这可是一个非常有意义的纪念品。

不要从字面上理解测量结果

医生不会对一次偶然的测量结果表示担心，他们关注的是宝宝发育的长期倾向。例如，一次流感或者其他疾病可能会使宝宝的生长发育出现延缓，而季节性快速生长（春天一般是宝宝们发育最快的季节）和年龄上的快速发育期都会使测量结果出现暂时超前。不要仅仅专注于某个数字，只要宝宝的生长发育一直保持稳定的速度，并且处于他这个年龄的平均值附近，不管他是高点儿还是低点儿，都是正常的。

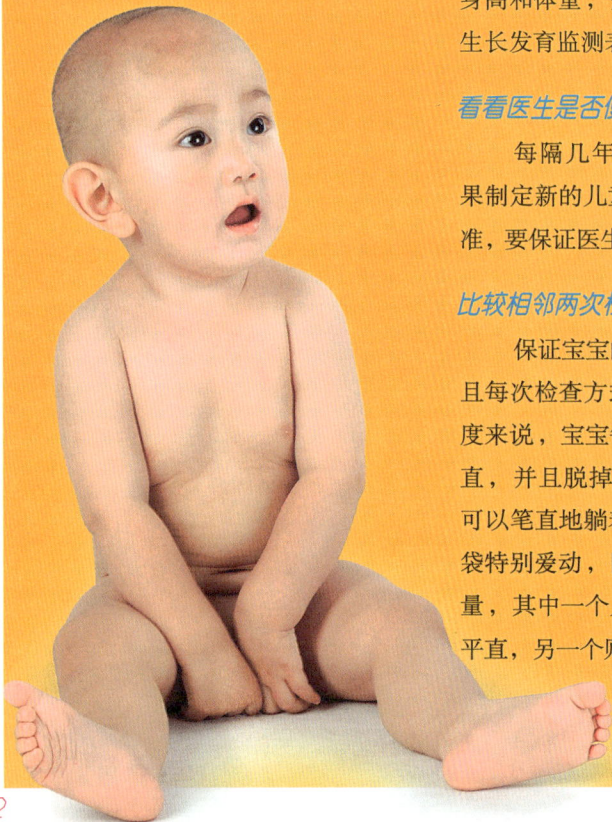

从出生到 36 个月体重与身高生长曲线

姓名： _____ 出生日期： _____ 记录人： _____

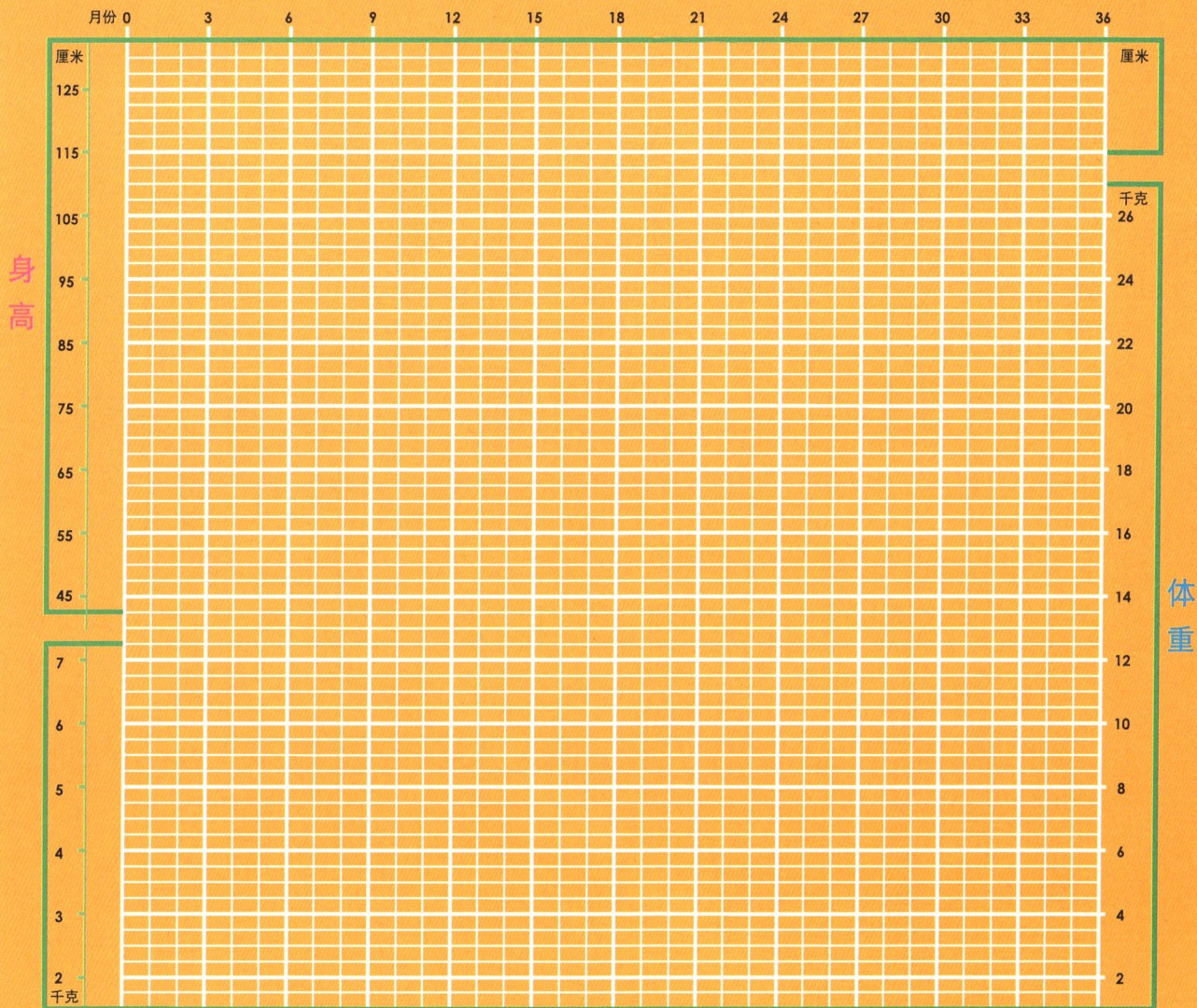

月份 0　3　6　9　12　15　18　21　24　27　30　33　36

厘米　厘米
125
115

身高

105　千克
95　26
85　24
75　22
65　20
55　18
45　16

7　14
6　12
5　10
体重
4　8
3　6
2　4
千克　2

父母可以在表中记录宝宝每月的身高值和体重值。记满时连接各点，两条宝宝的生长曲线就诞生了。复印一份挂起来，难道不是父母对宝宝最好的礼物吗？

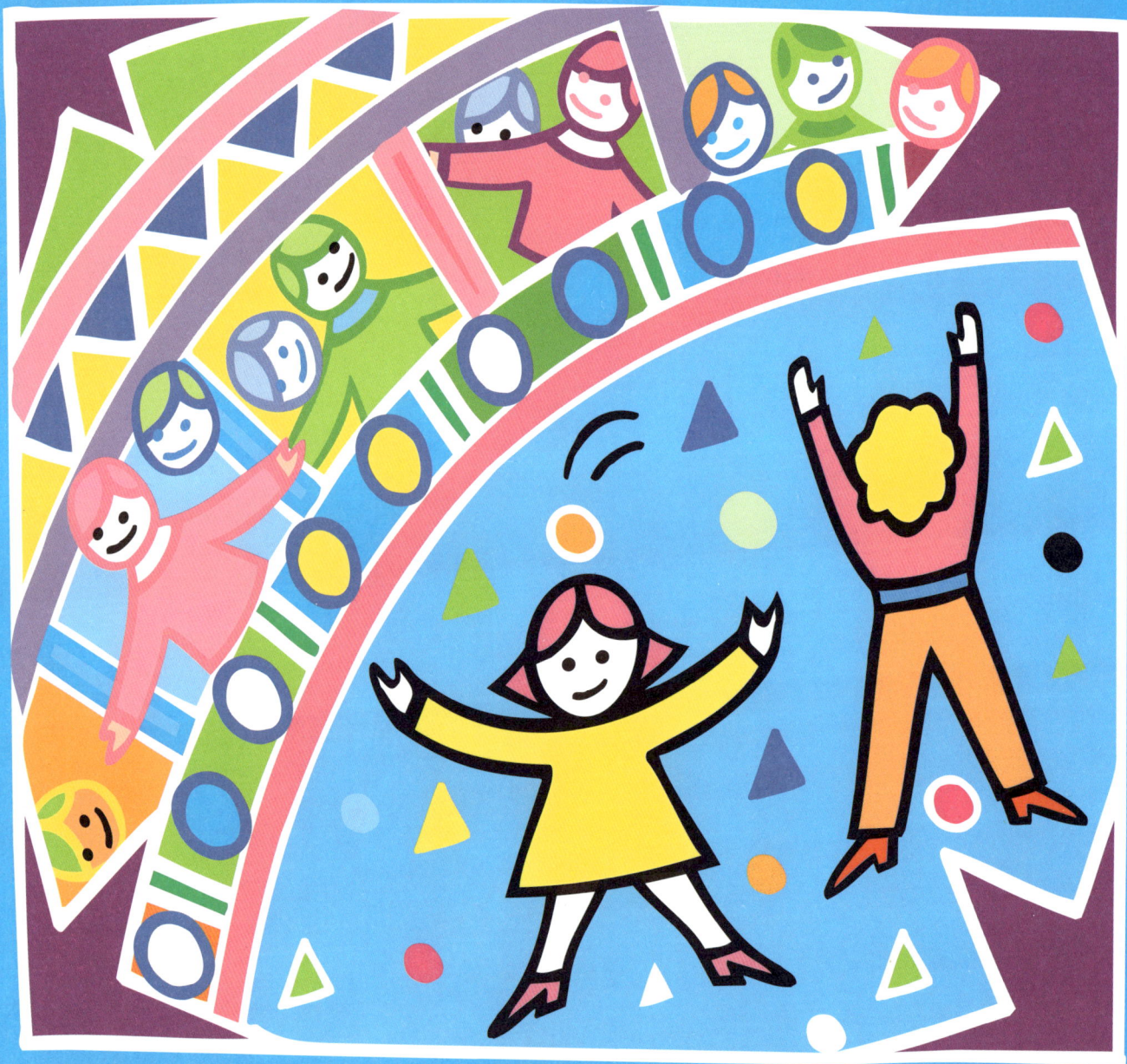

宝宝的未来，掌握在父母的手中。——戴淑凤

1 岁
1~2 个月

育儿要点

☺ 合理营养，平衡膳食。

☺ 多方向行走，发展动作能力。

☺ 搭积木，玩套塔、形板，促进手的精细动作能力的发展。

☺ 认颜色、形状、图片，学涂鸦，辨大小。

☺ 听故事、儿歌、数字歌。

☺ 启发宝宝用语言表达自己的要求。

☺ 提供宝宝与同伴交往的机会，促进语言和社交能力。

☺ 理解宝宝的语言和动作，满足宝宝的正当要求。

☺ 培养独立生活的能力和习惯。

生长发育

男 | 第十二个月的体重 _____ 千克（正常范围 10.49±1.15 千克）

第十二个月的身长 _____ 厘米（正常范围 78.3±2.9 厘米）

第十二个月的头围 _____ 厘米（正常范围 46.8±1.3 厘米）

女 | 第十二个月的体重 _____ 千克（正常范围 9.80±1.05 千克）

第十二个月的身长 _____ 厘米（正常范围 76.8±2.8 厘米）

第十二个月的头围 _____ 厘米（正常范围 45.5±1.3 厘米）

养护 ○

一　会走的宝宝吃饭难

对食物的需要减少：有的宝宝早在1周岁以前就开始独自行走了，但大部分要到1岁1~3个月时才能独自行走。当宝宝1周岁会走后，婴儿期的快速生长就开始缓慢下来，按其身体比例折算，需要的食物量要比前几个月少。

宝宝要自己吃饭：这个月份的宝宝正是自我意识的萌芽时期，想自己动手吃饭，摆弄东西，到处试验自己的能力和体力。这时候的宝宝会产生特殊的饮食行为，显示出一些新的独立性，从而造成宝宝不好好吃饭，父母为喂饭难而苦恼。

☺ 你可以做的

• 让宝宝自己吃

要尽量满足宝宝的愿望，让他自己"吃"。正餐时，准备一套摔不碎的碗勺，盛上一点点饭，让他自己拿勺盛（其实他不会盛饭，更不会把饭吃到口中）。此时趁他不注意的时候，喂一勺进他嘴里，而他呢，仿佛是自己吃到的食物，很高兴。

• 提高宝宝的食欲

食物要软的、易嚼的、松脆的，而不应该是干硬的，使宝宝容易吃，吃起来方便；色彩鲜艳的食品更受宝宝的青睐；食物的温度以不冷不烫、微热为宜；吃饭前不应玩耍过度，否则到了吃饭时间会因疲倦想睡觉而无食欲；吃饭前，应将可能会转移其注意力的东西，如玩具移开，使他专心吃饭。

• 不要勉强宝宝吃饭

宝宝的食量因人而异，每餐饭究竟该吃多少食物，是父母估计他能吃下的量，而不是父母希望他吃的量。当他不肯吃饭时，就不要再喂，别逼他多吃，餐间给他吃点营养丰富的小吃就行。"过食"常常引发小儿厌食。

• 让宝宝学会咀嚼

有些宝宝总停留在吃汤汁或糊状食物的阶段，不会咀嚼致使喂饭难，此时应鼓励、锻炼宝宝咀嚼，习惯于咀嚼后，吃饭会变得容易些。

• 多陪陪宝宝

有些父母工作繁忙，忽视与宝宝的交流，使宝宝感到孤独。他以不好好吃饭来有效地吸引父母的注意力，以此受到重视，消除孤独。

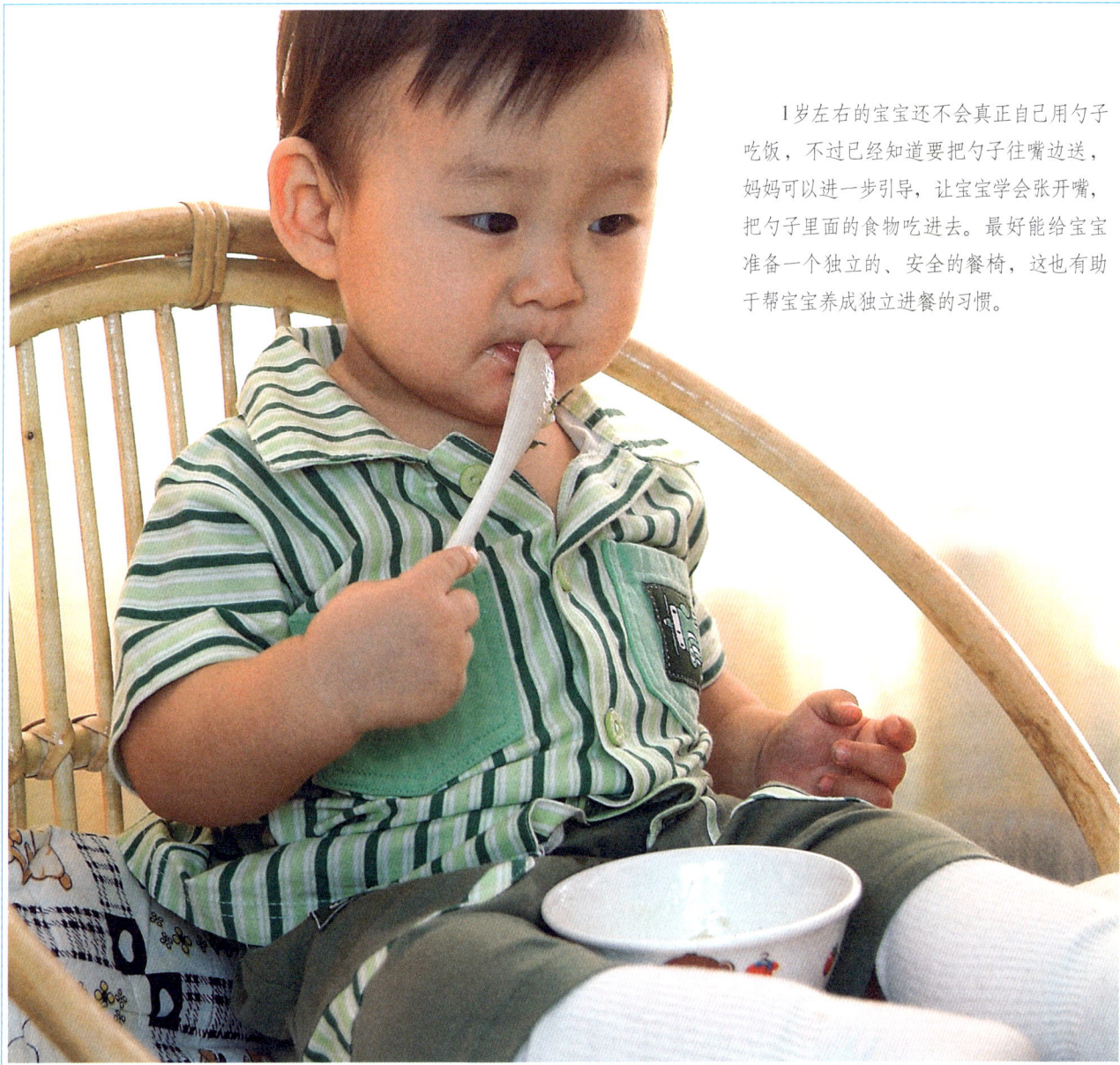

1岁左右的宝宝还不会真正自己用勺子吃饭，不过已经知道要把勺子往嘴边送，妈妈可以进一步引导，让宝宝学会张开嘴，把勺子里面的食物吃进去。最好能给宝宝准备一个独立的、安全的餐椅，这也有助于帮宝宝养成独立进餐的习惯。

二 "扔东西"也是学习

婴儿在发育的进程中，手的探索动作的发育是一个重要的方面。6~7个月的婴儿已学会比较准确地抓住玩具；8~9个月的婴儿已学会手指抓捏物体，但因手的伸肌发育不完善，所以，一旦抓住物体后尚不会随意放开，而是无意识地将玩具滑落或掉下；1岁左右，幼儿手的伸肌发育趋于成熟，能随意松手，他能自然地向前方抛球。

这个时期，他的思维有很大进步，能有意识地抛掷玩具来观察玩具落地的情景，并对此感兴趣；通过抛扔不同质地的玩具，如绒毛狗、皮球、积木块，他自己尝试和区别物体的性质；父母和宝宝对坐一起玩滚接球的游戏，促进他与成人间的交流。

☺ 你可以做的

给宝宝准备玩具应是不怕摔，有弹性的。

理解宝宝扔东西行为，耐心配合，促进宝宝的手、眼协调能力和智力的发展。

宝宝的手指运动可是探索这个世界的重要标志，1岁左右的宝宝已经可以随心所欲地抓握玩具了。

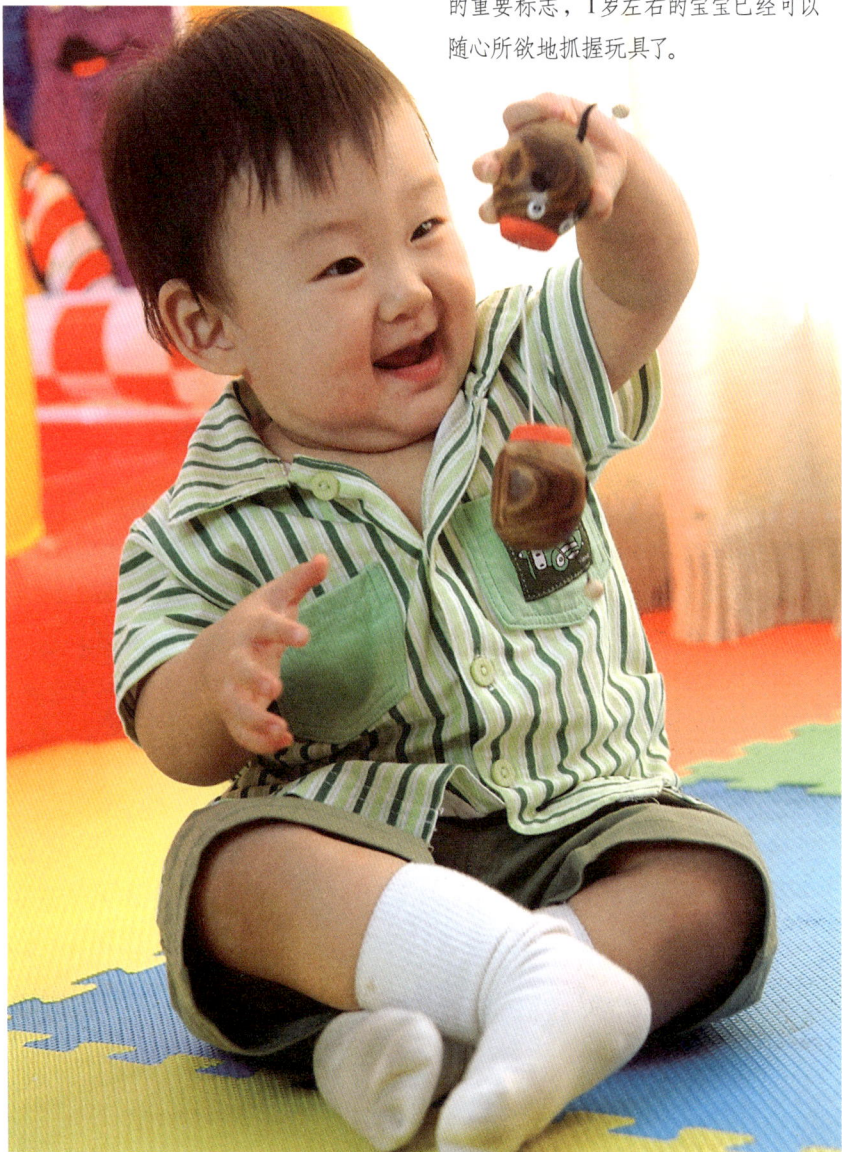

三 宝宝牙牙学语了

宝宝的说话能力相差很大，有的宝宝18个月才会说1个单字，而有的宝宝已能背诵儿歌，这并不一定是智力有差异，关键是缺乏父母的教育和训练。

☺ 你可以做的

• 为宝宝创造说话的机会

9~10个月的婴儿已经能听懂父母的话，应该教他模仿成人发音，这要在愉快的气氛中进行。父母教宝宝说话时，一定要表情丰富，让宝宝看清成人说话的口型，嘴的动作，加深他对语言、语调的感受，能区别复杂的音调，逐渐模仿成人的发音，比如宝宝指着帽子，要戴帽，就教他说"帽"、"这是宝宝的帽"、"帽子"、"戴帽子"。学习发音时，父母应一个字一个字地慢慢教，一定要有耐心，不能急于求成，当宝宝努力发声时，父母应显得高兴，要表扬他，鼓励他。

对11~12个月的宝宝，父母要给他创造更多的说话机会。要多和宝宝聊天，在谈话中要不断增加新的词汇，要读书给宝宝听，要和宝宝多做游戏，其间鼓励宝宝说话。

• 正确引导

如果宝宝仍用表情或手势、动作提出要求，父母就不要理睬他，要拒绝他，促使他不得不使用语言。如果宝宝发音不准，先猜猜宝宝发出来的词句是什么意思，然后用正确的语言向他作示范，帮助他讲清楚，绝对不能笑话他，否则他会不愿意或不敢说话了。

• 兴趣与练习

父母要关心1周岁的宝宝的语言发展并培养其语言兴趣，只有多听、多说、多练，才能熟练掌握语言，运用自如。

四 如果宝宝不开口说话

绝大多数的宝宝，在1岁左右就会有意识地说出一些单音字或叠字，在2岁时已经能和成人进行简单的对话。如果宝宝1周岁过后，还迟迟不开口说话，应引起父母高度重视。

☺ 你可以做的

• 多练习

有的宝宝快2岁了，虽然只会说几个单个的词，但他们却能听懂父母的话，在发音时偶然带有成句的语调。他们一旦开口说话，可能就是成句的话，只是由于缺少发音练习，字音尚不准确。到3岁左右，他的语言能力就基本正常了。

• 提供模仿交流

有的父母不善言辞，又很少与宝宝接触，致使宝宝没有模仿和交流的对象，而导致不会开口说话。此时，父母要给宝宝充分的言语刺激，宝宝会进步得很快。

• 及时检查

宝宝通常10~13个月间能开始说出有意思的话，少数宝宝可能较早些，较慢的要到15个月。如果过了此月份还不能说，宜找医生检查，不要等到2岁才去检查。

五　私家车的安全隐患

父母带着宝宝乘坐私家车外出，已经是一件很常见的事。但是，父母在开车的时候不要忽略宝宝的安全问题，不要用想当然的方法"保护"宝宝。

• 汽车里的安全

父母必须时刻记得把车门锁起来，哪怕是停在自家的车道上或车库里的时候，并且要把车钥匙放在宝宝找不到的地方，因为宝宝很有可能偷偷地溜进车里玩耍。

千万记住别把宝宝单独留在车里，哪怕只是一小会儿。如果宝宝坐在副驾驶上，或独自留在车内，漂亮的表盘、拉杆会引起宝宝强烈的好奇心，有可能就会发动引擎；也有不法分子诱骗宝宝放下车窗，拿走贵重物品，或者绑架宝宝。

如果宝宝把头探出窗外，尾气中的一氧化碳、硫氧化物、微粒物等会使宝宝患上支气管炎、肺炎等疾病；吸入尾气过多，会导致铅中毒。

车门内都设有防撞钢梁，宝宝力气小，开启车门时如果推不到位，车门会自动回弹夹伤宝宝的手指。若宝宝打开车门时，突然有自行车或其他车辆通过，容易导致事故的发生。

• 行驶安全

开动车辆之前，检查车后或车下是否会有宝宝钻进去。

关车门前检查宝宝手、脚、胳膊是否在安全的地方，防止夹伤。车启动前将车门锁上，避免好动宝宝扣动了车门开关，不能让宝宝自己开门上下车。

千万别以为抱着宝宝就是在保护他，宝宝在车内的安全马虎不得，让宝宝坐在后排座，并有人陪伴。

最好给宝宝配备汽车安全座椅，并正确使用。宝宝要面向后使用安全座椅，系安全带。选购儿童安全座椅是按照宝宝的身高及体重，而非年龄。不是所有安全座椅均适用每种车型，在购买前最好先试试。

不能让宝宝坐在后排玩耍或行车时把头探出车窗，更不能让宝宝在行驶时吃棒棒糖。

车速不宜太快，并尽量避免急刹车，不要边开车边与宝宝说笑，甚至在驾车时给宝宝拿食品。

父母开车时一定要集中注意力，宝宝若有事情，最好停在合适的路段处理。

• 事故安全

安装在副驾驶上的安全气囊在关键时刻能够救司机一命，但对宝宝就会变成"杀手"，安全气囊瞬间弹开的张力会击伤宝宝稚嫩的颈椎。

宝宝若使用成人的安全带，发生车祸时会造成致命的腰部挤伤或脖子及脸颊的压伤。

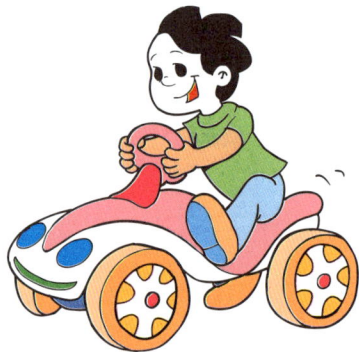

男孩子小的时候都喜欢汽车，无论什么样的汽车玩具，宝宝都会爱不释手。所以宝宝见了真正的汽车会更兴奋，这时候父母要格外注意，一定要保护好宝宝的安全。

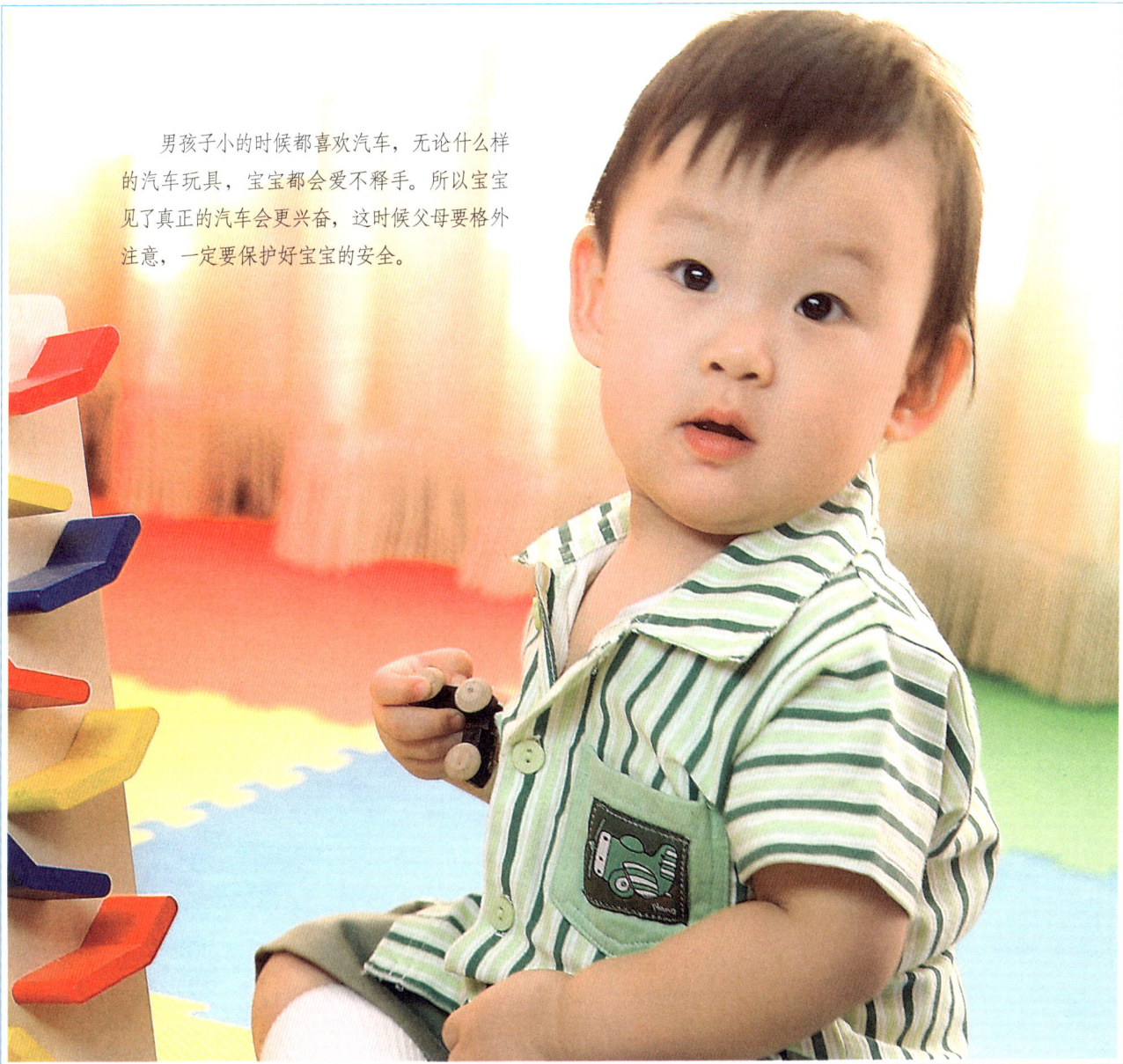

喂养

一 合理添加蛋白质

宝宝需要蛋白质，主要用来构成和增长组织，也用来修复细胞以补充丢失，因此需要量较成人多。缺乏蛋白质可使宝宝免疫功能下降，容易生病。蛋白质还能调节人体渗透压，也是人体热能的来源之一。

• 动物性蛋白

由动物性食物提供的蛋白质，称为动物性蛋白。动物性蛋白质生理价值高，例如，人乳中的蛋白质最适合人体的需要，因此是婴儿的最好食品；肉类蛋白质可以补充各类蛋白质的缺乏；鸡蛋具有优良的蛋白质，它好消化，吸收利用率能达95%以上。

• 植物性蛋白

由植物性食物提供的蛋白质，称为植物性蛋白。在植物性蛋白中，谷类、豆类在供给蛋白质方面有重要的意义。比如，黄豆中含有必需氨基酸较丰富，其中赖氨酸较多，可以用来补充谷类蛋白质所缺乏的必需氨基酸。利用蛋白质的这种互补作用进行食物搭配，可以大大提高谷类蛋白质的生理价值。因此，膳食中添加豆制品是必要的。

☺ 你可以做的

• 适量食用

食物中蛋白质供给不足，宝宝不能正常生长，并会丧失应有的生理功能；但供应过量，对人体健康也不利，吃蛋、肉过多时，多余的蛋白质只能作为热量消耗掉，产生过多的含氮废料如尿素和尿酸，并会增加肾脏的负担。过多的蛋白质会使大肠里的细菌腐败作用加强，产生有毒物质如胺，若积于大肠内，对身体有害。

• 适当混食

按照宝宝的咀嚼能力和消化能力的具体情况，在选择供给宝宝蛋白质的食物时，做到动物、植物性食物混食，谷类、薯类食物混食。

豆类是植物性蛋白最好的供给者，与肉类混合食用可为宝宝提供最佳的动、植物蛋白搭配。

二 多吃豆制品

黄豆不仅是植物性蛋白的良好来源，而且也是优质脂肪和矿物质、微量元素、维生素的良好来源。但黄豆中存在某些抑制人体消化酶的因素，致使黄豆的吸收率为64%，而豆制品的吸收率高达90%以上。因此，豆制品的营养价值要比黄豆高，可以成为幼儿重要的营养食品。豆制品的种类繁多，豆腐、豆浆、豆腐皮，不但食用方便，味道鲜美，能增进宝宝的食欲，而且易于消化；各类豆制品发酵成豆腐乳、豆豉，使大豆中的氨基酸游离出来，更加提高了吸收率。

☺ 你可以做的

• 合理搭配

为了改善和提高幼儿蛋白质营养，改变饮食品种过于单调的现象，可适当采用豆制品。即使膳食中鱼、肉、蛋白不太多，也可以合理分配于各餐，细水长流，使各种必需氨基酸齐备，利于幼儿健康成长。

• 豆浆的正确食用

如果用豆浆来补充奶类的不足，要注意未经煮熟的豆浆不能喝。因为豆浆中的皂素对胃黏膜会产生强烈的刺激，幼儿喝了生豆浆之后，就会在短时间内出现恶心、呕吐、腹泻、腹痛等症状。豆浆在饮用之前一定要煮沸5~10分钟。

一日食谱参考

早餐	牛奶、鱼茸粥、饼干
午餐	软饭、炒青菜、虾末菜花(烂)
午点	水果、面包片(宝宝饭量太小可加奶一次)
晚餐	菜肉小包子(馅要烂)、玉米面粥、香蕉1根
晚8点	牛奶

注：本书提供的一日食谱只作为参考，实际情况父母要根据宝宝的自身状况合理安排。

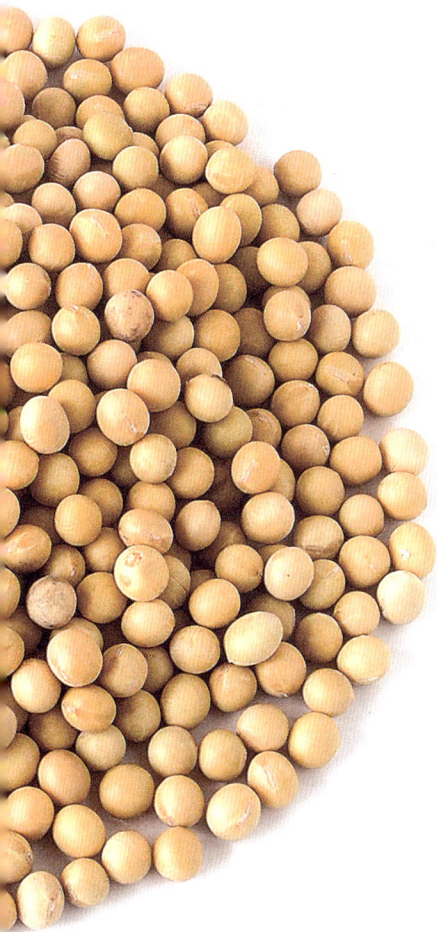

三 脂肪摄入要适量

脂肪是体内产热量最高的热源物质，人体摄入热量过多时，可以以脂肪的形式贮存起来，成为体脂，好像是贮存能量的燃料库。当人体营养物质供应不足或需要突然增加时，就可以随时动用，以保证机体热量的供给。

人体的脂肪还有保暖作用，防止体温的散失，维持体温正常。

脂肪还具有保护组织和器官的功能，如心脏的周围，肾脏的周围，肠子之间都有较多脂肪，可以防止这些器官受到外界的震动和损害。

脂肪还是一种良好溶剂，帮助人体溶解和吸收脂溶性维生素，如维生素A、维生素D、维生素E等。一些类脂质，如磷脂和胆固醇是形成人体细胞的重要物质，尤其在脑和神经组织中最多，是维持神经系统功能不可缺少的物质。

胆固醇是胆汁的主要成分，缺少胆汁会影响脂肪消化。

在膳食中，脂肪能改善食物的感官性状，增加食欲。

膳食中缺乏脂肪，宝宝往往食欲不振，体重增长减慢或不增，皮肤干燥脱屑，易患感染性疾病，甚至发生脂溶性维生素缺乏症。

☺ 你可以做的

如果脂肪摄入过多，宝宝易发生肥胖症。宝宝膳食中脂肪摄入要适量，儿童脂肪供给量一般以占每日热量供给量的25%~30%为宜。

膳食中的脂肪，包括烹调用油和各种食物本身所含的脂肪；母乳喂养和吃植物油可以摄入较多的必需脂肪酸；幼儿配方食品中加有植物油，它也是脂肪营养价值高的膳食。

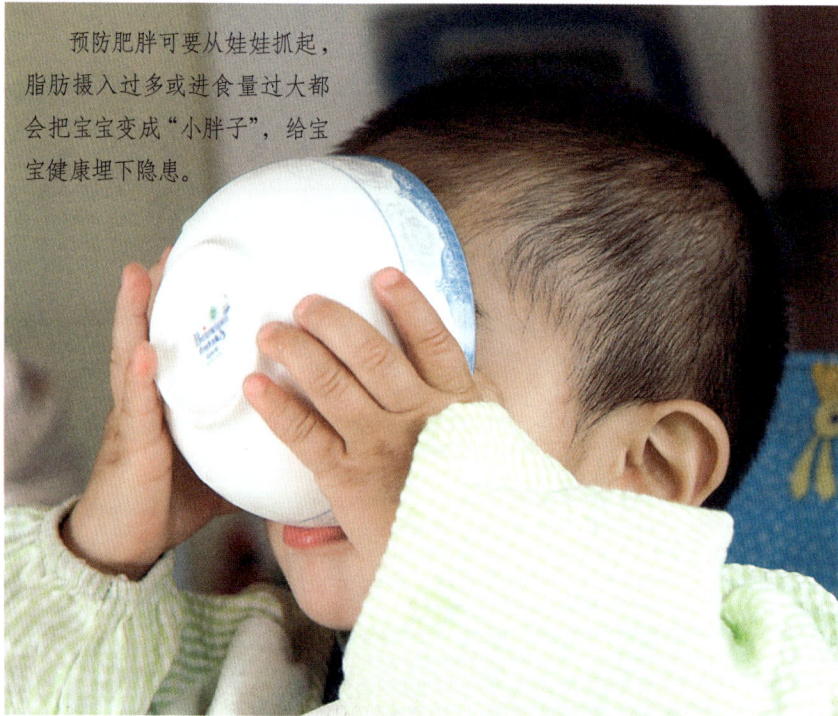

预防肥胖可要从娃娃抓起，脂肪摄入过多或进食量过大都会把宝宝变成"小胖子"，给宝宝健康埋下隐患。

四 果冻的安全隐患

宝宝吃果冻的时候，往往是边挤边使劲吸，经常是整块突然吸入口中。由于果冻较光滑，稍不留神容易呛入气管，引起剧烈呛咳，严重者甚至可以卡在气管中，堵塞气道，引起窒息，若抢救不及时可危及生命。

☺ 你可以做的

选购果冻时，尽量到一些信誉比较好的大商场、大超市购买，以保证买到质量较好的产品。

不要购买色彩鲜艳的果冻，那样的果冻往往添加了较多的色素，宝宝食用过多对身体有害。

把果冻切成小块分食，父母在宝宝身边时再让宝宝吃果冻。

3岁以下宝宝禁食果冻。

如果宝宝哽噎窒息时，父母切不能惊慌失措，抱着宝宝去医院只会延误时间。应首先开始急救，可能挽回一条生命。

立即拨打急救电话。同时开始抢救：对1岁以下的宝宝，一只手把宝宝倒提，另一只手拍两肩胛骨中间，动作要急促有力。

对1岁以上的宝宝，也主张进行腹部冲压。在后面抱住宝宝，一手握拳或采用桌子边抵住腹部上方剑突部位，猛地向腹内与头部方向冲击。

如宝宝不能呼吸，应立即对宝宝进行人工呼吸，不断重复，直至急救人员到场。

如果无效，立即采用"强压胸腔"法，即用拳头猛挤压剑突部位，向着头（头朝下）部方向挤压（此方法具有一定的危险性，使用时一定要注意安全）。

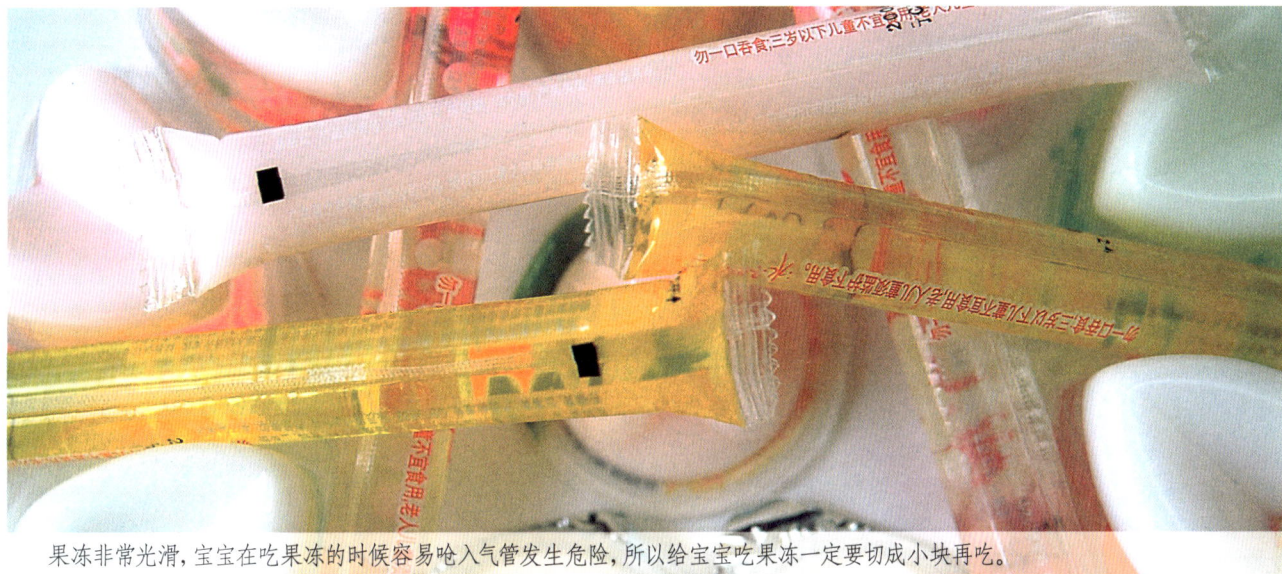

果冻非常光滑，宝宝在吃果冻的时候容易呛入气管发生危险，所以给宝宝吃果冻一定要切成小块再吃。

异常情况

一 预防幼儿缺锌

目前由于绝大多数宝宝都是独生子女，普遍存在着父母对宝宝的溺爱及宝宝的不良饮食习惯，即偏食、挑食，以及生长发育过快导致营养物质相对不足，易患消化道疾病，导致锌在肠内吸收减少，在幼儿时期容易发生慢性缺锌症。

你可以做的

经常喂食含锌多的食物，就可以满足机体对锌的需要量。瘦肉、肝、蛋、奶及奶制品，莲子、花生、芝麻、胡桃等食品含锌较多，海带、虾类、海鱼、紫菜等海产品中也富含锌。其他如荔枝、栗子、瓜子、杏仁、芹菜、柿子、红小豆等也含锌较多。

在宝宝发烧、腹泻时间较长时，更应注意补充含锌食品，以预防锌缺乏症。

如果怀疑宝宝缺锌，一定要去医院检查血锌或发锌，确诊为缺锌时才可服药治疗。

与此同时，还要积极查明病因，改进喂养方法，注意饮食平衡。一旦症状改善，就应调整服锌剂量或停药，切不可把含锌药物当成补品给宝宝吃，也不可把强化锌食品长期给宝宝食用，以防锌中毒。

二 打针比吃药好吗

打针和吃药是医生在给宝宝治病时常用的给药方法，是吃药还是打针应根据病情需要及药物的性质、作用来决定。

吃药的效果

吃药是最简便易行的。有些药只能口服，如中药冲剂、中医成药、止咳糖浆、胶囊和药粉等。宝宝服药后，少量药物被胃吸收，大部分被小肠吸收，吸收后通过血液循环到达全身各处，从而达到治疗目的。另一些药物口服效果好，如肠炎、痢疾等消化道疾病，药物通过口服进入胃肠道，并保持有效浓度，能收到良好的治疗效果。

注射的效果

通过注射给药，药物吸收快。有些病是打针效果好，但此种方法给药，对药物制作、注射技术、消毒措施的要求比较高，否则易发生一些问题。如：注射局部的感染，神经损伤；静脉注射时，引起静脉炎或静脉血栓，药液向血管外渗出致组织坏死，臀部反复打针，局部会有硬结，肌肉收缩能力减弱，少数发生臀大肌挛缩症，甚至还需要进行手术治疗。打针效果好，但必须根据病情需要而定。

因病而定

宝宝昏迷或需要抢救时，呕吐频繁，不能口服药物，往往需要静脉注射给药。

宝宝生病时，父母应配合医生的治疗方案，给宝宝吃药或打针。

多元智能开发与情商培养 ·············○

一 大动作能力训练

• 行走自如

继续练习独立行走,使宝宝从蹒跚地走几步,逐渐到较长距离稳定地行走。如宝宝拉着拖车类的玩具走路,与同伴比赛谁走得快;采用让他扔球,捡球,跑来跑去找玩具等游戏的方法,训练宝宝的综合运动智商。

• 爬楼梯

练习手脚和全身的动作协调。如让宝宝爬上几级不太高的矮滑梯或台阶,然后再扶住滑下来,反复练习。父母要注意安全保护,坐滑梯要穿合裆裤,以免蛲虫交叉感染。

爬楼梯是宝宝最喜欢的游戏之一,不仅对宝宝的手脚是一种练习,还可以帮助1岁多的宝宝发展全身的动作协调能力。

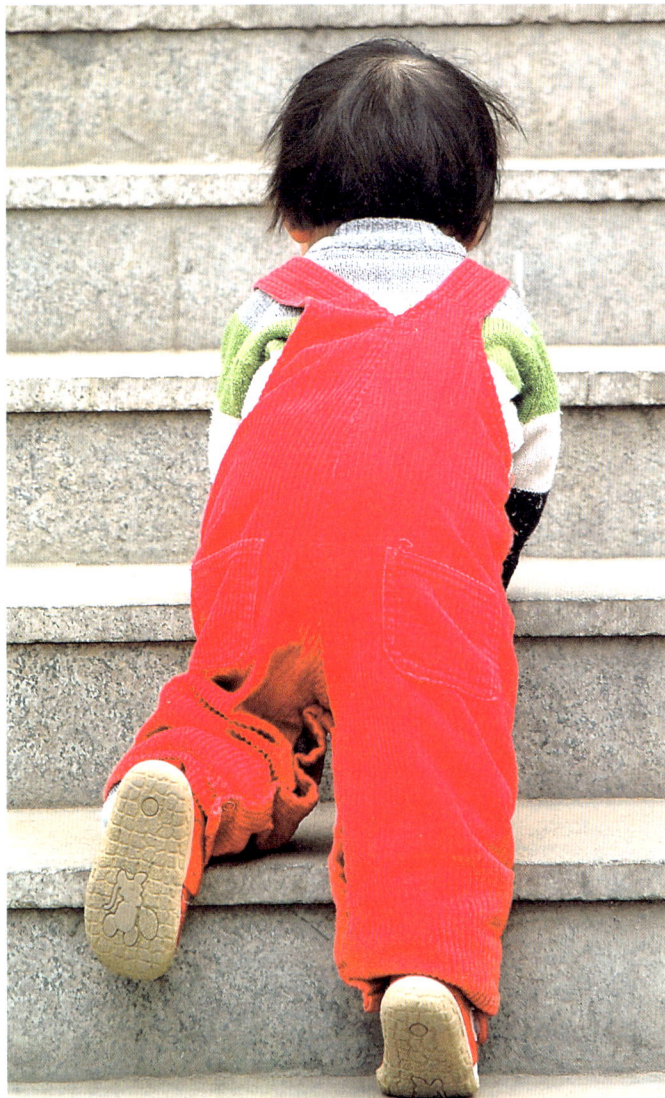

宝宝可能还不会用两个手指捏起玻璃球，但是一把抓起还是没问题的。不过1岁左右的宝宝最喜欢把东西放到嘴里，所以妈妈要引导宝宝把玻璃球放进小碗，而不是放进自己的嘴巴。

二 精细动作能力训练

此期宝宝开始有了主动性，父母应和宝宝开展一些动手游戏，以促进"手—眼—脑"协调能力的快速发展，学会许多操作技能。

• 盖盖、配盖

将用过的盒子、瓶子、杯子当玩具。父母先示范打开一个瓶盖，再盖上，然后让宝宝模仿。宝宝打开一个，再盖上，父母再给他另一个不同的，他又打开，盖上，练得熟练后，再练习给不同大小形状的瓶子配盖。宝宝在这种开开、盖上、配盖的简单游戏中，极大促进了动作智商的发展。

• 倒豆、捡豆

准备两个宽口瓶子，其中一个放上豆子数粒，让宝宝练习倒豆，从一个瓶子倒到另一个瓶子。开始时，父母扶住瓶，以免瓶子倒掉，稍微扶一下往里倒的那只手，对准瓶口往里倒，慢慢就不往地上洒了。

准备两个小盘和两个瓶子，让宝宝把盘子里的豆子捡到瓶子里，亲子同捡，看谁快。宝宝如果都能放到瓶子里，就鼓励他，或发小红花以示奖励。

• 搭高楼

搭积木是宝宝空间知觉和手—眼—脑协调水平提高的重要标志。开始搭时总搭不上，放歪或掉下来，父母在旁稍微扶一下，放上一个，要拍手给予表扬，以增强宝宝对搭高楼的兴趣和成功的满足。

• 套塔

父母示范，将一个彩环套在垂直的塑料桩（或木桩）上，然后让宝宝模仿一个一个往上套。套上一个，鼓励宝宝，如拍手，或者说："啊！宝宝真棒。""啊！套上了。""噢！宝宝成功了。"待宝宝熟练后，便可让宝宝按颜色或者大小顺序套成彩色塔。

• 插片

此游戏需要更高的协调能力和手部小肌肉关节的协同作用来完成。父母先示范，由简单到复杂，让宝宝学着插插片，练习造型。

耳朵

小猪娃，耳朵大，
睡懒觉，不听话。
小鸡娃，耳朵小，
偷吃稻，真糟糕。
小宝宝，耳朵好，
妈妈说的话，
句句记得牢。

布娃娃

布娃娃，布娃娃，
大大的眼睛黑头发，
一天到晚笑哈哈，
又干净来又听话，
我来抱抱你，
做你的好妈妈。

小鼓响

我的小鼓响咚咚，
我说话儿它都懂；
我说小鼓响三响，
我的小鼓咚咚咚，
哎哟哟，这不行，
宝宝睡在小床中；
我说小鼓别响了，
小鼓说声懂懂懂。

自己走

小袋鼠，不害羞，
每天妈妈抱着走。
小宝宝，真是棒，
自己走路不让抱。

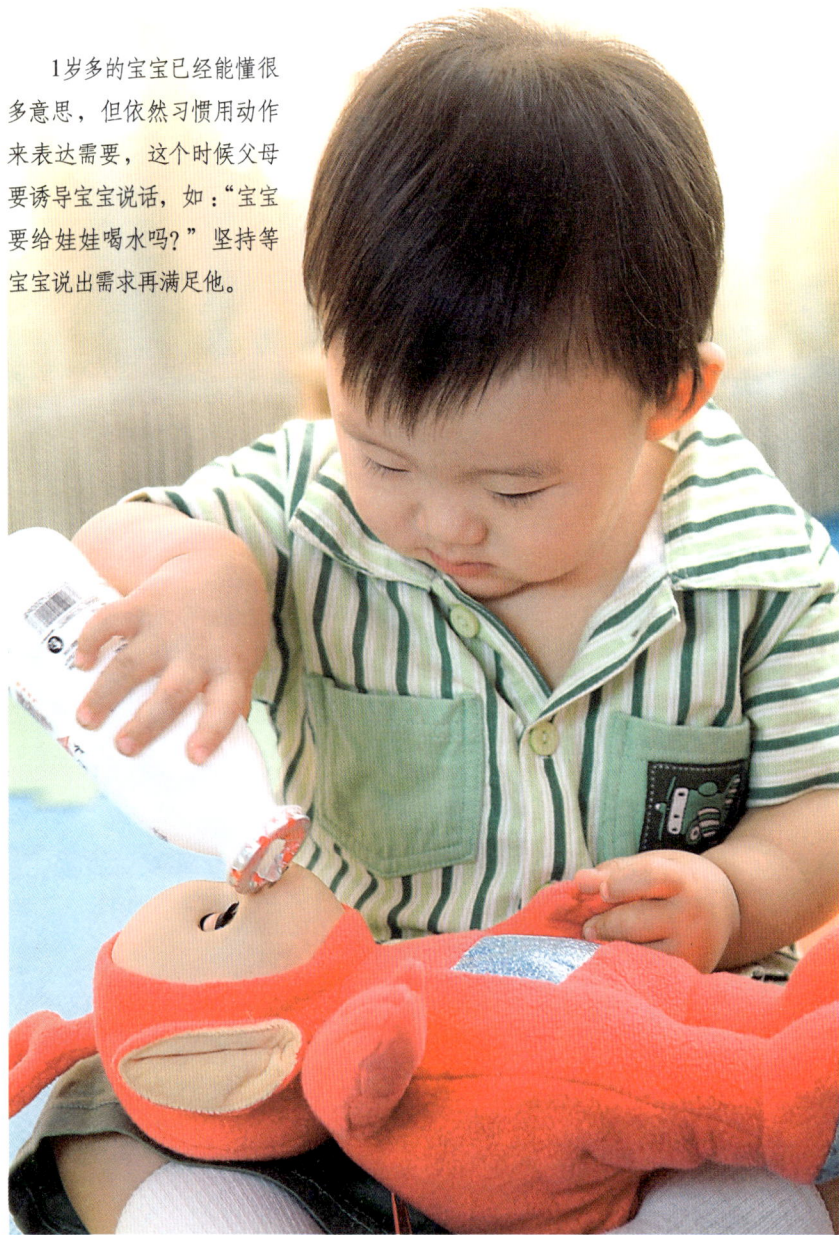

1岁多的宝宝已经能懂很多意思，但依然习惯用动作来表达需要，这个时候父母要诱导宝宝说话，如："宝宝要给娃娃喝水吗？"坚持等宝宝说出需求再满足他。

三 语言能力训练

• 说出来再给

这个年龄的宝宝已经懂得很多意思，但语言表达仍处于单词句期，习惯用动作表达需要和欲望。如想出去玩，用手指门，想喝饮料，用手指冰箱，就是懒得说出来。很多父母采取及时或快速满足的办法，宝宝就越来越懒得用语言表达。父母应当采取"延迟满足"的办法，促使宝宝用语言表达意思，教宝宝用"是"或"不是"，"要"或"不要"，并配合点头或摇头动作，坚持"说出来再给"。

• 听从吩咐

根据宝宝不肯闲着，喜欢做事，好听表扬的特点，每天都给宝宝一些展示自己才能的机会，吩咐他做些小事，如"扶奶奶上楼梯"、"给爸爸拿拖鞋来"、"给娃娃洗脸"、"哄娃娃睡觉"等。宝宝十分高兴地做各种小事情，因为做好事都会得到"真能干"的夸奖。

四 认知能力训练

• 认红色

父母有计划地和宝宝开展认色游戏，先认红色(黄色)。可以把日常接触的常用的物品分类，创造认颜色的环境，比如，红帽子、红毛衣、红袜子、红汽车、红气球、红旗等，把这些相同色物品放在一起，问宝宝"哪个是红的"，待宝宝认识后，可以让宝宝从不同颜色的物品中挑出红的，重复多次后，才能记住，不要急于变换不同的颜色。

• 分清大小和多少

妈妈先选两个大小差异明显的西红柿或其他实物放在一起，告诉宝宝哪个大，哪个小，并要让他摸一摸，比一比，然后，让他把大的拿给妈妈，看他会不会。你还可以念个儿歌，以增强记忆，发展思维能力，如排排坐，分苹果，大的给奶奶，小的留给我。把实物(如水果)分成数量差异较大的两堆，让宝宝认哪堆多，哪堆少，同时用手指数一数这一堆比另一堆多多少。

• 指认图

经常给宝宝看幼儿图书，如《婴儿画册》、《幼儿画报》、《儿童童话》、《小木偶奇遇记》、《三毛流浪记》、《格林童话》等，并读给宝宝听，使他能正确认识和听懂各种名称，父母提问时能用手指出。

• 认形状

父母示范将圆形、方形、三角形板放入相应的洞穴内，宝宝开始模仿。先让宝宝拿一个圆形板，宝宝开始可能放不准，往这里放一下，往那里放一下，最后总算放进去了，高兴极啦，你鼓励他，他也十分高兴地连拍手带笑，兴趣促使他继续放方形、三角形，最后总会放进去。如果买不到形板，可用硬纸盒(如点心盒)自己制作。

在这个游戏中，宝宝可能会尝试很多次才会成功，在这种不断尝试中，宝宝不仅认识了几何图形，还学会了面对挑战时，自己思考找出解决问题的办法。

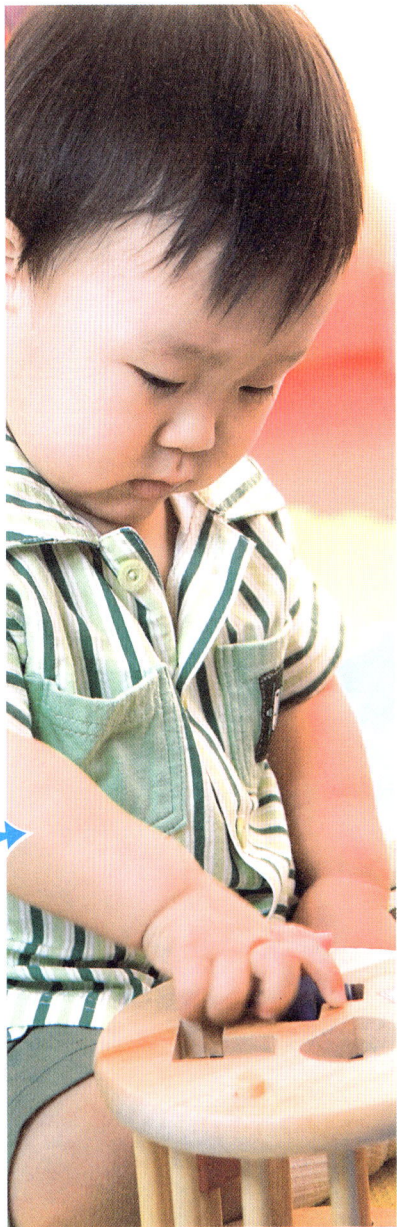

五 情绪和社交能力训练

· 分辨表情

父母在宝宝面前经常做出高兴和生气的表情，让宝宝知道什么是喜，什么是怒。如宝宝拿糖给父母吃，父母要表现出高兴的样子，使他知道做父母高兴的事；宝宝做了不该做的事时，要一面制止，一面表现出气愤的样子，并说"妈妈生气了"，使他看到父母表情后终止自己不应有的行为。

· 独自玩

在父母视线范围内，为宝宝准备他喜欢的玩具和活动用具，如娃娃、汽车、积木、插片等，让他独自玩。宝宝提问时，要实事求是认真回答，不能搪塞或敷衍了事。

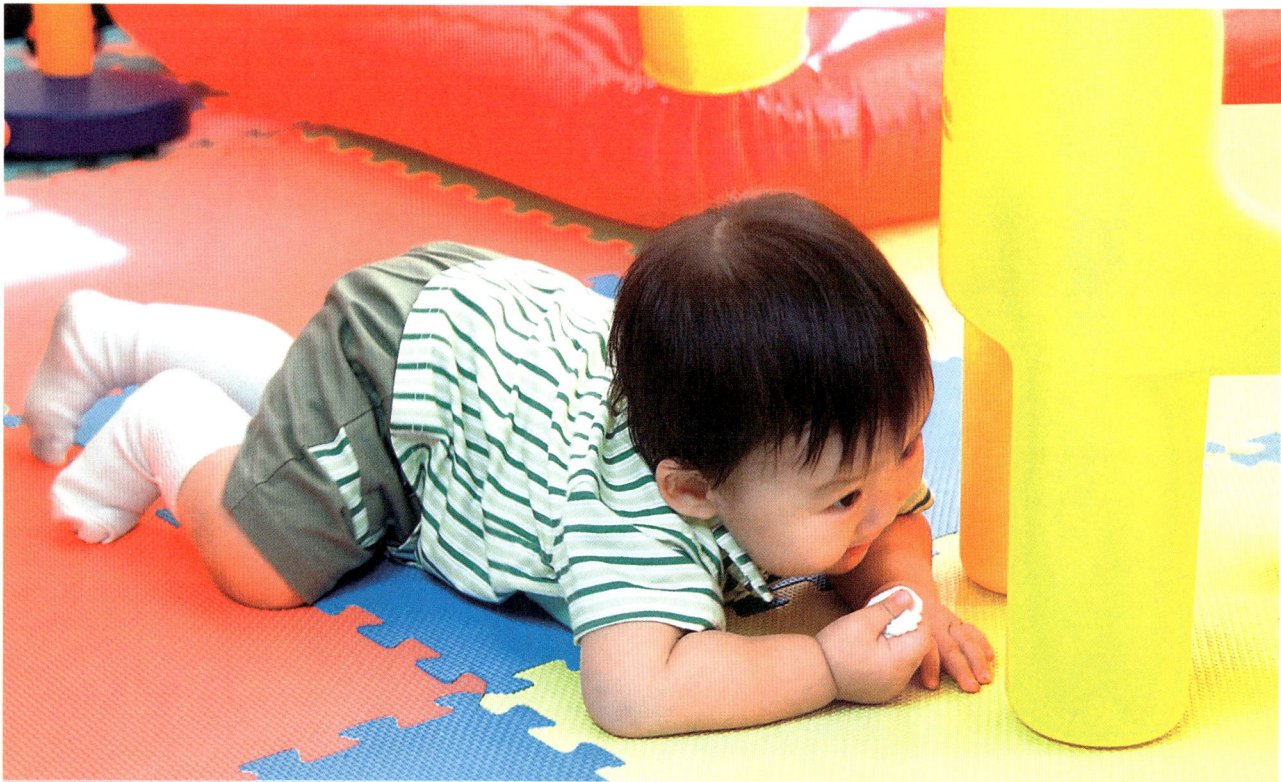

1岁多的宝宝已经具备独自玩耍的能力了，父母应强化他的独立性，让宝宝在视线内独自玩耍。

六 生活自理能力训练

• 控制大小便

　　训练宝宝主动控制大小便，大小便时能用语言表达，并自己主动去坐便盆。

• 脱掉鞋帽

　　鼓励宝宝自己脱鞋帽，并放到固定地方。

七 智能发展测评

分类	项目	测试方法	通过标准	出现时间
大动作	爬楼梯	父母在楼梯上逗引宝宝爬上来	能手足并用爬上1~2级台阶	第◯月第◯天
精细动作	搭积木	父母示范搭两块积木，推倒后，鼓励宝宝模仿	搭高2块即可	第◯月第◯天
	套圈	将直径10厘米的彩色圈套在垂直的棍上，父母示范让宝宝模仿	模仿套5个	
言语	说儿歌最后一个字	父母念三字儿歌，鼓励宝宝说出每句儿歌最后一个押韵的字	能说两句儿歌的最后一个字	第◯月第◯天
认知	认颜色	让宝宝从多种颜色的积木中挑出红色	能挑出红色	第◯月第◯天
	认几何图形	在有圆形、方形、三角形的形板中，让宝宝挑出图形	能挑出和放入	
行为	听到叫名字	父母在宝宝背后叫他的名字	理解叫自己并走过来	第◯月第◯天
生活自理	控制大小便	观察宝宝在大小便时能否用语言表达或自己主动去坐便盆	能用语言表达或主动坐盆	第◯月第◯天

玩具箱

名称	品质要求与使用方法
足球	小号的儿童足球。带宝宝踢足球
妙趣帖	颜色鲜艳、造型逼真的动物、水果或日用品等形象的妙趣帖。将妙趣帖贴在离地约1米的墙上，便于宝宝观看、识认

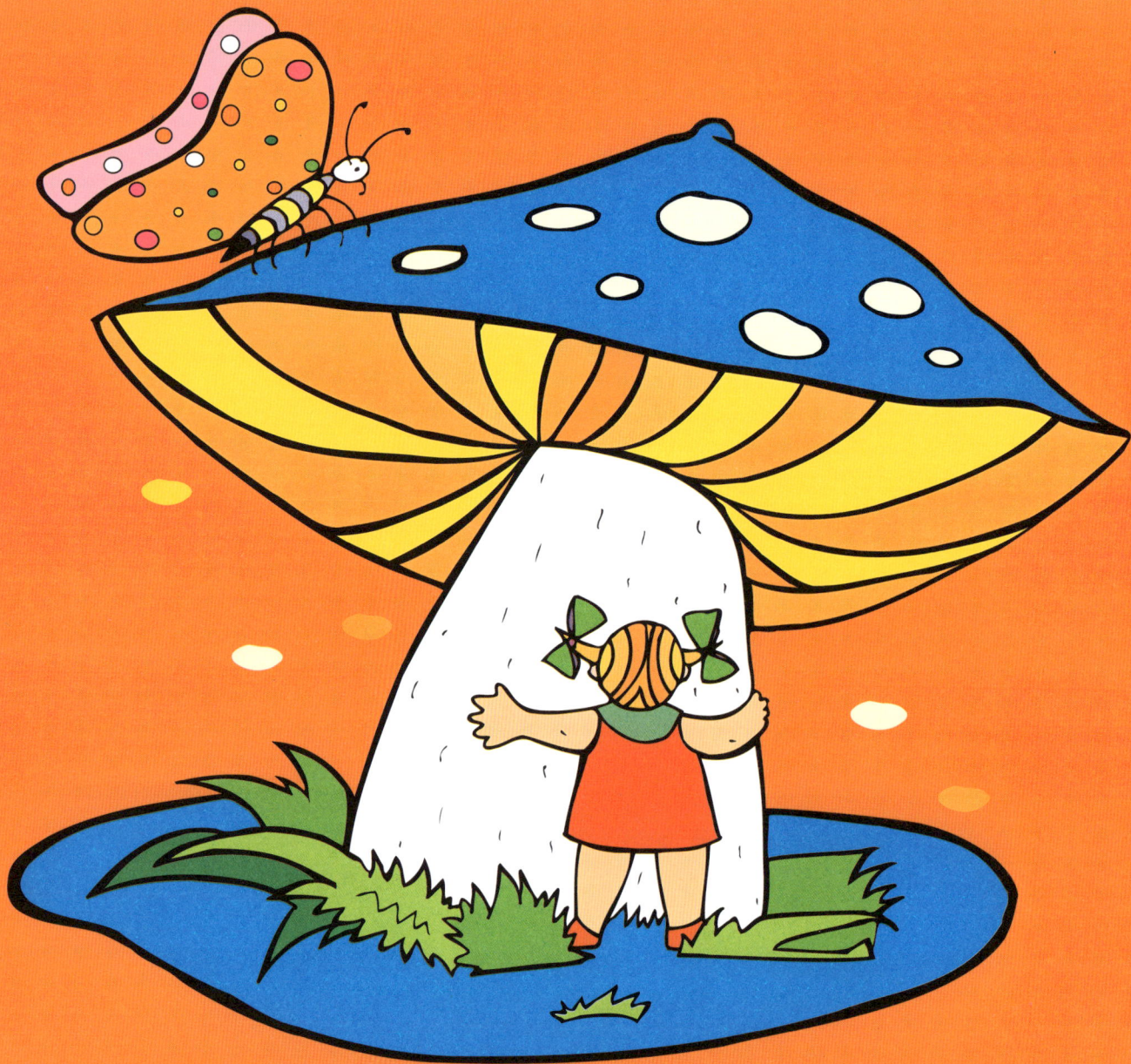

人生的头三年胜过以后发展的各个阶段，胜过三岁以后直到死亡的总和。——蒙泰梭利

1岁
3~4个月

育儿要点

☺ 经常带宝宝到户外活动，训练宝宝独立走、跑的能力。

☺ 鼓励宝宝玩动手游戏，如搭积木、玩插塑、涂涂画画。父母切
不可因怕脏乱而干涉。

☺ 多给宝宝讲故事，唱儿歌，鼓励宝宝说出自己的
名字、年龄及常见物品名称。

☺ 认动物，学动物叫。

☺ 适时用语调、动作及表情表示对宝宝行为的称赞和批评。

☺ 学习穿脱衣服、配合洗浴。

生长发育

男 | 第十五个月的体重 ⬚ 千克（正常范围 11.04±1.23 千克）
第十五个月的身长 ⬚ 厘米（正常范围 81.4±3.2 厘米）
第十五个月的头围 ⬚ 厘米（正常范围 47.3±1.3 厘米）

女 | 第十五个月的体重 ⬚ 千克（正常范围 10.43±1.14 千克）
第十五个月的身长 ⬚ 厘米（正常范围 80.2±3.0 厘米）
第十五个月的头围 ⬚ 厘米（正常范围 46.2±1.4 厘米）

养护

一 宝宝别跟宠物太亲密

目前许多家庭养有宠物，宝宝也特别喜欢和宠物逗乐，但宝宝玩宠物会引起许多疾病，对宝宝健康有害。

• 寄生菌

有的宠物身上常常寄生真菌，当宝宝的表皮有损伤，有搔抓性皮肤病，或皮肤多汗及潮湿时，真菌侵犯宝宝的皮肤，使其头部、面部、颈部、胸部等身体各部位长癣，如不及时医治，病程较长，可自身反复传染或传染他人。

• 寄生虫

有的宠物消化道中感染了寄生虫，最多的可达10种，这些寄生虫都可以通过接触、口腔或皮肤进入人体，其中肝吸虫和旋毛虫较多见。

• 跳蚤

有的宠物身上有跳蚤，当它咬人吸血时，可将鼠疫或斑疹伤寒等病原体传入人体，使宝宝得病。

• 宠物的爪子

宠物的爪子一般很厉害，当宝宝被宠物抓伤或咬伤后，可引起全身性感染。抓后经数日或数周的潜伏期后，受抓部位会产生淋巴结肿大及压痛，有的可以化脓，伴有全身症状，如高烧、乏力、全身疼痛、食欲欠佳；有时还能引起狂犬病、出血热、破伤风等，危及宝宝的生命。

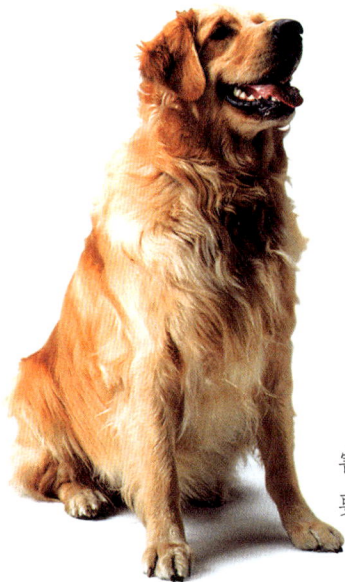

宠物是宝宝的好朋友，但也会伤害宝宝，如果宝宝被宠物抓伤或咬伤，要及时送医院处理伤口或打疫苗。

☺ 你可以做的

尽量不让宝宝跟宠物亲密接触，不要接触宠物的餐具，也不要与宠物亲吻、同床共枕，以防宠物的唾液污染衣物，与宠物接触后要洗手。

注意做好宠物的日常卫生工作，及时给宠物洗澡，清理粪便。

定期给宠物注射疫苗。宝宝万一被宠物咬伤，应立即送医院认真处理伤口。

如果被病犬咬伤，应尽快（咬伤后2小时内）到当地防疫部门注射狂犬病疫苗，以预防狂犬病的发生。狂犬病的潜伏期很长，一般15~55天，甚至数年，不能麻痹大意。

二 拖拉玩具——锻炼走路

选择的玩具只有适应宝宝年龄的特点，才能收到事半功倍的效果。

1岁后的宝宝可玩手推车、拖拉鸭、小马拉车等玩具，此类玩具可拖在地上，边走边发出动作或声音，增进宝宝走路的兴趣，使他心情愉快，走起路来也十分高兴。

• 宝宝初学步时

父母牵着宝宝的手，让宝宝看着能移动的拖拉玩具，听着玩具发出的声音，容易克服初学迈步的害怕心理，高兴学迈步，追着玩具走。

• 独立走路时

宝宝会要求自己拉着玩具走，这时宝宝听见拖拉玩具的声音，想象玩具的动作，尽管看不见玩具，仍然会拉着玩具，高兴地向前走。在拖拉玩具的鼓舞下，宝宝特别愿意练习走路，快走，甚至学跑。

• 当走路的技能提高后

宝宝又要拉着拖拉玩具，向后退着走，听着悦耳的声音，看到玩具的形象和动作，反复练习，更进一步锻炼行走的能力。

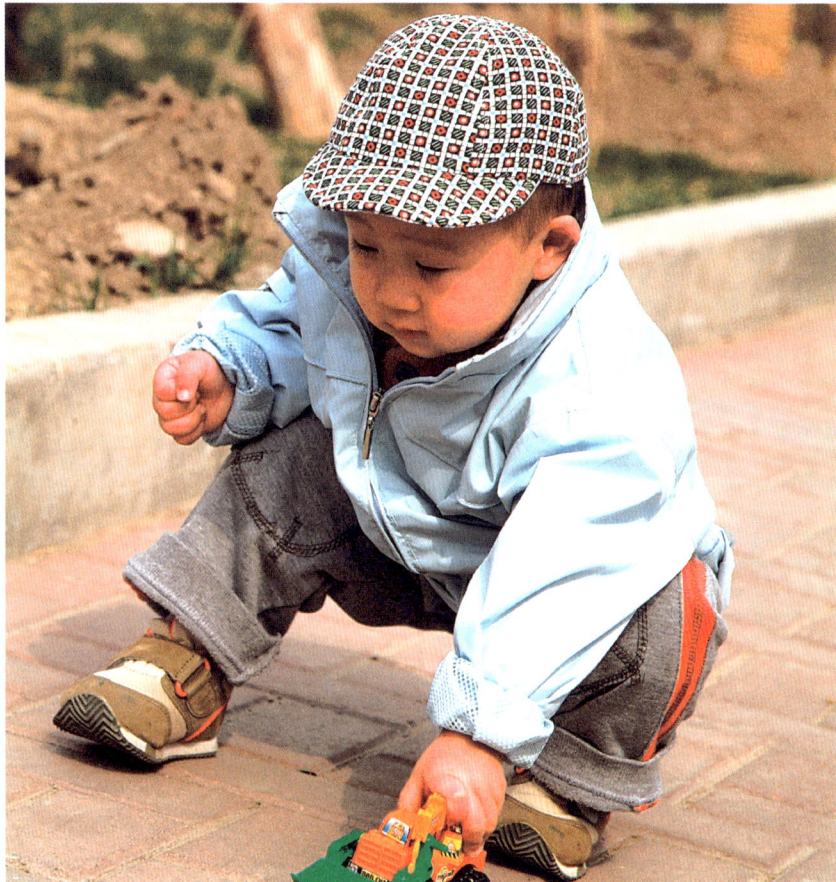

1岁3个月宝宝的走路技能越来越高超，他可以推拉玩具了，给宝宝一个能出声音的小推车会让他玩得兴趣盎然。

三 宝宝鞋子选择要点

宝宝到1岁第一次过生日时已会走路，一般15个月的宝宝走路走得比较好了，能蹲着玩，倒着走，会跑，但由于平衡能力还比较差，会经常摔倒。

• 宝宝鞋子选择要点

一定要合脚，不能太松，以免一走路就掉了。

穿过大的鞋，会影响宝宝活动和以正确的姿势行走。

为便于脚趾的活动，可选用鞋头较宽、呈圆形的幼儿鞋。

幼儿不能穿过小的鞋，它会影响幼儿脚部肌肉和韧带的发育，趾骨变形，脚肿和指甲嵌入肉内。

幼儿的脚趾还未定型，不宜穿拖鞋走路，因为常穿拖鞋走路脚趾要用力，容易长成八字脚，影响走路的姿势。

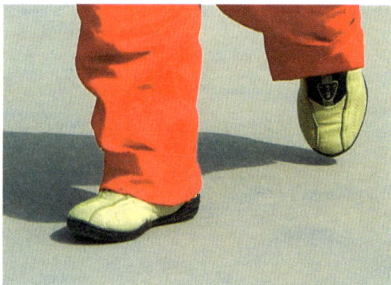

1~1.5岁幼儿一日生活制度（仅供参考）

时间	内容
6:00~7:00	起床、大小便、洗脸、洗手、早饭
7:00~9:00	室内外活动
9:00~11:00	喝水、第一次睡眠
11:00~11:30	起床、小便、洗手、午饭
11:30~13:00	喝水、室内外活动
13:00~15:30	第二次睡眠
15:30~16:00	起床、小便、午点
16:00~18:30	室内外活动
18:30~19:00	洗手、晚餐
19:00~20:00	洗脸、手、脚、屁股、小便，准备睡眠
20:00~次日6:00	睡眠

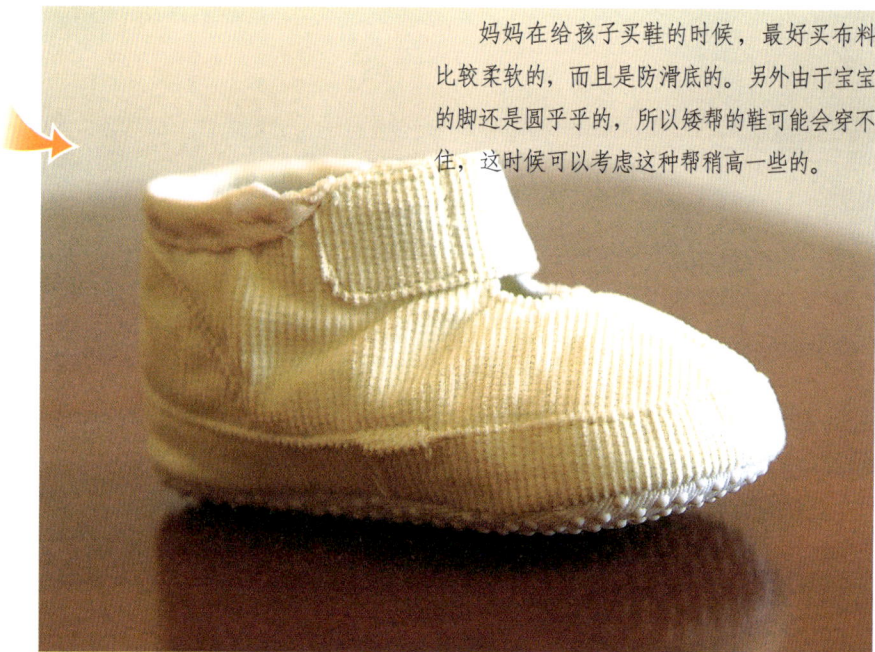

妈妈在给孩子买鞋的时候，最好买布料比较柔软的，而且是防滑底的。另外由于宝宝的脚还是圆乎乎的，所以矮帮的鞋可能会穿不住，这时候可以考虑这种帮稍高一些的。

四 左撇子，不必纠正

根据习惯于哪一侧手工作，医学上分为左利手和右利手。右利手的人习惯于右手工作，左利手俗称左撇子，习惯于左手工作。有些父母看到自己的宝宝是左撇子，千方百计想把他纠正过来。

人的大脑有左右半球，分工明确，通过胼胝体将两侧连接起来。左半球在语言、书写、计算、思维等方面起主导作用，而右半球则在技艺、美术、音乐、审美、情感方面占优势。在日常生活中大多数人习惯用右手，使信息不断地传送到左侧大脑半球的有关神经中枢，促进了左侧大脑半球的功能发展。而习惯左手工作的人，其右侧大脑半球的功能会得到特别的发展。

擅长用右手的人，左半球为"优势半球"，擅长用左手的人，右半球为"优势半球"。强迫左撇子改用右手，大脑中的"优势半球"并未改变，这无形中加重了宝宝大脑功能的负担，容易在两半球的功能调整中造成紊乱，例如说话不清、口吃、书写迟钝等，甚至使智力发育受到影响。所以，左撇子不必纠正，应顺其自然、随其所愿。

不要强迫孩子改变善用左手的习惯，你可以试着引导孩子有意识地使用右手，比如当她左手拿起电话后，可以引导她用右手按电话键，这样左右手同时使用，有助于左右脑均衡发展。

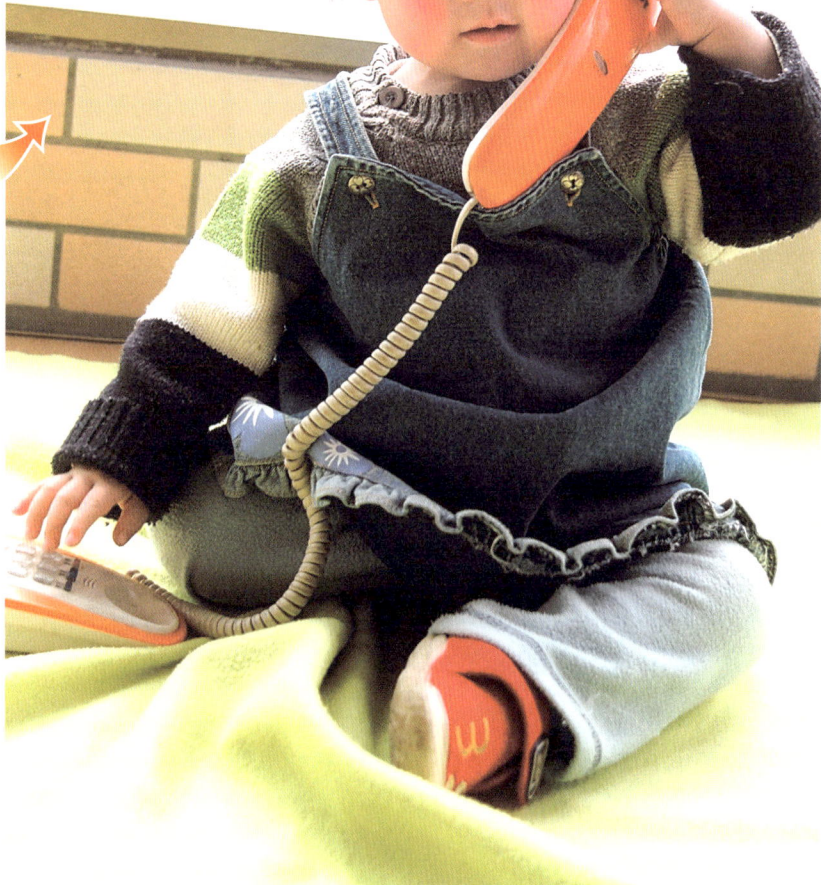

喂 养

一 吃出个健康宝宝

这时期的宝宝，虽然能自己动手做些事，如坐便盆，用勺吃饭，尽管做得很不成功，但还是要显示自己的能力，是自我意识的萌芽时期。当他的某种要求得不到满足，又不能用语言表达自己的意愿时，他会哭闹不安。这也时常反映在餐桌上，有的宝宝在餐桌上喜笑颜开，有的则愁眉苦脸，不停地哭闹。

• 情绪好坏影响食欲

就餐时，中枢神经和副交感神经适度兴奋，消化液开始分泌，胃肠就开始蠕动，有饥饿感，为接受食物做准备，接着完成对食物的吸收、利用，有益于宝宝的生长发育。情绪的好坏对中枢神经系统有直接的影响，当宝宝生气、发脾气时，易造成食欲不振，消化功能紊乱。

• 边吃边玩害处多

宝宝一边吃一边玩，会导致胃的血流供应量减少，导致消化机能减弱，食欲不振。由于宝宝吃几口，玩一阵子，使正常的进餐时间延长，饭菜变凉，还容易被污染，影响胃肠道的消化功能，会加重厌食。这不仅损害了宝宝的身体健康，也使宝宝从小养成做事不严肃、不认真的坏习惯，长大后往往学习不专心，边玩边学，上课不专心听讲。

☺ 你可以做的

养成定时定点吃饭的饮食习惯。

饭前1小时内不吃零食，平时零食不能吃得过多，热量不能过高。

不能进食过多凉食、冷饮，以防伤脾胃，以保护肠胃功能。

吃饭时忌看电视、书及手持玩具。

饭菜花样经常更新，引起宝宝食欲。

• 吃多吃少因人而异

父母只要发现自己的宝宝比别的宝宝吃得少，就担心宝宝缺乏营养，长不高，其实完全没有必要，食量的多少因人而异。

宝宝1周岁之后，饮食有较明显的变化，个体差异也越来越明显，正如父母无论吃多吃少都能上班工作，身体健康一样。宝宝吃多吃少都不能影响他的健康成长，精神活泼，生长发育良好，头脑聪明，这是因为每个宝宝的自身需要不同，存在个体差异的缘故。

至于宝宝某顿饭吃得少时，父母更不能强迫他吃，只要宝宝的饮食在一周内或一段时间内是均衡的就行了。如果长期饮食过少并失去平衡，就应该去找医生做营养咨询。

无论你的宝宝吃多吃少，父母都必须保证他摄取丰富的营养，尤其注重蛋白质的供应，合理安排膳食，让宝宝茁壮成长。

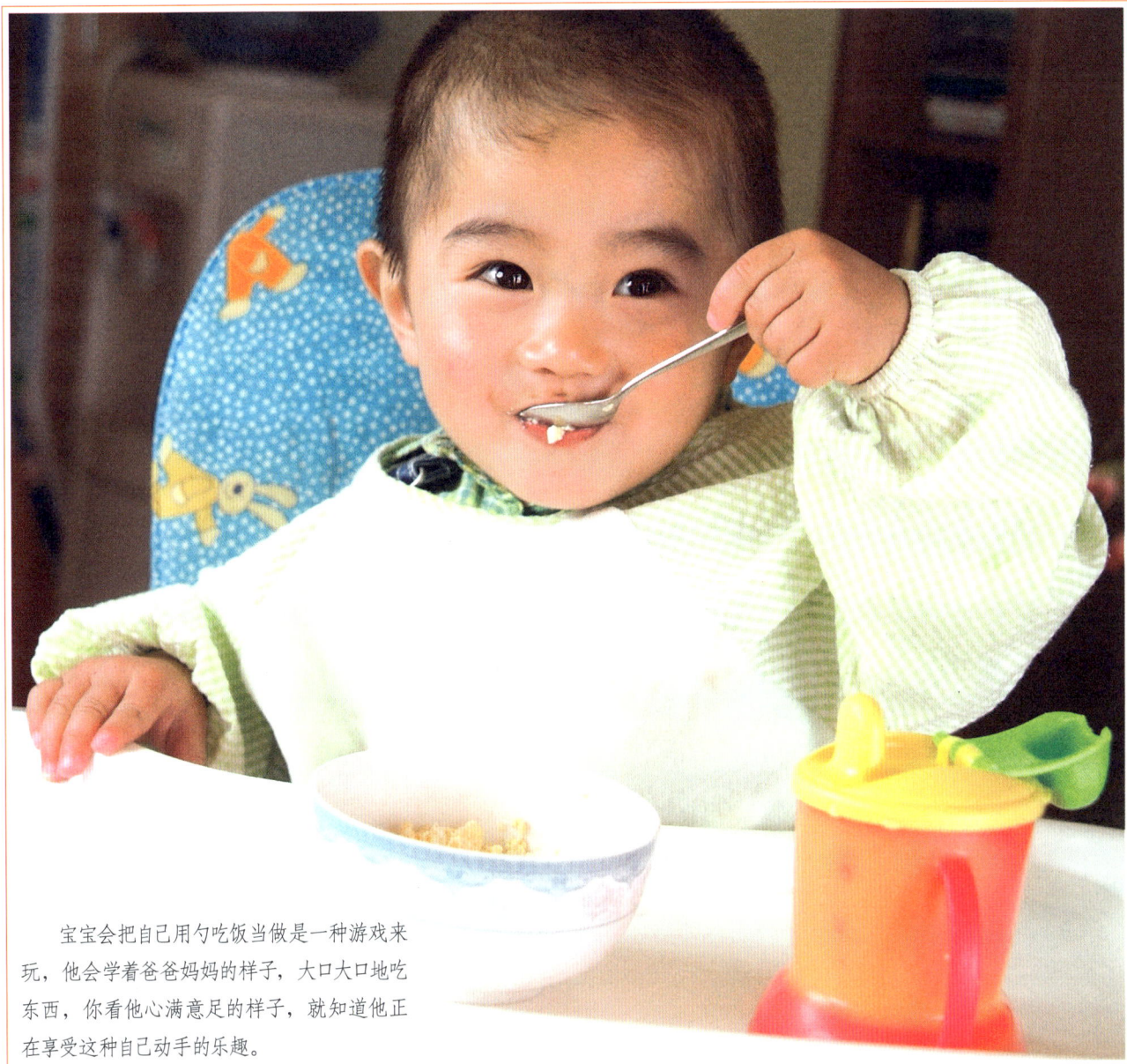

宝宝会把自己用勺吃饭当做是一种游戏来
玩，他会学着爸爸妈妈的样子，大口大口地吃
东西，你看他心满意足的样子，就知道他正
在享受这种自己动手的乐趣。

二 如果宝宝挑食

1岁以后，一般宝宝都会挑食，今天光吃这个，明天光吃那个，这餐某种食品多吃一点，那餐另一种食品多吃一点。经常挑食的宝宝，会造成某种或几种营养素的缺乏，影响宝宝的健康和正常的生长发育，父母一定要帮助宝宝纠正挑食的坏习惯。

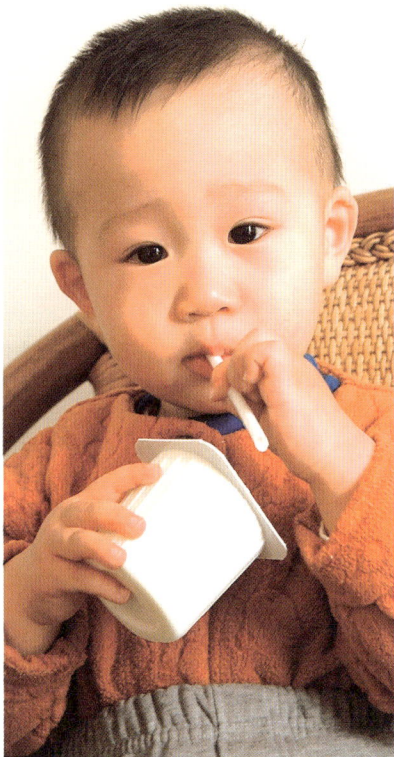

☺ 你可以做的

• 不表现父母的喜好

父母应该努力为宝宝习惯吃各种食物创造条件，即使父母自己不吃的某种食物，也要给宝宝吃，并且尽量不表现出来，绝不能因自己不吃而影响宝宝。

• 合理安排膳食

品种多样化，饮食花样更新，烹调注意色、香、味、形俱全，引起宝宝对食物的兴趣。其中，特别注意将新添加的食品或宝宝不喜欢吃的食品，要与他喜爱的食品搭配到一起食用，耐心地引导宝宝吃。对于宝宝喜爱的食品，不能上顿下顿地吃，在保证营养摄入量的基础上，合理安排宝宝的食谱。还要注意变换烹调方式，引起宝宝对食品的兴趣，以防"吃腻"了。

• 不拿食物作奖励

父母不能以某种食物（宝宝喜欢挑吃的食物）作为对宝宝的奖励，这样会助长宝宝挑食的毛病。

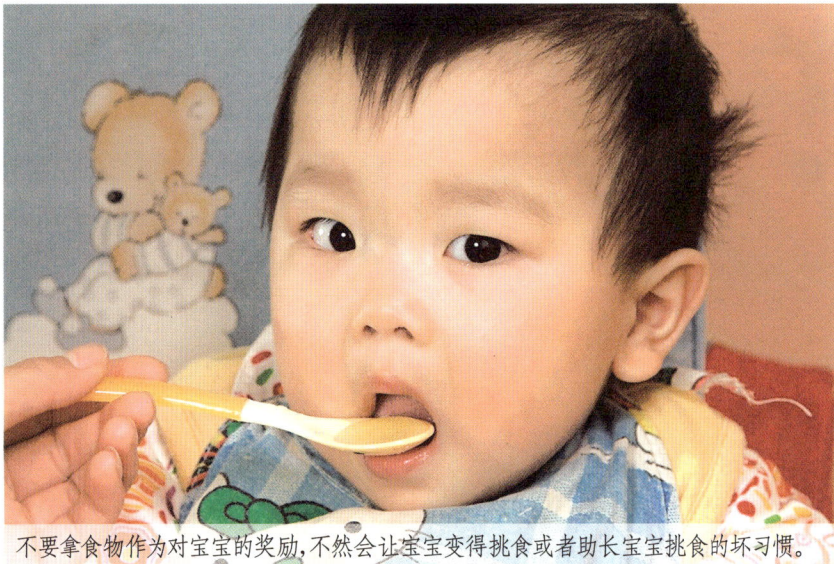

不要拿食物作为对宝宝的奖励，不然会让宝宝变得挑食或者助长宝宝挑食的坏习惯。

三 如果宝宝吃太多了

宝宝的自我控制能力很差，只要是爱吃的食物，如糖豆、牛肉干，就不停地吃。宝宝吃了过量油腻、生冷、过甜的饮食，胃胀得鼓鼓的，小肚子溜溜圆，从而引起消化不良，食欲减退，中医称"食积"。

宝宝患食积后，腹胀、不思饮食、恶心，有时吐不出来，精神不振、睡眠不安。

幼儿消化系统的发育还未成熟，胃酸和消化酶的分泌较少，且消化酶的活性低，很难适应食物质和量的较大变化，加之神经系统对胃肠的调节功能较差，免疫功能欠佳，极易在外界因素的影响下发生胃肠道疾病。

小贴士

强迫进食害处多

容易导致厌食：为避免父母的责骂，宝宝在极不愉快的情绪下进食，没有仔细咀嚼，硬咽下去，宝宝根本感觉不到饭菜的可口香味，对食物毫无兴趣，久而久之，厌烦吃饭。

消化能力减弱：宝宝在惊恐、烦恼的心情下进食，不处于中枢神经系统促进消化液的分泌的状态，即便把饭菜吃进肚子里，又怎能把食物充分消化和吸收呢？长期下去，消化能力减弱，营养吸收障碍，营养不良，更加重拒食，影响正常的生长发育。

四 如果宝宝患食积

宝宝食积的治疗，要先从调节饮食着手，适当控制进餐量，饮食应软、稀，易于消化(米汤、面汤之类)，经6~12小时后，再进食易消化的蛋白质食物。

同时还要让宝宝到户外多运动，有助于消化、吸收。

父母要培养幼儿良好的饮食习惯，每餐定时、定量，避免食积发生。

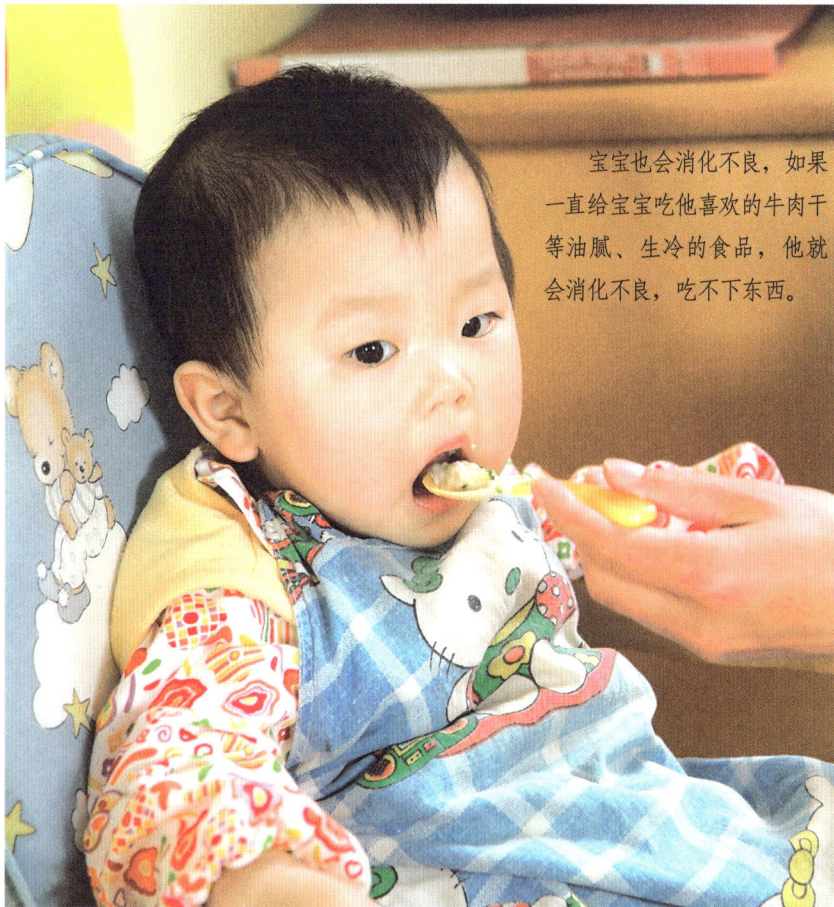

宝宝也会消化不良，如果一直给宝宝吃他喜欢的牛肉干等油腻、生冷的食品，他就会消化不良，吃不下东西。

五 不宜多吃的食品

• 肥肉

瘦肉含蛋白质多，肥肉则含脂肪多，肉越肥含脂肪越多，供给的热量也就越多。肥肉很香，便于幼儿咀嚼、吞咽，许多宝宝爱吃肥肉，它能供给宝宝营养物质——脂肪，能提供热量，是宝宝生长发育所必需的，但不要多吃。

长期过量地吃肥肉对幼儿的生长发育十分不利。

脂肪进食过多，导致体内脂肪过剩，使血液中的胆固醇与甘油三酯的含量增多，使心血管疾病的发生率增加。体内产热过剩，过多的热量以甘油三酯的形式贮存在体内，是肥胖症的祸根。

肥肉中约含90%的动物脂肪，其内含饱和脂肪酸较多，含胆固醇高，由于消化率低，在胃内的停留时间长，吃后易产生饱食感，会影响宝宝的进食量。

高脂肪的饮食将影响宝宝对钙元素的吸收。

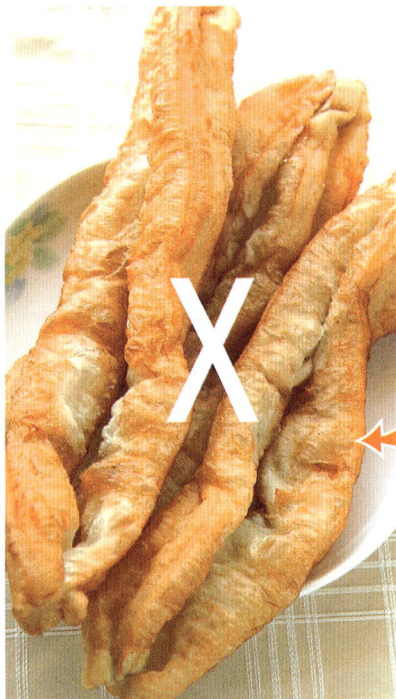

• 油炸食品

油炸食品中的油条、油饼、炸糕通常作为早点食用，炸薯条、炸土豆片是宝宝极喜爱的小食品。如果让宝宝经常食用，对他的正常发育很不利。

油炸食品在制作过程中，大量的维生素被破坏，失去了食物中维生素的供给。

油炸食物时反复用过的剩油，含有10多种有毒的不挥发物质，对人体有害。

油炸食品因其不好消化，影响食欲。

凡此种种，都是宝宝宜少吃油炸食品的理由。

制作油条时必须加入明矾，常用的有明矾和明矾钾，这两种物质都含有铝的成分。铝是两性元素，与酸碱都能反应，反应后产生的化合物易被人体吸收。铝化合物如沉积于骨骼中，可使骨质变疏松；如沉积在大脑中，可使脑组织发生器质性改变，出现记忆力减退、智力下降；如沉积在皮肤中，可使皮肤弹性降低，皮肤褶皱增多。此外，铝还会使人食欲不振和消化不良，影响肠道对磷的吸收等。

六 添加粗纤维食品

• 膨化食品

膨化食品香、酥、脆、甜，是宝宝喜爱的零食，但是这类食品都不宜给宝宝吃，因为膨化食品中含有危害人体健康的毒素铅。

爆米花时，爆米机的铁罐被烧得很热，铁罐内壁上的铅锡合金，在加热的过程中便以气化的形态进入爆开的米花中，污染了食物。血铅高时，全身各组织器官都受到影响，尤其是神经系统、消化系统、心血管系统和造血系统受损更严重，可表现为精神呆滞、厌食、呕吐、腹痛、腹泻、贫血、中毒性肝炎等。

尽管膨化食品中纤维素的含量较高，但与铅的危害相比，利小于弊，宝宝少吃或不吃为好。

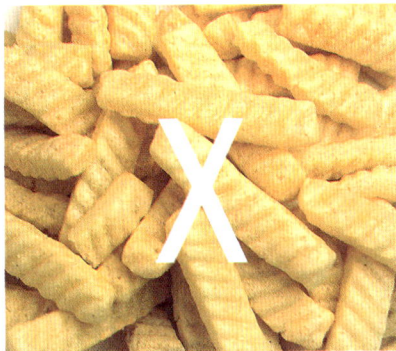

粗纤维食品是我们生活中不可缺少的食品。如果在日常生活当中，吃的粮食过于精细，也可造成某种或多种营养物质的缺乏，引起一些疾病。

给宝宝经常吃粗纤维食物，可以促进咀嚼肌的发育，并有利于幼儿牙齿和下颌的发育，能促进胃肠蠕动，增强胃肠消化功能，防止便秘，还具有预防龋齿和结肠癌的作用。

一日食谱参考

早餐	牛奶、肉末豆干菜粥
午餐	软饭、鸡蛋炒青椒
午点	水果、煮鸡蛋1个
晚餐	肉菜饺子、菜叶汤
晚8点	牛奶

☺ 你可以做的

• 多吃粗粮和蔬菜

粗粮有玉米、黄豆、小米、绿豆、蚕豆等。蔬菜有油菜、黄花菜、韭菜、芹菜、香椿、芥菜等。此外，海带、黑木耳、蘑菇中含粗纤维也较高。

• 做得适合宝宝进食

给宝宝做含粗纤维多的饮食时，要做得细、软、烂，以便于宝宝的咀嚼、吸收。

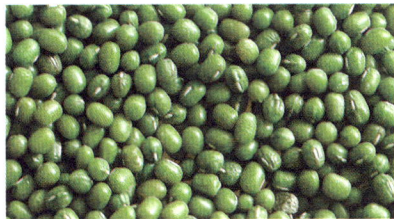

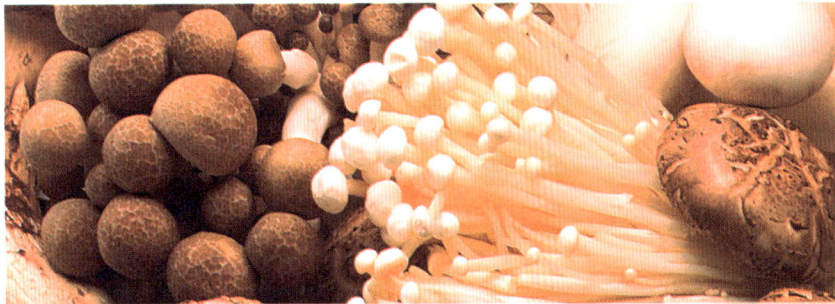

像金针菇这种菌菇类食物，不仅营养丰富而且口感好，还可以增强宝宝的免疫力。

异常情况 ·······················○

一 避免摄入致敏食物

致敏食物是指宝宝吃了这种食物会引起过敏，表现为湿疹、荨麻疹（在皮肤上出现风团块）、血管神经性水肿，有些宝宝甚至会出现腹痛、腹泻或哮喘。

1~2 岁的宝宝，能吃的东西已经很多，在调整食谱时要注意避免摄入致敏食物，尤其对过敏体质的宝宝，平时就常患有湿疹、荨麻疹甚至哮喘，如果吃了致敏食物会使病症复发或病情加重。

易使幼儿过敏的食物

仔细观察：如果宝宝吃某种食物就会出现上述症状，而停止食用后症状消除，再次食用后又会出现同样的症状，那么宝宝就可能对这种食物过敏。

医生诊断：父母如果不能肯定可以请教医生，或者在医院做皮肤过敏试验、食物负荷试验，或取血检查过敏原来协助诊断。

避开这些：最常引起过敏的食物是异性蛋白食物，如螃蟹、大虾、鱼类、动物内脏、鸡蛋（尤其是蛋清）等。有些宝宝对某些蔬菜也过敏，比如扁豆、毛豆、黄豆等豆类和菌藻类（如蘑菇、木耳、竹笋等）。有些香味菜如香菜、韭菜、芹菜等也会引起过敏。

你可以做的

如果宝宝对某种食物过敏，最好的办法就是在相当长的时间内避免吃这种食物，但不是终身不能吃，经过 1~2 年，宝宝长大一些，消化能力增强，免疫功能更趋于完善，有可能逐渐脱敏。

父母可以让宝宝先少量地吃一些试试，如果没有反应，可以逐渐加量，但不可操之过急，免得引起病症复发。

二 让宝宝不再怕打针

宝宝健康成长，要按时打预防针，所有的宝宝都去过医院或保健站打预防针；宝宝免疫功能较差，也难免生病去医院找医生看病。

医生看病的游戏

为了解决宝宝不愿去医院，不配合治疗等问题，父母可以购买有关医生和护士用具的成套玩具和布娃娃，玩"医生和护士"的游戏。宝宝模仿布娃娃的父母，抱娃娃去医院看病。宝宝抱布娃娃，与娃娃聊天，安慰、体贴、关心娃娃，还会说"大夫看过病就会好，不用害怕"，从而减轻宝宝对医院的恐惧心理；宝宝也可模仿当医生和护士，让妈妈抱娃娃来看病，宝宝会像医生那样为娃娃做检查、像护士那样给娃娃喂药、打针、试体温，并且告诉娃娃"这药不苦，这针不会痛的，哭了不是好宝宝"等。

宝宝在平日观察得越仔细，模仿就越逼真，在游戏的过程中减轻了对医院的害怕心理，明白有病必须去医院的道理，学布娃娃做坚强的好宝宝。

三 风疹患儿的家庭护理

风疹是宝宝常见的一种急性呼吸道传染病，由风疹病毒引起，近 10 年来在我国各地常有暴发流行。

症状

风疹病毒侵入人体后，大约经过 9~18 天的潜伏期即开始发病，症状多不严重，表现为咽疼、流涕、打喷嚏、低热或中等热，1~2 天后出疹，为淡红色斑疹，迅速蔓延，往往第一天即延及全身，但手掌和脚掌大都没有皮疹，疹出齐后体温下降，2~3 天皮疹消退，不脱屑，无色素沉着，耳后和枕后淋巴结常常肿大，略有压痛感，病愈后很快消失。风疹症状轻者并发症非常少见，预后多良好。

你可以做的

宝宝患风疹期间，要做好隔离工作和家庭护理。发热期间应卧床休息，多喝水，饮食以流质或半流质食物、清淡为宜。

可服清热解毒中成药，咳嗽时可用止咳药，皮疹有痒者可涂用 1% 的氧化锌油。

如患儿高烧不退，精神委靡，面色苍白，应去医院，请医生诊治，以防严重并发症——心肌炎，危及生命。

国外已生产风疹疫苗，我国很多地区亦已开展疫苗预防注射。

四 髋脱位与跛行

髋关节是人的大腿骨与骨盆相连接的地方，当先天性髋臼发育不良时可造成先天性髋脱位。本病的病因还不清楚。发病女宝宝多于男宝宝，一边脱位的比双侧脱位的多见。

症状

先天性髋脱位的宝宝，会走路后，出现跛行；如果双侧髋脱位，患儿走路与正常幼儿不同，走路时上身晃动，臀部后蹶，左右摇摆似小鸭子；单侧髋脱位，多表现为一侧下肢跛行为主。多数患儿都是在会走路后，由于行走姿势不正常才引起父母的注意，带宝宝去医院求治的，经放射线检查，能明确诊断。

你可以做的

及早发现：在新生儿和婴儿期，宝宝尚未行走前，就应注意宝宝有无先天性髋脱位的可能性。如幼儿仰卧时双下肢不一样长，双侧大腿内侧皮肤皱纹或臀部的皱褶不对称；宝宝平卧于床上，双下肢并拢同时屈髋、屈膝、双脚平放于床上，双膝高低不一样，或让宝宝平卧于床上，父母将宝宝屈髋屈膝后，将双膝向外分开，若膝外侧面不能触及床面，或只有发出"咯噔"声且有弹跳感后，膝外侧才能触及床面时，均要请骨科医生诊治。

及早治疗：患儿治疗越早，效果越好，患儿治疗开始年龄越小，治疗方法越简单。

本病在 1 岁内整复治疗可以完全恢复，若 3 岁以后整复不能成功，还需手术矫正。

多元智能开发与情商培养 ⚬

一 大动作能力训练

父母和宝宝在地上玩多种动作游戏，如与宝宝玩球、踢球等，这样可锻炼宝宝在独立行走中自如地做各种动作。可让宝宝学推小车玩，教他推车前进、转弯等，还可练习侧身走，后退走，父母在一旁保护，并不断表扬他走得好棒。

父母给宝宝一个玩的球，教他举手过肩用力将球抛出，反复练习，直至能向前方抛球，以锻炼平衡和动作协调能力。

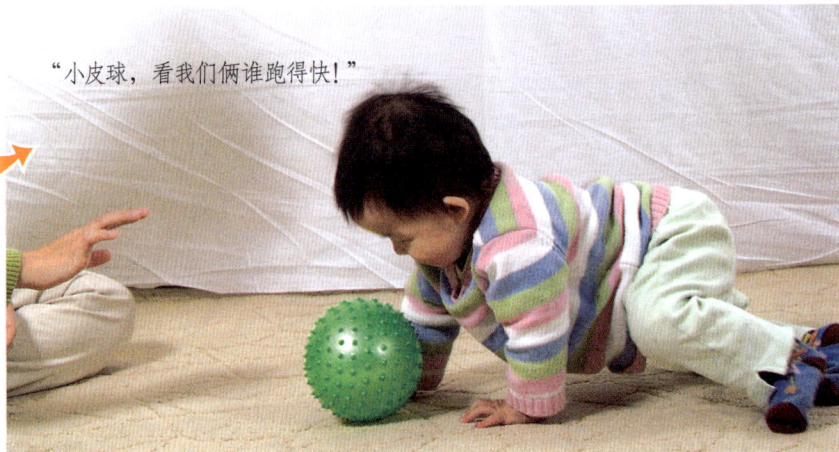

"小皮球，看我们俩谁跑得快！"

二 精细动作能力训练

• 穿珠子

父母先示范，然后扶着宝宝的手让他穿。如果不会，可练习穿塑料的珠子，穿上后，表扬宝宝，并牵着塑料绳两端和宝宝一起抢，以激起宝宝对这种因果关系的专注和思考。

• 接龙

用积木接龙，父母先示范，后让宝宝自己接，同样也可接火车，接好后，对宝宝予以鼓励和赞扬。

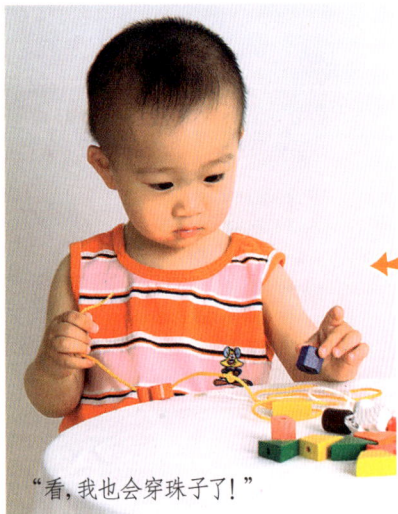

"看，我也会穿珠子了！"

三 语言能力训练

• 指（说）名字

在帮助宝宝认识自己和家里人的基础上，教宝宝学说家庭成员的名字。先教他一个人的名字，反复练习，会说后再教第二个人的名字，接着鼓励宝宝区别这些名字。如"宝宝把糖拿给××"，"把球送给×××"等。他做对了，要亲吻他，抱抱他，夸奖他。

• 表达

在宝宝学会用语言正确地表达自己的要求的基础上，进一步训练用两个字以上的词组表达。如妈妈问："到哪儿玩去？"教宝宝回答说："上街玩去。"

• 说儿歌押韵最后一个字

宝宝一面随儿歌做动作时，一面跟着说押韵的一个字。渐渐父母在念儿歌时故意空出最后一个字，让宝宝补上。

• 跟着说口令"一、二、三"

在牵着上楼梯时可让宝宝说一、二、三；在搭积木时也可以边搭边说一、二、三；在做越障碍游戏时，可说："一、二、三，翻大山，哎哟翻过大山了。"

如打雷"隆隆"，打铃"铃铃"，拍手"啪啪"，穿高跟鞋走路"咯噔咯噔"等，以丰富宝宝听声模仿的能力及听与动作的统合能力。

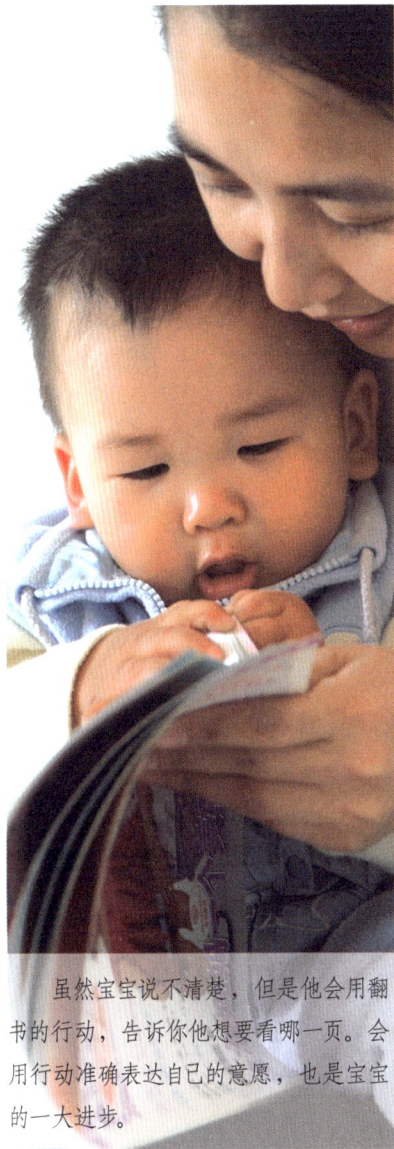

小雪花

小雪花，小雪花，
爱在空中来玩耍，
翻个跟头飘呀飘，
落在树上和地上，
太阳出来把她瞧，
眨眨眼睛不见了。

袋鼠乖乖

袋鼠妈妈，
有个袋袋，
袋袋里面，
有个乖乖，
乖乖和妈妈，
相亲又相爱。

拍手歌

你拍一，我拍一，
一只孔雀穿花衣，
你拍二，我拍二，
两只鸭子上河沿，
你拍三，我拍三，
三只大雁飞上天，
你拍四，我拍四，
四只熊猫吃竹子，
你拍五，我拍五，
五只小猫捉老鼠，

你拍六，我拍六，
六只小猴打悠悠，
你拍七，我拍七，
七朵红花真美丽，
你拍八，我拍八，
八只青蛙叫呱呱，
你拍九，我拍九，
九只小鸡齐步走，
你拍十，我拍十，
十只蜻蜓捉蚊子。

虽然宝宝说不清楚，但是他会用翻书的行动，告诉你他想要看哪一页。会用行动准确表达自己的意愿，也是宝宝的一大进步。

四 认知能力训练

• 指认红色

将不同颜色的塑料玩具摆在桌上，让宝宝从中找出哪一个是红色的。如果不会，父母可以示范，多次练习，让宝宝学会挑出红色的。如果连续几次都确实能挑出红色，就可以再教第二种。有些宝宝特别喜欢认黑色，因为对比度大，颜色明确。另一些宝宝则喜欢先学黄色。选择第二种颜色可因人而异。

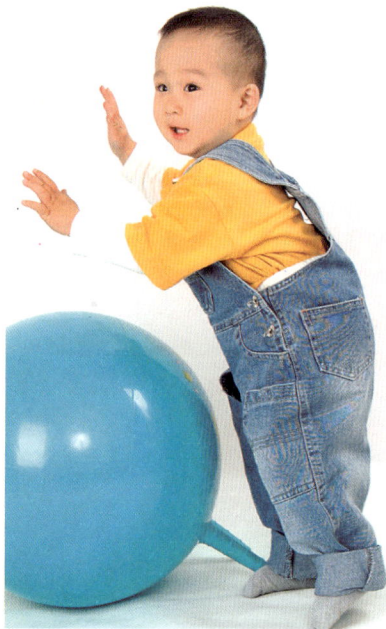

• 认识自己的东西

宝宝的用品要放在固定位置，让宝宝找自己的毛巾、水杯、帽子等，也可进一步让宝宝指认妈妈的一两种物品。

• 认识物品

与宝宝一起看图片，让他熟练说出各种物品名称的同时，告诉他每种物品的简单用途及关系等，并经常带宝宝出去玩，让他认识外界更多的东西。

• 认识圆形

在宝宝学放形板的同时，让宝宝找出哪一个是圆的。宝宝最先会认圆形，但很快就能确认方形和三角形。

• 看谁画得更长

拿棍子在土地上画线，比一比谁画得长。一开始宝宝画得不直，同父母比就会使他画得渐渐变直和变长。

准备一个大圆球，经常让宝宝拍拍、打打，这也有助于帮助宝宝巩固圆形的概念。

五 情绪和社交能力训练

• 分享食物和玩具

经常讲小动物分享物品的故事给宝宝听，让他知道食物应大家分享。在宝宝情绪好的时候，给他两块糖，告诉他拿一块给小朋友，另一块留给自己。若宝宝按要求做了，要夸奖他。玩玩具最好和同伴一起玩，共同分享快乐。

• 与同伴玩

为宝宝提供与同伴一起玩的机会，如到邻居家串门，再安排需要两人合作的游戏，如盖房子、拍手、拉大锯等，训练宝宝能与同伴一起玩的能力。

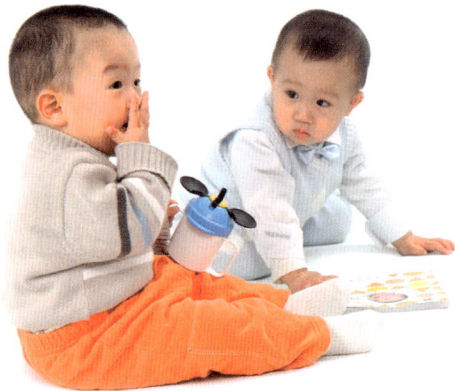

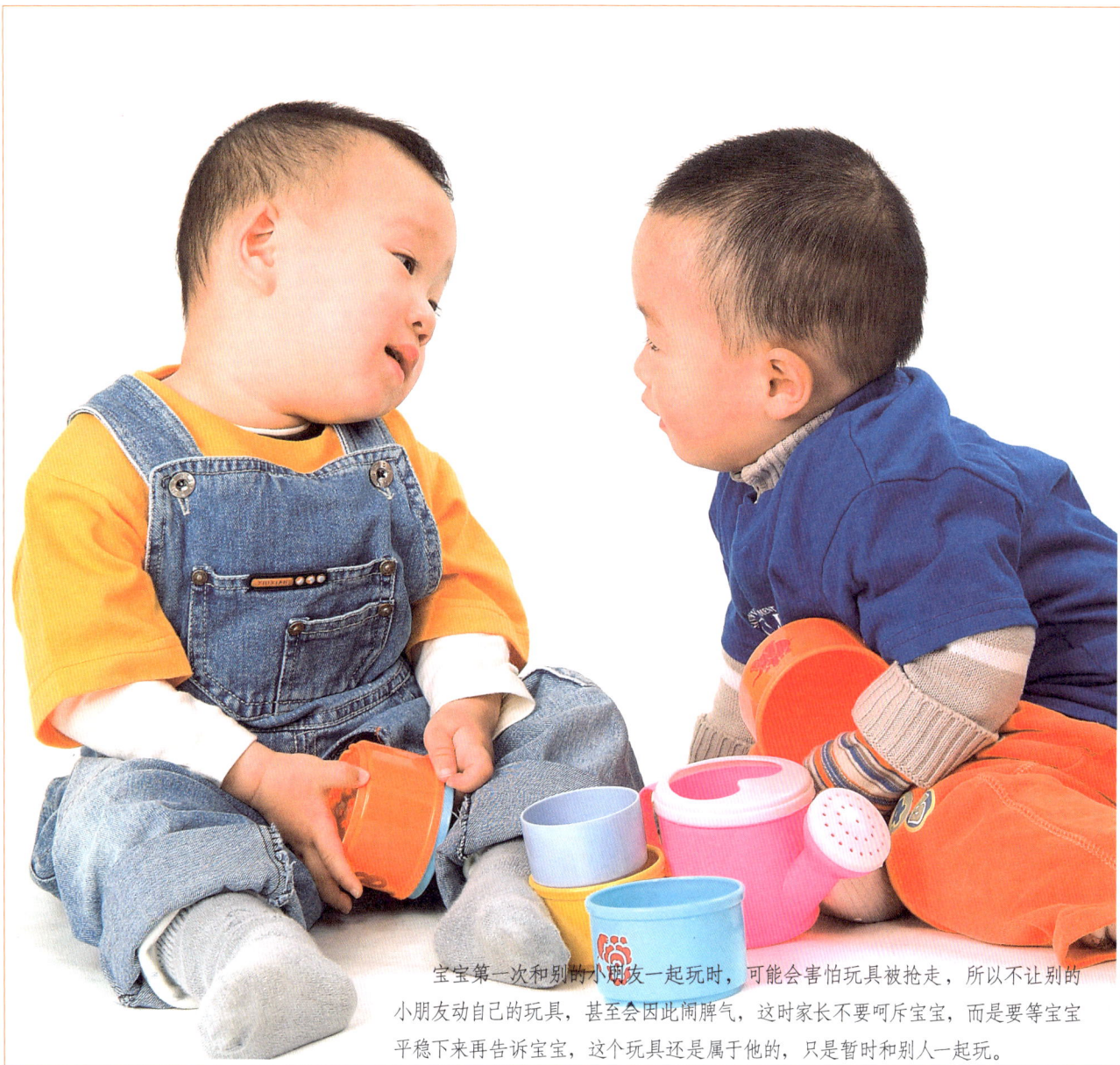

宝宝第一次和别的小朋友一起玩时，可能会害怕玩具被抢走，所以不让别的小朋友动自己的玩具，甚至会因此闹脾气，这时家长不要呵斥宝宝，而是要等宝宝平稳下来再告诉宝宝，这个玩具还是属于他的，只是暂时和别人一起玩。

六 生活自理能力训练

• 良好的生活习惯

继续训练宝宝大小便坐盆。父母要注意观察宝宝想要排便时的动作和表情，以及掌握宝宝排尿的间隔时间，适时提醒宝宝坐便盆，使他习惯用便盆。

• 照料娃娃以培养关心别人

让宝宝模仿母亲照料自己那样，看看娃娃是否饿了，冷了，有什么需要。用关怀的动作表示情感，照料娃娃以培养同情心。如看到其他幼儿哭泣会过去安抚；也能受他人痛苦的感染，做出痛苦的表情，想办法安慰和减轻他人的痛苦。所以，不要反对男孩玩娃娃，每个宝宝都会喜欢拟人的娃娃和拟人的动物。

"妈妈就是这样给我梳头发的。"宝宝往往都是在模仿妈妈的样子，妈妈可以借这个机会，给宝宝示范怎样帮娃娃穿衣服，这也有助于锻炼宝宝的自理能力。

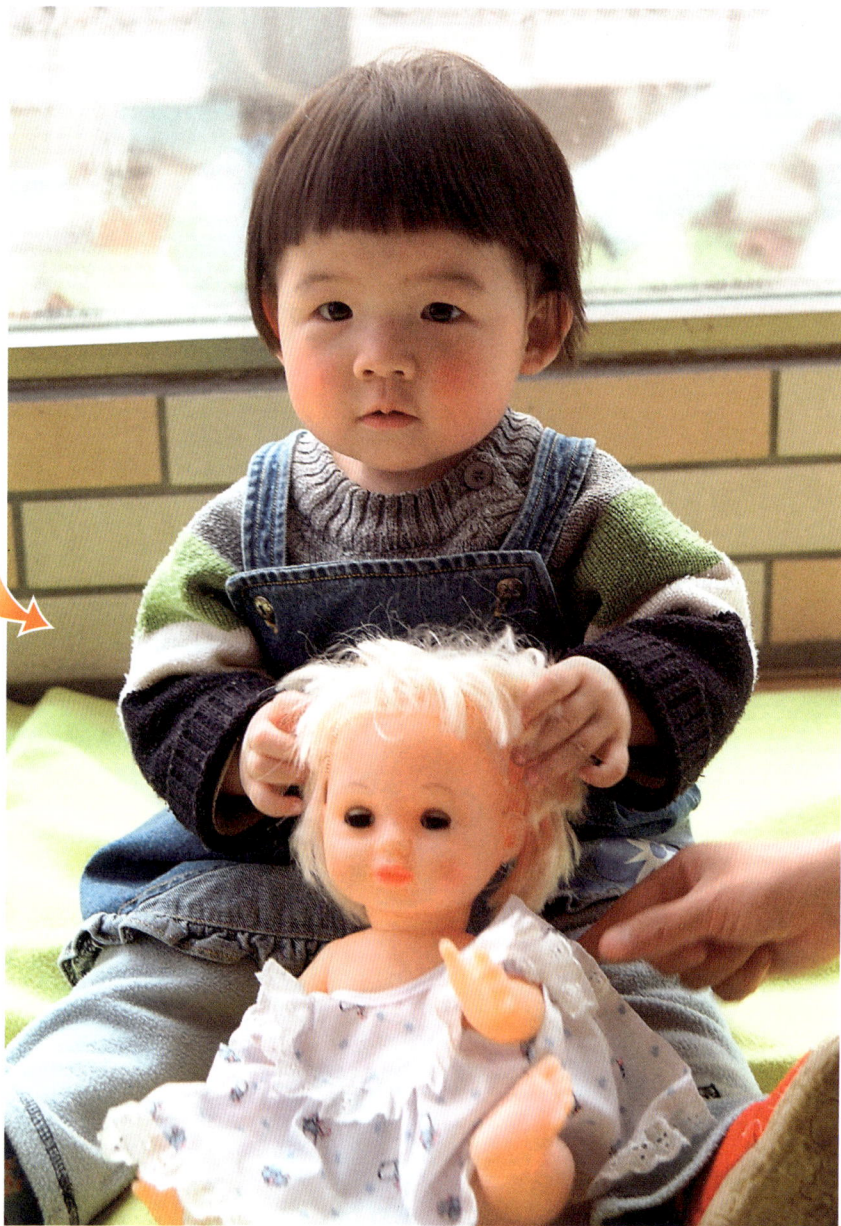

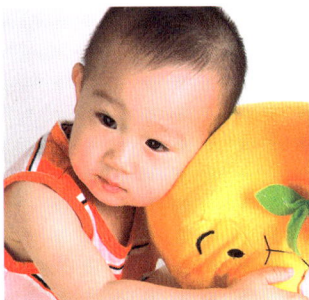

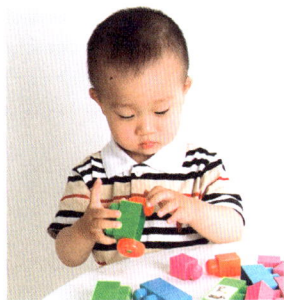

七 智能发展测评

分类	项目	测试方法	通过标准	出现时间
大动作	抛球	站在宝宝对面，鼓励宝宝将球抛过来	会举手过肩并抛出	第⬜月第⬜天
精细动作	搭积木	父母示范，鼓励宝宝模仿	能搭高4块积木	第⬜月第⬜天
言语	知道自己名字	父母问宝宝"你叫什么呀"，让宝宝回答	能正确回答	第⬜月第⬜天
	背儿歌	父母念儿歌，让宝宝说出押韵的字	能脱口说出押韵的字	
认知	认自己家	带宝宝上街，回来时让宝宝做向导	能认识自己家	第⬜月第⬜天
	认几何图形	在有圆形、方形、三角形的形板中，让宝宝挑出图形	能挑出和放入	
行为	照料娃娃	父母说"娃娃病了"，鼓励宝宝去照顾她	表示同情，并给娃娃盖被、喂饭	第⬜月第⬜天
生活自理	会自己吃饭	鼓励宝宝自己用勺吃饭	能独立吃半顿饭	第⬜月第⬜天

玩具箱

名称	品质要求与使用方法
沙袋或豆袋	为了活动宝宝的四肢，满足宝宝爱投掷的动作，可以给宝宝做一些沙袋或豆袋，用铁丝外缠丝线做成小套圈，摆上一些玩具或纸筒、铁筒，让宝宝投掷或套圈玩。他最喜欢"搞破坏"，如果能把铁筒打倒，就会开心地大笑。不过要教育宝宝不能向人投掷，也不能打玻璃等易碎物品
小球与发条玩具	还可以让宝宝和妈妈一起踢装奶粉的铁筒，或各种自制的布球。再大一些，可借抛扔球逗引宝宝追逐和拾扔小球，也可让他跟在上了发条的玩具后面跑

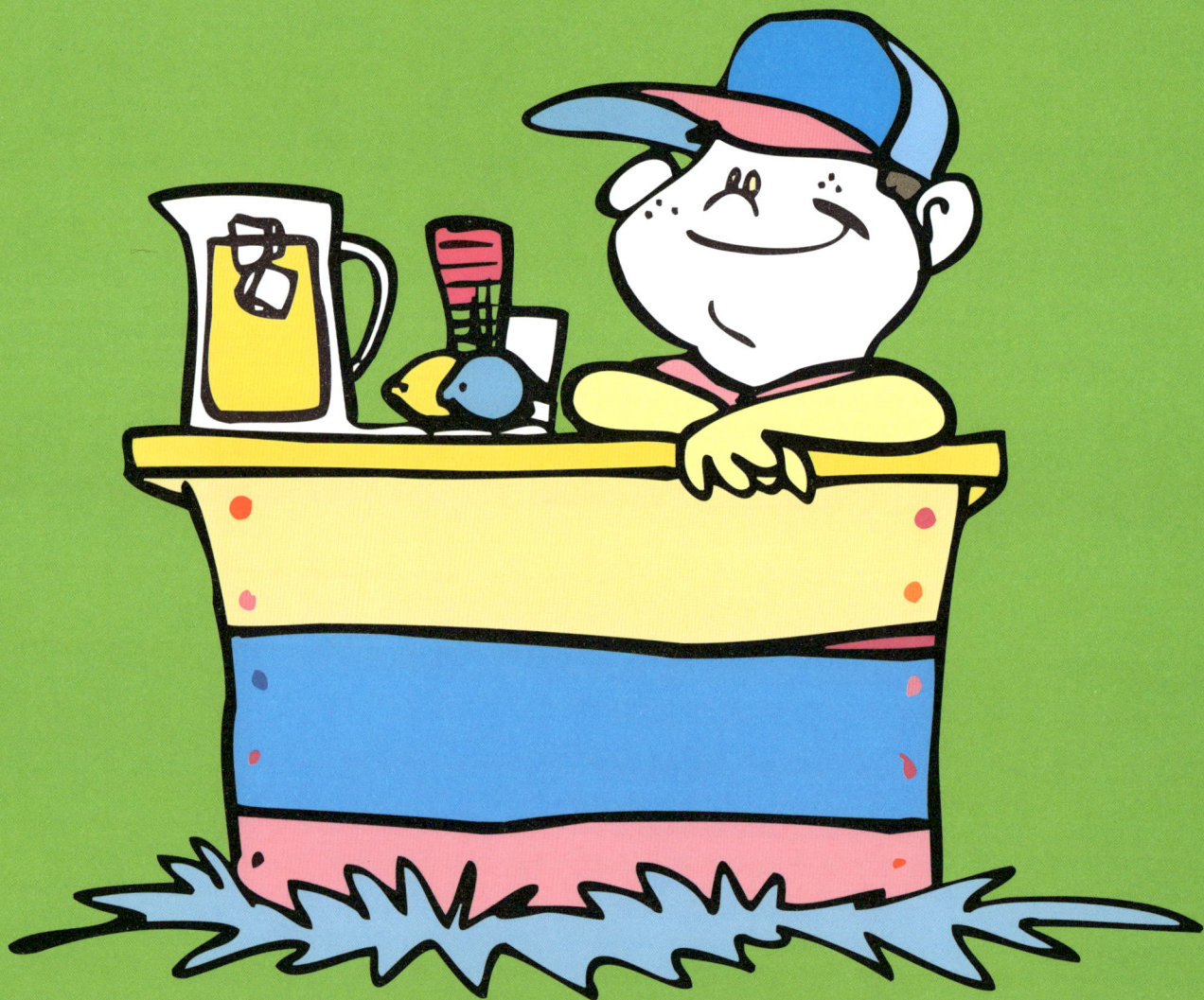

婴幼儿期保护过度，限制过多，包办代替，活动缺少，大小动作能力训练不足，是儿童期感觉统合失调的重要原因。感觉统合失调则是儿童多动、注意力分散、行为偏异、学习困难及计算、语言、社交障碍的重要原因。

——戴淑凤

1岁
5~6个月

育儿要点

☺ 注意消化不良，少吃油腻、过甜、油炸、黏性、刺激性食品。

☺ 不停探索的小家伙，注意安全防意外。

☺ 学习分类、比较、称谓。

☺ 角色游戏，如购物扮演。

☺ 养成良好的睡眠、饮食习惯。

☺ 鼓励宝宝做妈妈干家务的小帮手。

生长发育

男 | 第十八个月的体重 ＿＿＿ 千克（正常范围 11.65±1.31 千克）
第十八个月的身长 ＿＿＿ 厘米（正常范围 84.0±3.2 厘米）
第十八个月的头围 ＿＿＿ 厘米（正常范围 47.8±1.3 厘米）

女 | 第十八个月的体重 ＿＿＿ 千克（正常范围 11.01±1.18 千克）
第十八个月的身长 ＿＿＿ 厘米（正常范围 82.9±3.1 厘米）
第十八个月的头围 ＿＿＿ 厘米（正常范围 47.2±1.4 厘米）

养 护

一 睡出个健康宝宝

睡眠是大脑皮质的生理性保护性抑制，是恢复人体精神和体力的必要条件。

脑细胞的发育完善过程主要在睡眠中进行，睡眠有利于脑细胞的发育，对提高儿童的智力，促进儿童思维能力发展是很重要的。

儿童身高的增长受脑垂体分泌的生长激素的控制。人在醒着的时候生长激素分泌减少，睡眠时生长激素分泌明显升高，所以充分的睡眠还能促进儿童身高的增长。

睡眠对宝宝的健康成长和智力的正常发育是极为重要的。睡眠不足，宝宝会烦躁不安，食欲不振，以致影响体重的增长，而且还可能造成抵抗疾病的能力下降而易生病。

仔细地观察宝宝的睡眠状态，便能了解宝宝身体是否健康。健康宝宝入睡后安静，呼吸轻而匀，头部略有微汗，时而出现微笑的表情。如宝宝睡眠不安，时而哭闹乱动，睡后易醒或宝宝皮肤干燥发烫，呼吸急促，脉率加快，挠头抓耳，父母应带宝宝去医院，请医生检查一下，并给予适当治疗。

☺ 你可以做的

• 创造良好的睡眠环境

在幼儿生长发育过程中保持足够的睡眠是非常重要的。睡眠不仅要有足够的时间，还要有足够的深度，即睡得沉，睡得香。所以，父母要为宝宝创造一个良好的睡眠环境。

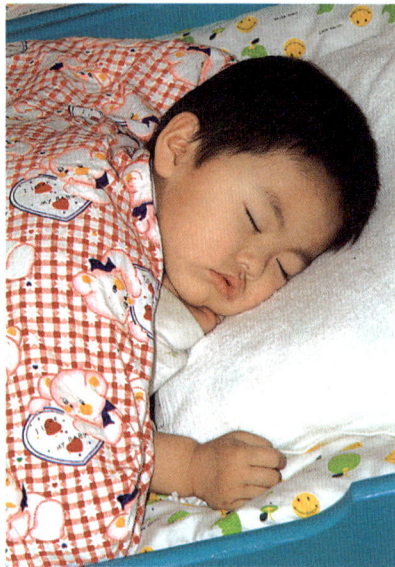

• 保持室内空气新鲜

夏季应开门窗通风，但应避免宝宝睡在直接吹风的地方；冬季也应根据室内外温度，当宝宝入睡后定时开窗换气。新鲜的空气会使宝宝入睡快，睡得香。父母禁止在室内吸烟，以免污染空气，造成宝宝被动吸烟。

• 室温适宜

室温以18℃~25℃为宜，过冷或过热会影响宝宝的睡眠。

• 卧室有睡眠的气氛

窗帘拉上，灯光要暗一些，降低收音机、电视机的音量，父母应尽可能避免高声谈笑，室内保持安静无噪声。

被褥枕要干净、舒适，应与季节相符，不要盖太厚的被子，燥热会妨碍宝宝的睡眠，更不要让宝宝穿棉衣或太多的衣服睡觉。

睡前禁止宝宝做剧烈活动，以免引起宝宝过度兴奋，难以入睡。让宝宝单独睡在小床上。

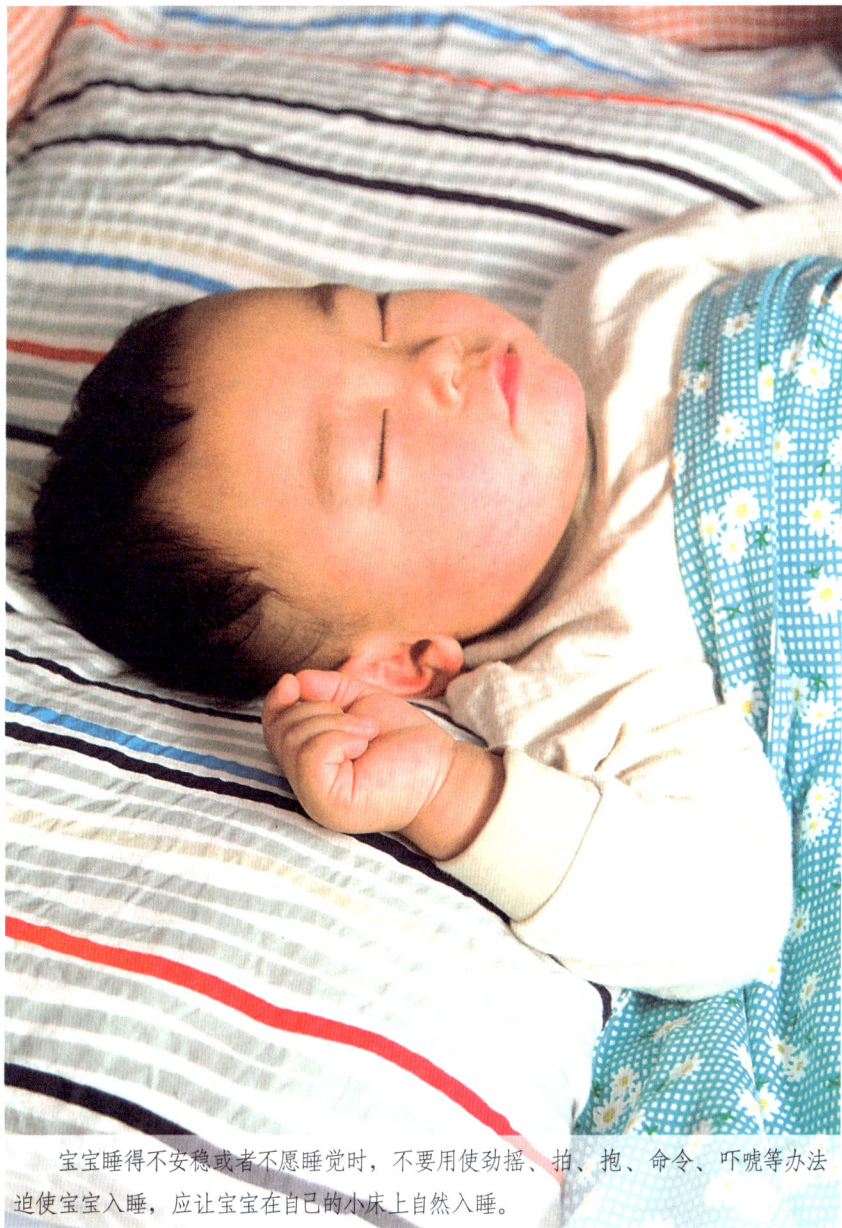

宝宝睡得不安稳或者不愿睡觉时，不要用使劲摇、拍、抱、命令、吓唬等办法迫使宝宝入睡，应让宝宝在自己的小床上自然入睡。

二 宝宝睡得不安稳的原因

• 宝宝疲劳过度

睡前玩儿的时间太长，兴奋过度，或白天受了惊吓，心情恐惧等，使精神不能很好地被抑制下来。

• 饮食不当

晚饭吃得过多，吃的食物不易消化，宝宝胃里不舒服；或晚饭吃得过少，因饥饿不能入睡，也可能渴了想喝水等。

• 卧室及卧具不合适

如室内空气污秽，室温过高或过低，过于干燥；被褥太厚，穿棉衣睡觉等。宝宝入睡后，屋内灯光耀眼，谈笑、电视声音大，将宝宝惊醒。

• 宝宝患病

如蛲虫病、蛔虫病及体温升高、鼻子不通等各种疾病。

• 日常生活的变化

如由于出门、移住陌生的新屋，有新的保姆或亲戚以及担心父母出差分离等。

• 其他

睡眠姿势不舒服，呼吸不畅；尿布湿了未及时更换。

☺ 你可以做的

按宝宝的月龄，合理安排宝宝睡眠的时间和次数。

按时睡眠。大脑皮质有一种特性，叫动力定型。经常按一定时间睡眠，形成了动力定型，宝宝到了这个时间就会很容易自然入睡。

晚餐不要吃得太饱，睡前不吃零食，也不要饮水过多，以免过饱和夜尿多影响睡眠。

养成睡觉前洗脸、洗手、洗脚、洗屁股的习惯，再换上松软、宽大的睡衣，临睡前漱口或刷牙。

要让宝宝在自己的小床上自然入睡，不应使用摇、拍、抱、哼小曲、命令、吓唬等办法使宝宝入睡。

预防和纠正不良的睡眠习惯，如吃手、咬被角、玩手绢等，绝不能斥责宝宝。

要保持正确的睡眠姿势，侧卧最好。

• 给宝宝选一张儿童床

1 岁半的宝宝可以独睡了，你可以考虑给他选一张他自己的小床了。

漂亮又安全：为稍大一些的宝宝设计的床，一般色彩鲜艳，要安装有20~30厘米高的围栏。

直接选购普通单人床：学龄前宝宝使用时，让床一侧靠墙放置，另一侧在睡头的一边摆放高出床板30厘米的家具做"护栏"。

不要用很厚的席梦思床垫：这样床就不会太高，宝宝不慎摔下来，也不会摔坏。

带护栏的床：宝宝睡觉时难免翻身、打滚，最好买带护栏的床。如果没有护栏，可以使用很低的床（20厘米高），在床旁边铺上厚厚的塑料地毯，摔一两次也不会摔坏，而且他还能记住危险，养成好的睡眠习惯。

功能性与实用性：在选择多功能床的时候，考虑其功能的实用性和适用性，以免造成不必要的浪费。

使用要点：有的宝宝喜欢带滑梯的上下床，白天可以在上面玩耍，但是睡觉时最好是在下面；太小的宝宝最好不要在上面玩，否则要有妈妈看护。

根据宝宝年龄，在床边的墙上粘贴一些颜色鲜艳的画、看图识字、儿歌等，睡前或起来以后让宝宝识认，有利宝宝早期启蒙教育。

宝宝对妈妈的依恋心理会使他对自己独睡充满恐惧，有些宝宝一到睡觉时就嚷嚷怕黑。妈妈可以白天在他的小床上藏一两件有趣的玩具，通过与宝宝玩游戏，帮助他习惯他的房间与小床。也可以在房间里安装一个夜灯，消除宝宝对黑暗的恐惧。同时，妈妈可以陪伴他直到他进入梦乡。开始，即使他睡着了，妈妈也要再多陪他一会儿，确认他睡熟了再悄悄离开。

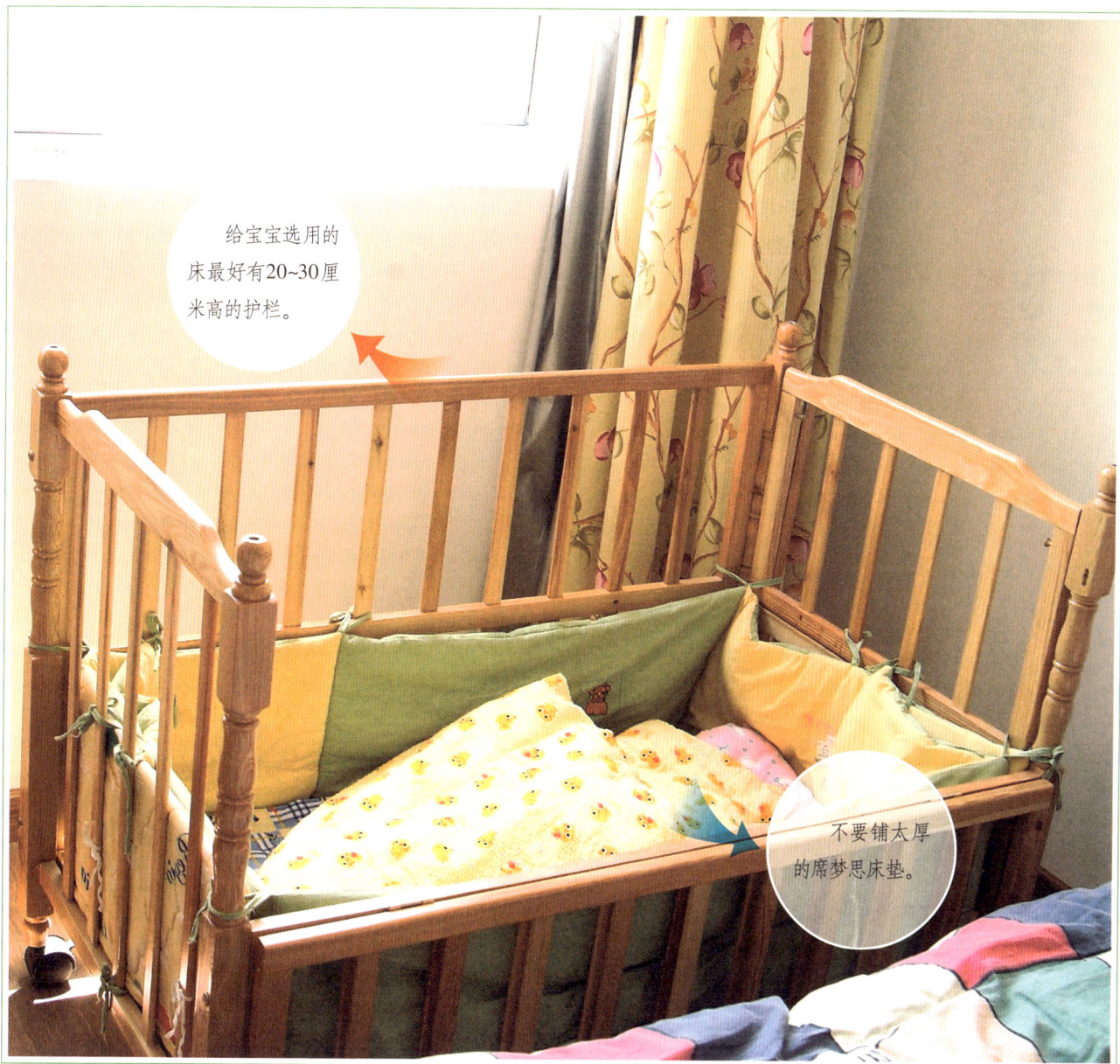

给宝宝选用的床最好有20~30厘米高的护栏。

不要铺太厚的席梦思床垫。

三 毛绒玩具的选购与使用要点

毛绒玩具深受各个年龄段的宝宝喜欢。由于它质地柔软，刚出生的宝宝也可以玩，但是只有质量安全，使用得法才能给宝宝带来快乐。

• 选购要点

有些毛绒玩具内部的填充物都是些工业边角料（海绵、纤维等），不但是碎屑，颜色也都发黑发暗，对宝宝身体健康造成影响；有些看上去是雪白干净的，但如果闻上去有味道，手摸质地粗糙，千万不要购买。

零件边缘摸一摸有无尖刺，拉一拉是否牢固，如果玩具上的鼻子、眼睛、扣子等小零件承受不住拉力而松动，当宝宝咬、啃、抠这些小零件时，它们极易脱落，被生性好奇的宝宝吞食，造成生命危险。

用手捏一捏玩具，感受一下质感。凡感觉坚硬或有节块的填充物不合格，若玩具里填充了金属碎屑、钉、针、碎玻璃等不安全物品，宝宝玩时，有可能被扎伤。

看看产品及其包装袋上是否有标注适用的年龄范围和警示说明，是否标明洗涤和消毒的方法。

不要贪图便宜而购买了存在不安全隐患的毛绒玩具。

• 使用要点

定期清洗消毒毛绒玩具。起码一周洗一次，并在阳光下暴晒。

经常用吸尘器吸去毛绒玩具上面的灰尘。

宝宝容易被毛绒玩具携带的细菌感染引发皮肤过敏、哮喘和一些呼吸道疾病，有过敏体质的宝宝最好不要玩毛绒玩具。长毛绒玩具最容易隐藏细菌，即使是合格产品。

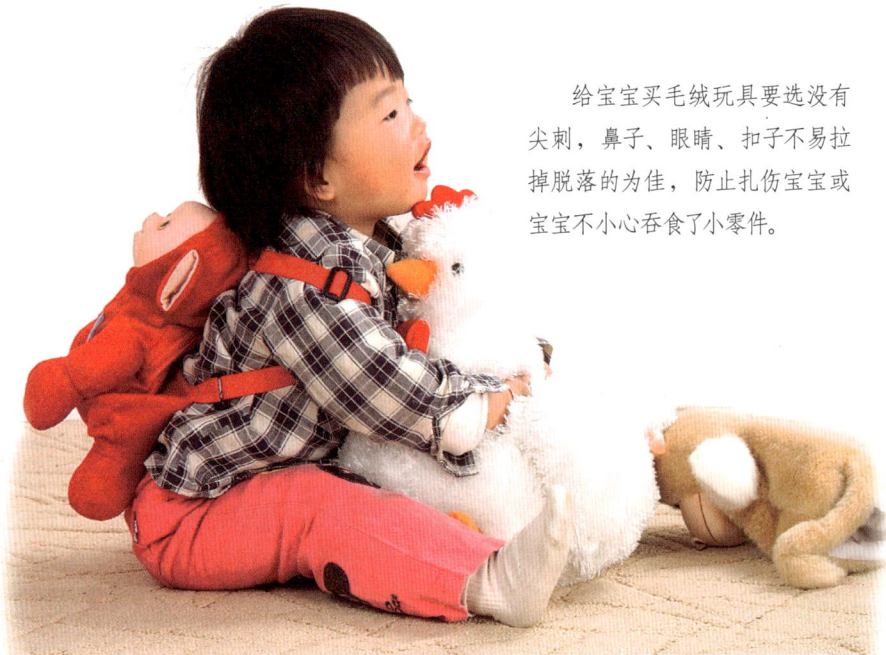

给宝宝买毛绒玩具要选没有尖刺，鼻子、眼睛、扣子不易拉掉脱落的为佳，防止扎伤宝宝或宝宝不小心吞食了小零件。

四 服装也有安全隐患

宝宝运动量大，出汗多，对服装的要求自然较高，不合身的服装会对宝宝的运动有所限制。宝宝的服装若甲醛含量超标，极易给宝宝的身体健康造成伤害。

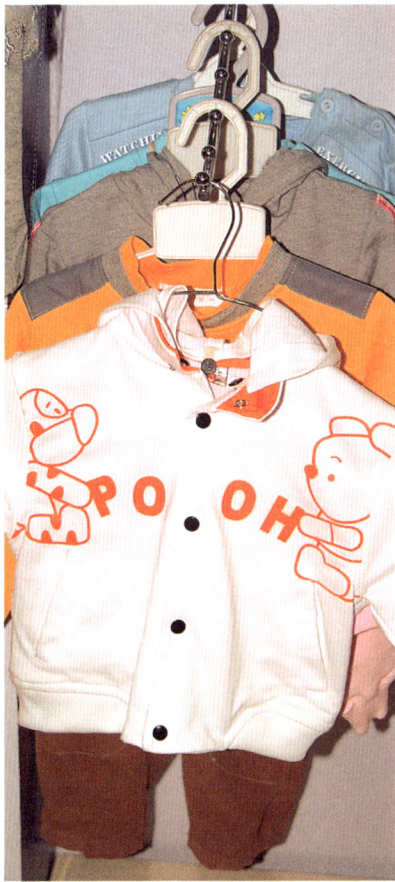

☺ 你可以做的

购买服装可征求宝宝的意见，父母做引导。宝宝穿着服装应适合年龄发展，尽量到大商场买名牌童装。

在购买儿童服装时，要注意标注的甲醛含量数值是否超标，不能带有霉味、石油味、鱼腥味、芳香烃气味。

给宝宝准备的服装应当舒适、宽松、柔软、透气性好、适合运动，选择吸汗、透气性好的纯棉或彩棉服装，最好为宝宝选择具有防辐射功能的服装。

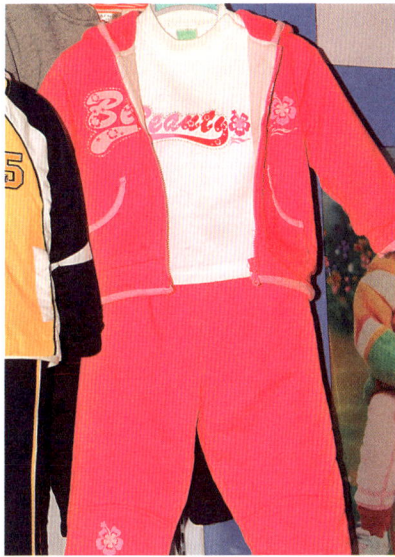

不要让宝宝穿过长或过窄的裤子、裙子，也不要穿健美裤等紧身服装及有花里胡哨的装饰或闪闪发光的金属片的衣服。紧身衣束缚宝宝的身体，妨碍宝宝正常发育。同时，紧身衣立档短，臀围小，会阴部不透气，不利于散热。

小宝宝的衣服不宜钉纽扣，大宝宝的纽扣须以四针八线缝在衣服上，不能用胶粘；纽扣脱落，很可能造成宝宝误吞，宝宝的服装最好选用按扣。

新衣三部曲：

一拆：服装后领内侧标牌极易刺伤宝宝皮肤，穿前先拆掉；

二洗：将服装用中性洗涤液漂洗干净；

三晒：在阳光下晾晒，利用紫外线杀菌。

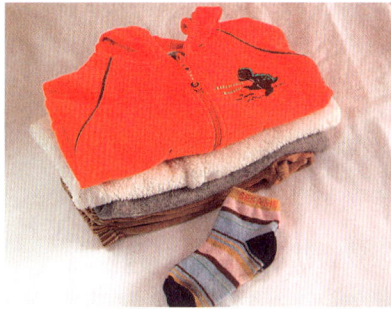

喂 养

一 碳水化合物是热能的主要来源

碳水化合物是为身体供应能量的主要营养素，又称糖类。婴儿最初3个月是靠乳糖来满足需要的。乳糖为乳类所含的糖，不发酵，味不甚甜，适用于需热量较高的婴儿。食物中的糖大多是淀粉，食入后需要分解成单糖才能被人体吸收、利用。

碳水化合物在体内经过氧化，变成二氧化碳和水而放出热能，每1克葡萄糖可产生4千卡热量。除了供热外，碳水化合物还是体内一些重要物质的组成成分，并参与许多生理活动。

糖类是人体主要器官时刻不能缺少的养料，在婴幼儿饮食中，糖类所供的热量约占总热量的50%，如1岁以内的婴儿，每千克体重每日约需12克，幼儿约需10克。

如果糖类供应不足会出现低血糖，并增加蛋白质的消耗而导致蛋白质营养不良。凡各种原因引起的血糖降低，都有发生昏迷、休克甚至死亡的可能。

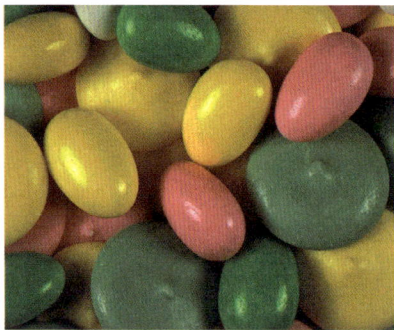

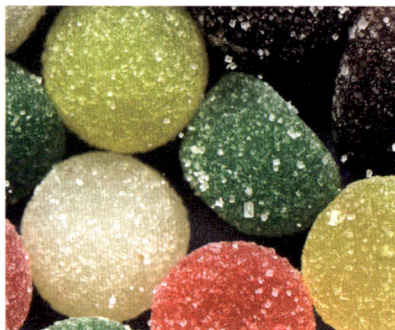

如果饮食内糖类供应量过高，而蛋白质供应量过低，开始体重增长很快，继之可出现肌肉松弛无力，表现为虚胖、免疫力低下，易患各种疾病。

• 吃糖的学问

有些父母疼爱宝宝，怕宝宝热量不够，常把糖当零食给宝宝吃，如糖果、巧克力、甜点心，有的宝宝吃的是甜粥、糖包，喝的是糖水。有的父母做菜喜欢多放糖，以为这样可以增加营养，其实吃糖过多是有害的。

• 吃糖过多害处多

摄入过多的糖在体内可以转化为脂肪，从而导致宝宝肥胖，成为心血管疾病的潜在诱因。

糖只能供给热量，而无其他营养素。每天吃糖过多时，吃其他营养素相对减少，导致体内蛋白质、维生素、矿物质均缺乏，极易造成营养不良。

多吃糖将会给口腔内的乳酸杆菌提供有利的活动条件，糖滞留在口腔内，容易被乳酸杆菌作用而产生酸，使牙齿脱钙，诱发龋齿的形成。

糖吃多了，宝宝就不想吃饭了。龋齿使咀嚼疼痛，咀嚼无力，也影响食欲。

糖吃多了，易产生过多胃酸，使胃受刺激而患胃炎。

吃惯甜食的宝宝，往往不喜欢无甜味的食品，长期下去，也会导致食欲不振。

• 吃糖的注意事项

饭前吃糖过多，会使血糖升高，导致饥饿感消失，到了吃饭时间宝宝不想吃饭，但没过多久又有了饥饿感，只好用糖来补充。这样日久将导致身体所需的其他营养素供应不足，极易造成营养不良，从而影响身体发育。

饭前吃糖过多，易伤胃。大量的糖存留在胃里，使胃肠道酸度增加，胃容易泛酸及肠内发酵增多腹胀等，致使胃肠不适。

空腹吃糖可大量消耗人体中的B族维生素，B族维生素缺乏时，会出现食欲不振，唾液及消化液分泌减少，使消化功能减弱。

幼儿活泼好动，能量消耗也多，适当吃点糖果以补偿身体的消耗也是可取的，但时间应安排在饭后1~2小时或午睡后。

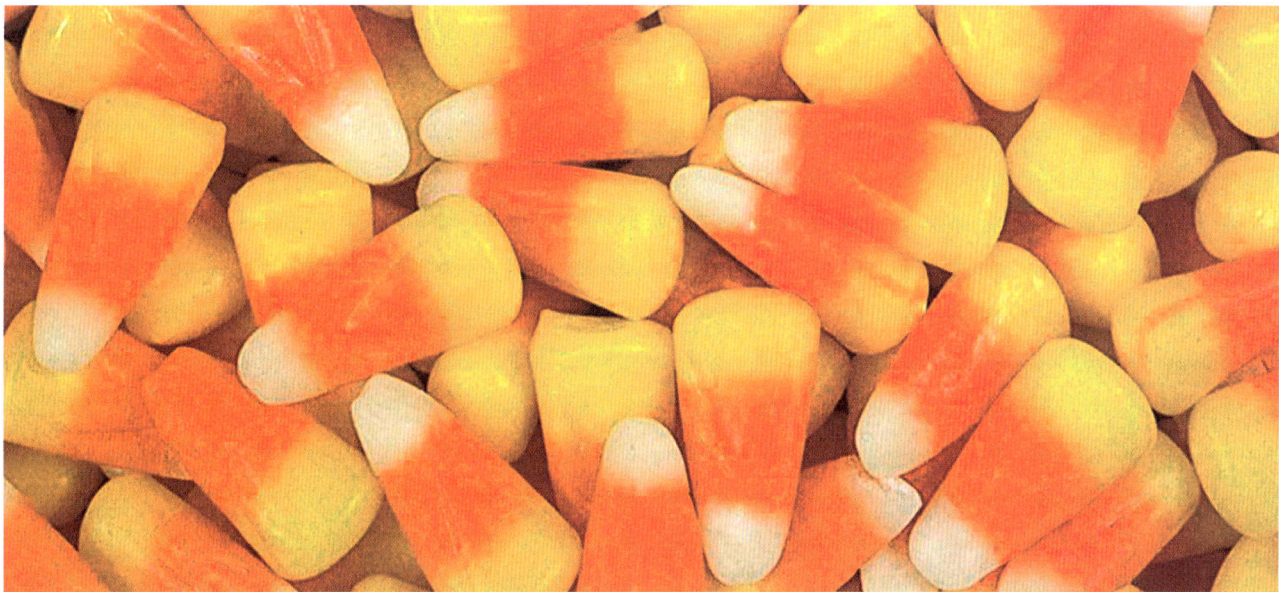

糖果是宝宝最爱吃的食品之一，适当吃糖可以帮助宝宝补偿身体的消耗，但不宜吃得过多，可在饭后1~2小时给宝宝吃一些糖果。

二 不宜多吃巧克力

巧克力是一种以可可豆为主要原料制成的糖食品，它的味道香甜，食后回味无穷，很受宝宝的喜爱。

巧克力的主要成分是糖和脂肪，能提供的热量比较高，但是含蛋白质很少，含维生素也非常少，而这些营养素是宝宝生长发育中所必需的。科学的饮食中蛋白质、脂肪和糖三大能源物质应占一定比例，即蛋白质占10%~15%，脂肪占30%~35%，糖占50%~60%。但巧克力与这个适合人体需要的营养比例相差很大，它不能完全满足宝宝生长发育中的营养需要，吃得过多对宝宝是无益的。

过量吃巧克力还有许多对宝宝不利的因素。如糖分过高，通过体内的新陈代谢，许多糖分会转变成脂肪贮藏，加上巧克力的脂肪成分过多，均会使宝宝发胖。

巧克力中含脂肪较多，这些脂肪在胃中停留的时间较长，不易被宝宝的胃肠消化、吸收，常会有饱腹感而影响食欲，再好的饭菜他也吃不下去，打乱了良好的进餐习

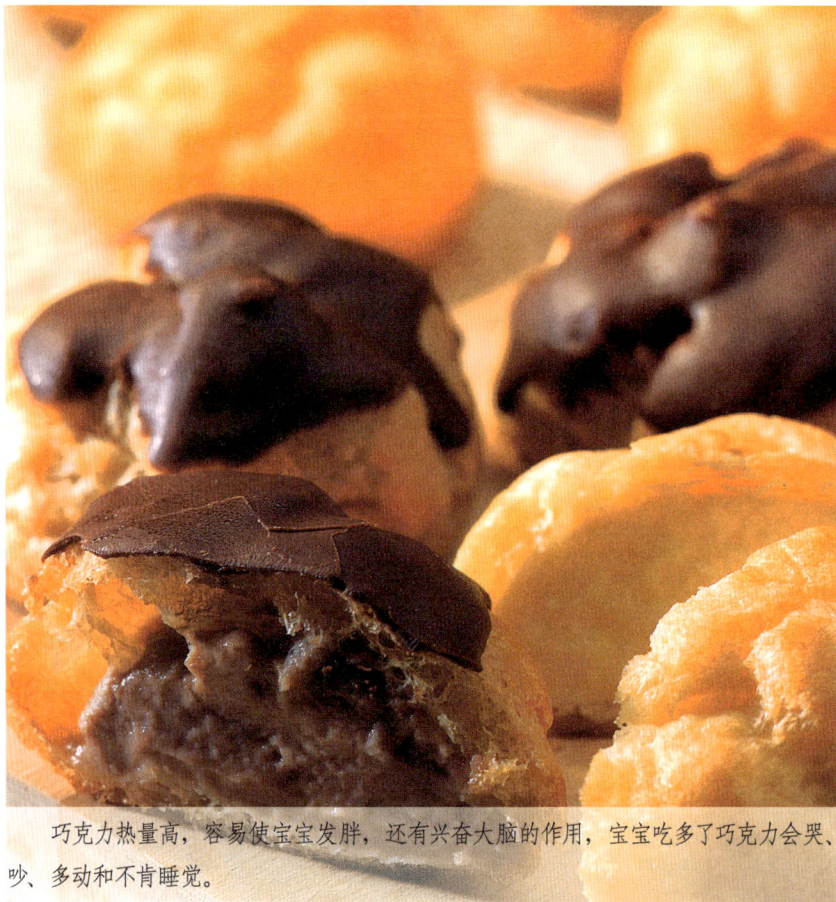

巧克力热量高，容易使宝宝发胖，还有兴奋大脑的作用，宝宝吃多了巧克力会哭、吵、多动和不肯睡觉。

惯，直接影响了宝宝的营养摄入和身体健康。

巧克力是不含纤维素的精制食品，吃多了可导致便秘。

巧克力中的草酸，会影响钙的吸收。

巧克力中的可可碱具有强心和兴奋大脑的作用，宝宝多吃后会哭、吵、多动和不肯睡觉。

巧克力还会诱发口臭和蛀牙。

三 果子露不能代替鲜果汁

• 含有刺激成分

果子露是人工配制而成的饮料，它除了含白糖、枸橼酸以外，还含有一定量的糖精和色素，有的还加入了少量酒精，这些成分对幼儿具有一定的刺激性。由于幼儿的身体发育还不完善，肝脏的解毒功能和肾脏的排泄功能比较低，致使果子露中的有刺激性物质不能尽快排出，蓄积在身体内，影响幼儿的新陈代谢，还会妨碍宝宝的体力和智力的正常发育。

• 营养不全

市面上出售的各类果汁，虽然原料是水果，但在加工的过程中不但要损失一部分营养素，而且还要添加一些食品添加剂。例如，食用色素、香精，这些物质对幼儿成长不利。

• 喝新鲜的果汁

市场上出售的榨汁机，可在家庭中使用。用新鲜水果榨成的果汁中，水果的营养成分没被破坏，未添加色素、香精等物质，适于宝宝食用，但制作时要注意清洁卫生。

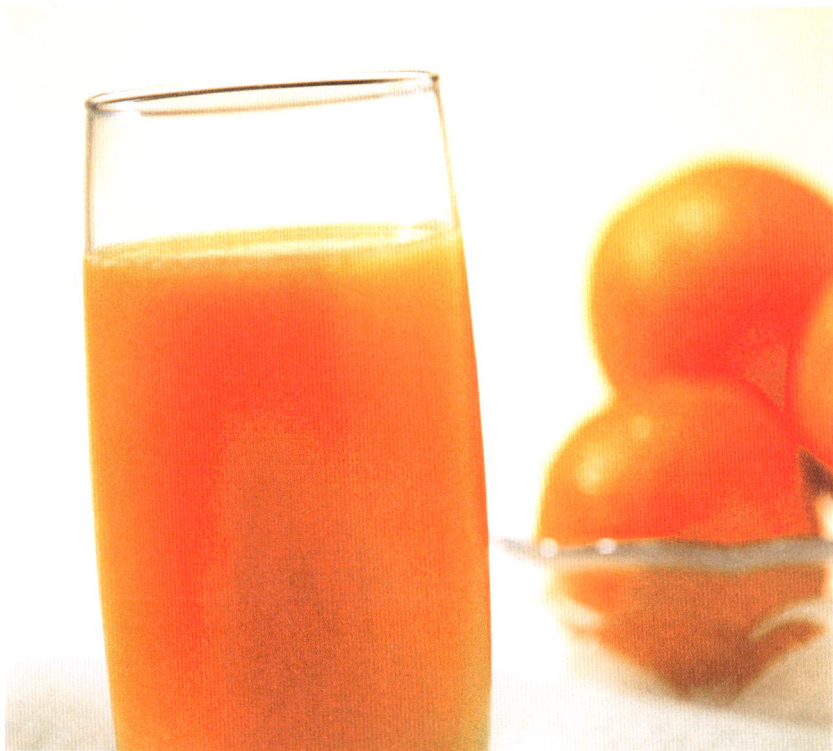

新鲜的果汁含有丰富的营养成分且没有色素、香精等不好的成分，所以给宝宝选择日常饮料可优先选择鲜榨果汁。

一日食谱参考

早餐	牛奶、面包片、荷包蛋
午餐	软饭炒猪肝、炒碎菜
午点	水果、小点心一块
晚餐	千层糕、肉末白菜、豆腐汤
晚8点半左右	牛奶

异常情况 ·······················○

一　头部摔伤后的处理

幼儿四肢功能尚未发育完善，动作欠协调，支持力量也很差，故外伤后特别是摔伤后，易头部先着地，头部损伤相当常见。

幼儿头部摔伤后应观察以下几点

看是否出血：当头皮有裂伤时，因头皮组织血运丰富，出血较多，不易马上止血。此时应以 75% 的酒精棉签擦拭伤口周围，然后用清洁纱布覆盖，即可止血。如果出血多，马上送医院缝合，根据具体情况注射破伤风抗毒素。

看是否头皮血肿：损伤部位可触摸到肿物，大小不一，约有枣或栗子大小，压之有波动感。早期用冷敷（冰袋或冰块），后期用热敷，从而帮助血肿的吸收，多可自愈。

颅骨凹陷骨折：当头部碰到桌角或其他突起的物体时，可有凹陷骨折，用手触摸颅骨，可有局限性的塌陷（如乒乓球被压后的塌陷一样）。此种骨折严重时，可压迫脑实质，应及时去医院诊治。

严重头部损伤后，可以伤及脑组织，发生脑震荡或颅内血肿，如伴有外耳道或鼻孔有鲜血或清水样物质外流时，应马上去医院救治。

头部损伤后，应高度重视，严密观察，因为幼儿不能用正确的语言表达病痛，以防止延误救治。

需要去医院救治的状况

意识改变，如伤后总想睡觉，叫醒后又马上入睡。

频繁呕吐，特别有喷射样呕吐。

烦躁，精神差，伴有眼角、口角的小抽动或肢体的抽动。

从外耳道及鼻孔处流出鲜血或清水样物质。

如有以上任何一种情况发生，说明摔伤严重，应及早去医院救治。

二　宝宝足底平是平足吗

足弓会自然形成

足弓像弹簧一样，使人在走路时快捷、不疲劳，还可以缓冲地面对大脑的震动及减轻腿部肌肉的疲劳；有些工作，只有足弓发育良好的人才能从事。因此，许多父母看到 1 岁半的宝宝脚底平，没有一点弧度，就认为宝宝是平足，其实这是很片面的。

幼儿在 2 岁以内，因脚心处脂肪肥厚，将足弓填平，所以看上去足底平。随着宝宝会走、能跑，腿部及脚掌的肌肉力量逐步加强，促使足内侧缘抬起而将体重放在足外侧，于是足弓就自然形成。此时宝宝皮下脂肪分布有所改变，足心脂肪减少，足弓更加明显。待宝宝 2 岁以后，足底平就应去医院检查，以求得早日矫正。

多元智能开发与情商培养

一 大动作能力训练

• 扶栏上下楼梯

父母牵着宝宝扶栏上下楼梯。让宝宝自己扶好楼梯扶手，一步登上，两足站稳再向上迈步。熟练后放手也先从上楼梯开始。自己上楼梯后，父母再牵着宝宝慢慢学习一步往下迈，两足在台阶站稳之后，再伸足下迈。宝宝一面迈步，父母一面鼓励"宝宝真勇敢"。

• 会跑步

父母拉着宝宝一只手教他慢跑步，可与宝宝同跑，让他模仿你跑，逐渐站在宝宝前面拍手叫他跑过来。如果父母不帮助，他不会自己停止。

学会跑步双足跳下一级台阶。父母用双手牵着宝宝从最后一级台阶跳下。宝宝渐渐学会单手牵着跳下台阶，更喜欢在散步时由父母牵着手双足往前跳跃。

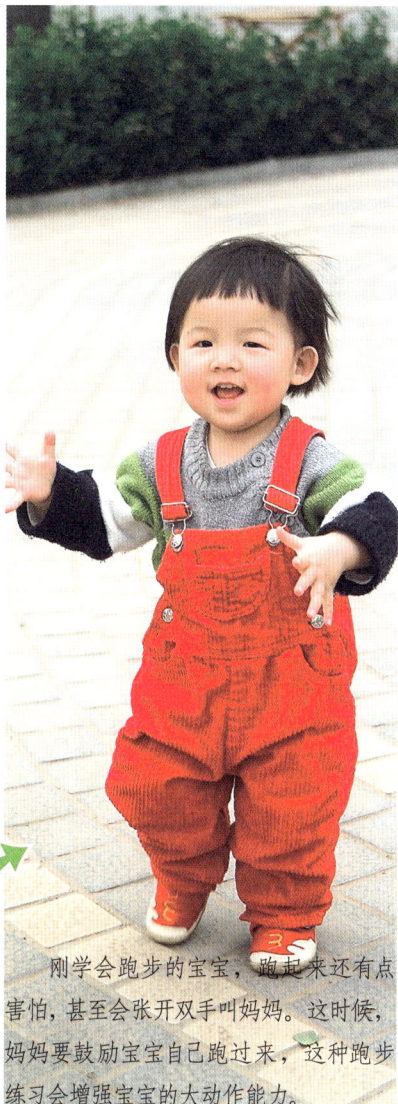

刚学会跑步的宝宝，跑起来还有点害怕，甚至会张开双手叫妈妈。这时候，妈妈要鼓励宝宝自己跑过来，这种跑步练习会增强宝宝的大动作能力。

二 精细动作能力训练

• 摆积木

让宝宝自己用3~4块积木"搭高楼"，或排5~6块"接火车"。父母不在时能自己玩1~2分钟。

• 用手指将小球投入盘内

父母先示范用拇指和食指拿稳小球，拿到盘上方时说"放开"，让小球落入盘内。宝宝拿球时，父母也告诉宝宝拿到盘上方时"放开"。当宝宝放入第一个球时，父母点头表示赞许，以后宝宝会继续将桌上4~5个球准确地放入盘内。这是手—眼—脑协调不可忽视的训练，应多花时间引导宝宝做此游戏。

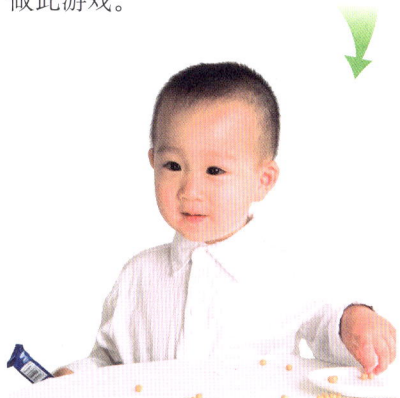

三 语言能力训练

继续发展宝宝的语言理解能力。

鼓励宝宝用语言表达出他的欲望和要求，父母不要先替宝宝说出来。

成人要用语言来调节儿童的行为，扩大交往，并随时随地把接触到的事物名称、特征告诉宝宝，以促进语言快速发展。

• 语言事物联系

继续多教宝宝学说物名，不断增加宝宝的单词量，并引导宝宝将物名与动作地点联系起来，如和宝宝一起看画片后，告诉他把画片放到盒子里，然后将盒子再放到桌子上面。

• 由单词句到电报句

1岁半幼儿的语言能力发展很快，由原来的单词句（如"妈妈"、"爸爸"、"电灯"等）逐渐发展到跟父母学舌。但是，语言的句子还不完善，非常简单，被称为电报句，如"妈妈走"。另外往往顺序颠倒，如"两只耳朵有"等。这时父母应利用游戏，促进宝宝的语言发展。

• 听从指示

选择宝宝已熟悉的物品，给他一些简单的指示，如"吃饭前，洗洗手"，"喝完奶，擦擦嘴"，训练他能听从指示，做到后要表扬他。如宝宝做不到，要带着他去做。

• 说名字

继续练习说名字。如父母用提问的方式问宝宝："你叫什么？"鼓励他说出自己的名字和小朋友的名字。也可以用呼叫的方式喊他的姓名，让他作"有"的回答。反复练习。

• 背诵儿歌的第一句或最后一句

在宝宝学会押韵最后一个字的基础上，常常先学会儿歌的三个字的第一句话。如果最后一句有特殊的动作也较易学会。

当宝宝意识到电话的用途后，他会经常抓起电话，兴致勃勃地讲话。

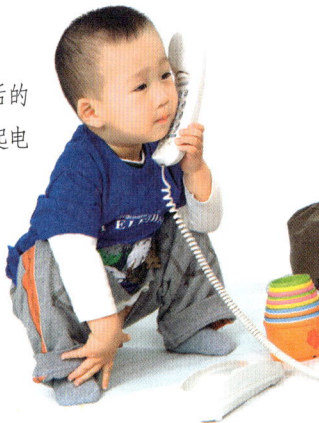

小公鸡

小公鸡，红毛毛，
天还没亮喔喔叫。
叫醒小弟弟，
去做广播操。
伸伸手，弯弯腰，
蹦蹦跳跳身体好。

两只羊

东边一只羊，
西边一只羊，
一起来到小桥上，
你也不肯让，
我也不肯让，
"扑通"掉进河中央。

种南瓜

种南瓜，
南瓜藤上开黄花，
叶子像把伞，
花儿像喇叭。
瓜儿瓜儿快长大，
今天酒杯大，
明天饭碗大，
再过两天看一看，
南瓜长成脸盆大。

四 认知能力训练

• 模仿游戏

继续让宝宝玩各种模仿游戏。如擦桌子时给他一块小布模仿，能和父母边干边玩，父母边干边讲，宝宝边干边玩，并提供条件让宝宝做生活模仿游戏，如给布娃娃喂饭，从而培养宝宝的社会适应能力。

• 说出动物名称

搜集动物图片若干张，一张一张地教宝宝认识，把动物外形的主要特征教宝宝认识。开始训练先教他认识一种，然后再教他认识第二种、第三种，看看他对哪一种最感兴趣，边认边模仿它的动作和叫声，使学习充满乐趣。

• 看书，翻书

给宝宝看图画书，用宝宝能理解的语言，讲一些简单的事物关系。宝宝懂得什么是好，什么是不好，记住故事情节。同宝宝一起看书时边看边问，你会发现宝宝有心领神会的能力，能用声音和表情回答。

五 情绪和社交能力训练

• 当服务员

通过亲子"过家家"游戏，让宝宝当服务员，如充当售货员或理发员，给娃娃拿东西或洗脸等。

• 与父母玩

训练宝宝与父母合作运动。如让宝宝骑到父母的肩上，抓住宝宝的双手说："请乘客坐好，飞往北京的飞机就要起飞了。"父母在地上走几步再转两圈说："机场到了，请下飞机。"让宝宝下来。

"骑在爸爸肩上，真好玩！"和爸爸一起做游戏，会让宝宝体会到与妈妈在一起时不一样的感觉，会得到更多的快乐。

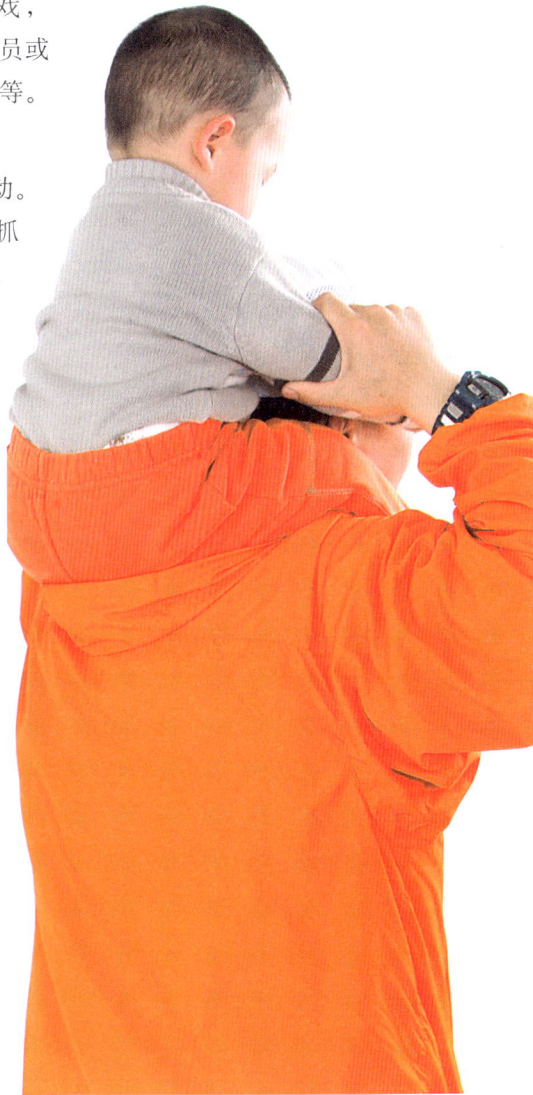

六 生活自理能力训练

• 熟练用勺

继续培养宝宝自己拿勺吃饭的习惯。让宝宝座位和桌子靠近，围好围嘴，使宝宝尽量少洒或不洒饭，把饭送到嘴里。鼓励他自己吃饭，千万不要养成边吃边玩的习惯，更不要跟着宝宝边玩边喂。

• 良好生活习惯

训练宝宝养成良好生活习惯。如饭前和睡醒后，要坚持给宝宝洗脸、洗手。告诉他经常洗脸、洗手不生病，干净又漂亮，使宝宝对洗脸、洗手感兴趣，不捂着脸反抗。

• 自己脱去鞋、袜和手套

教宝宝自己脱鞋袜。在脱衣服时，让宝宝和父母很好配合，如父母脱去一只袖子，宝宝自己把上衣脱下。

• 及时找便盆

教宝宝学会拉下松紧带裤子或扒开棉裤，但有时会来不及。父母只表扬做得好的时候，或者到时提醒宝宝排便，不要不耐烦，尿裤子就打屁股，或者一直带着尿不湿，致使宝宝不能控制大小便。

"妈妈，那条没有扣子的裤子，我会自己穿！"

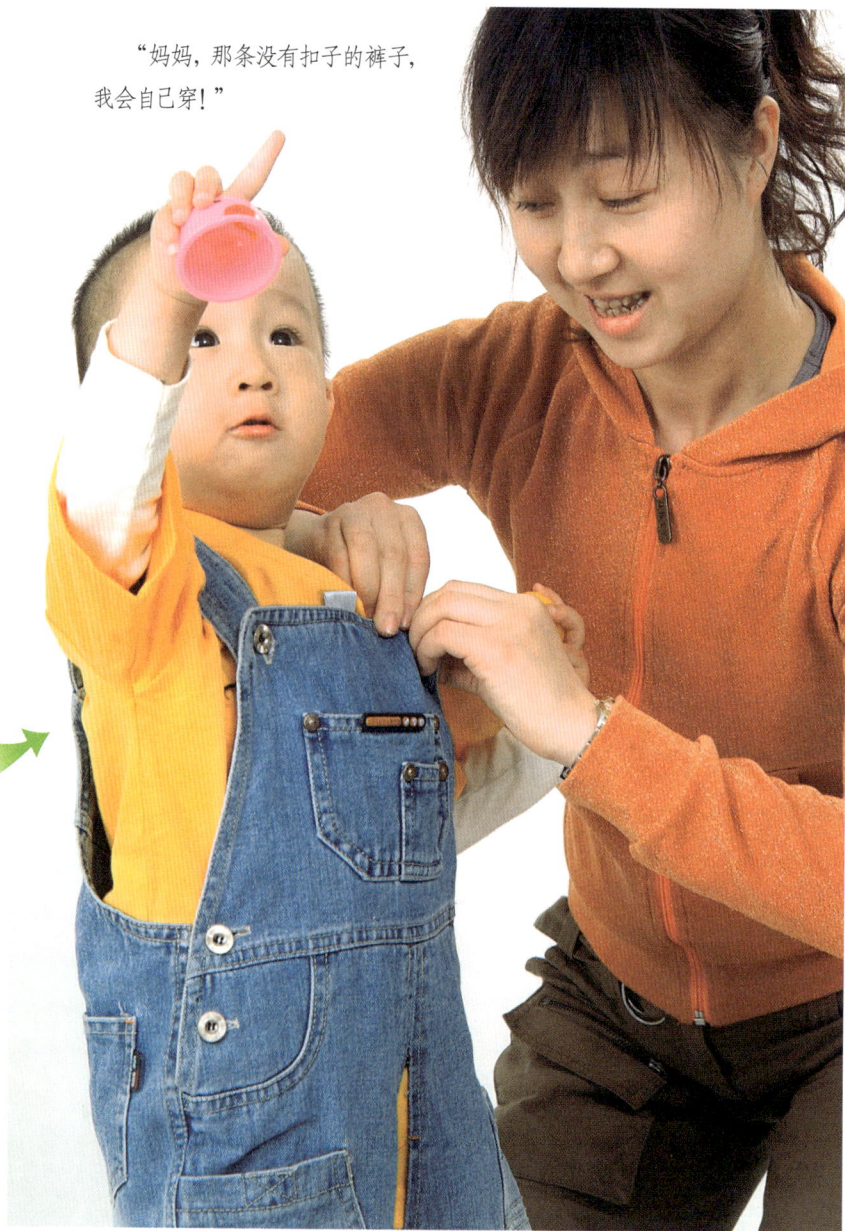

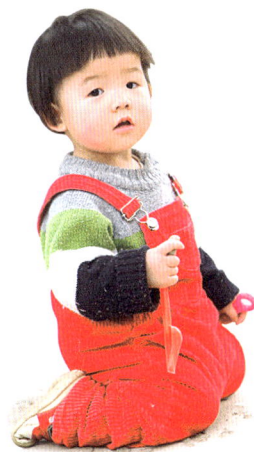

七 智能发展测评

分类	项目	测试方法	通过标准	出现时间
大动作	**扶栏上楼梯**	父母在旁监护，鼓励宝宝自己扶栏上楼梯	能上1~2级台阶	第〔　　〕月第〔　　〕天
	跑步	父母站在宝宝对面，拍手叫他跑过来	会跑过来，但必须由父母扶停	第〔　　〕月第〔　　〕天
精细动作	投球入盘	父母用拇、食指拿稳小球，拿到盘上方时说"放开"，使小球落入盘内，让宝宝照做	能放4~5个	第〔　　〕月第〔　　〕天
言语	**使用"有没有"**	在宝宝注视下，父母将玩具熊放在枕头下，问宝宝"有没有小青蛙呀"？	宝宝回答"有熊"、"没有小青蛙"	第〔　　〕月第〔　　〕天
认知	**认识自己的物品**	将父母与宝宝的物品放在一起，让宝宝找出自己的	能找出3件以上自己的物品	第〔　　〕月第〔　　〕天
行为	替父母拿东西	吩咐宝宝替父母拿东西，如水杯、板凳、拖鞋等	按吩咐正确拿来3种以上	第〔　　〕月第〔　　〕天
生活自理	**端杯喝水**	父母给宝宝盛半杯水，交给宝宝	自己捧杯喝水	第〔　　〕月第〔　　〕天

玩具箱

名称	品质要求与使用方法
复合形状盒	颜色鲜艳、配件个体较大、形状各异。树脂或塑料制品，可以清洗。让宝宝把各种形状的物品通过相同形状的开口放进去
戏沙玩具	颜色鲜艳、造型逼真。树脂或塑料制品，可以清洗。让宝宝乘装沙土或水，在妈妈陪伴下任意游戏
无铅蜡笔或水彩颜料	选择知名品牌，安全无铅的产品。让宝宝用指头蘸颜料画画，或者用蜡笔画画

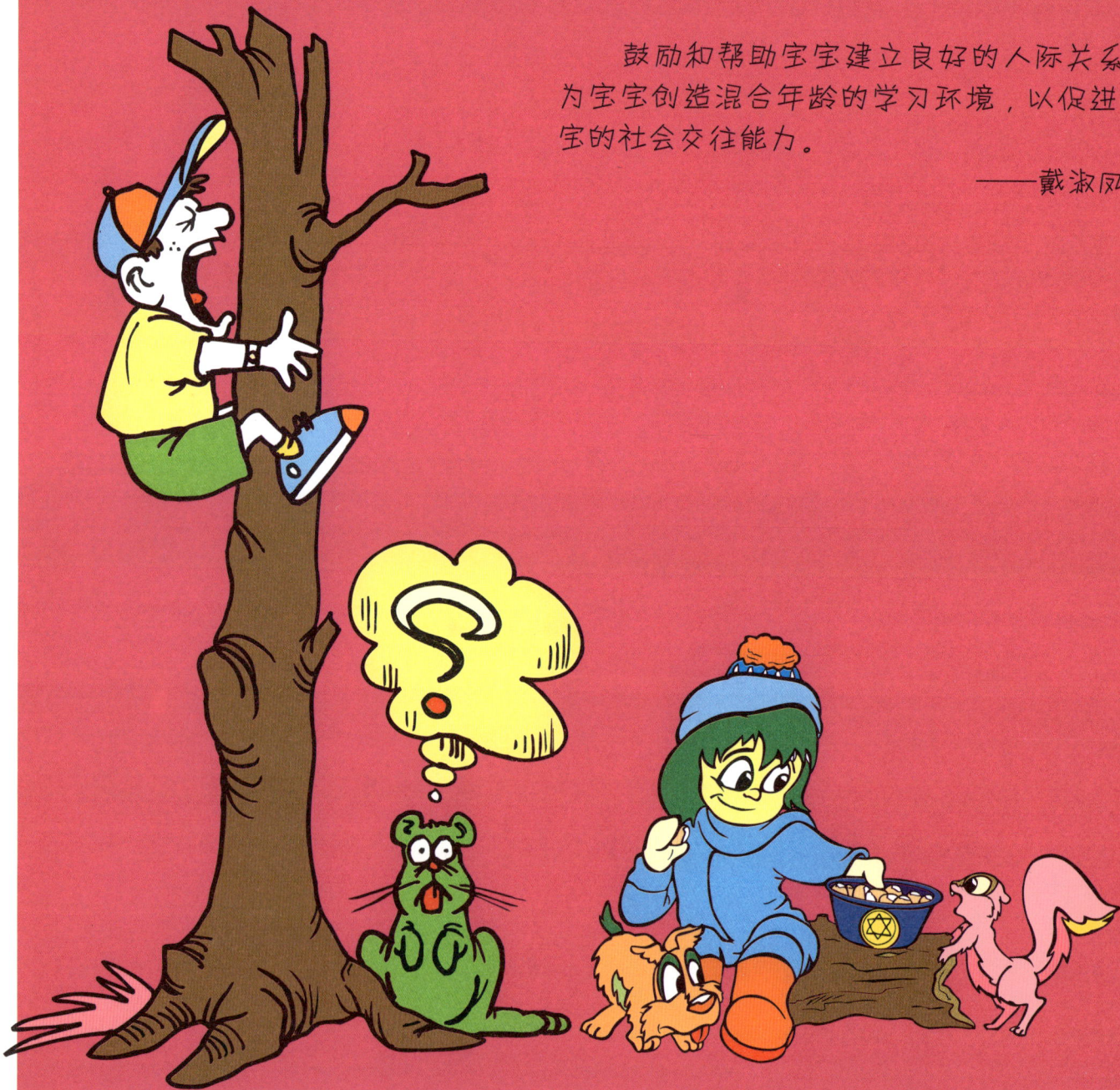

鼓励和帮助宝宝建立良好的人际关系，为宝宝创造混合年龄的学习环境，以促进宝宝的社会交往能力。

——戴淑凤

养护

一 训练宝宝自己大小便

1岁半到2岁的幼儿大脑神经系统成熟，能够控制大小便，可培养他自己去坐盆。

☺ 你可以做的

• 为宝宝选择便盆

有的便盆接触皮肤的地方是用木头做的，所以天冷时宝宝坐在上面不觉得那么凉；陶瓷做的便盆和塑料做的便盆，坐上都比较凉，因此在天冷时，要用布把周围包上，否则影响宝宝坐盆；有专为幼儿制作的马头形扶手便盆，可以减少某些宝宝对排便坐盆的反感，宝宝自己起坐都很方便。应根据宝宝需要选用，买时尽量满足宝宝的要求。

• 鼓励主动坐盆

宝宝大便通常在早饭以后，父母要鼓励他自己主动坐盆，而不要催，更不要强迫。宝宝约束大小便的能力取决于听力和脑神经反射，当宝宝听到自己的尿声，

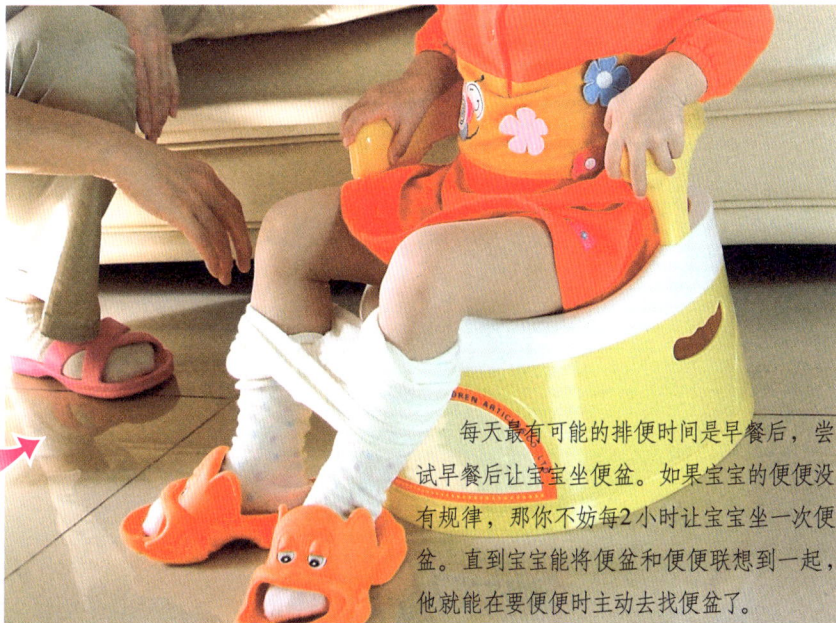

每天最有可能的排便时间是早餐后，尝试早餐后让宝宝坐便盆。如果宝宝的便便没有规律，那你不妨每2小时让宝宝坐一次便盆。直到宝宝能将便盆和便便联想到一起，他就能在要便便时主动去找便盆了。

看到自己的粪便，明白这是他自己的排泄物时，才是训练约束大小便最成功的阶段。训练成功时，宝宝有自豪感，此时父母必须加以表扬和鼓励。如果强迫宝宝排大小便，宝宝会反抗、抵触，随之而来的训练便成了问题。

• 父母的正确态度

由于宝宝约束大小便的能力需要一定时间，所以在练习自己坐盆排便时也会失败，此时父母不要惩罚或批评，要及时给宝宝换衣裤。

1岁
7~8个月

育儿要点

☺ 制定合理的一周食谱。

☺ 语言发展的突发期，鼓励宝宝说话。

☺ 给宝宝讲故事，鼓励其回答问题。

☺ 练习前后翻滚、越障碍。

☺ 学折纸、穿珠子、拆装玩具、捏橡皮泥、用棍取物。

☺ 认识圆形、方形、三角形。

☺ 懂方位：上、下。

☺ 了解对应关系，会配对。

☺ 进入第一反抗期，注意良好个性培养。

☺ 培养等待、容忍的品行——"延迟满足"。

☺ 培养爱劳动的习惯及生活自理能力；学习穿脱衣服和用勺吃饭。

生长发育

第十九至第二十个月，宝宝的生长发育变化不大，可以参照前后的数据来衡量。

• 需要注意几点

便盆要放在固定的地方，让宝宝知道并随时可以自己找出来使用，免得宝宝想要排便时找不到或够不着便盆。

便盆要干净，口径要与宝宝臀部合适，不要让他感到坐盆不舒服而产生反感。

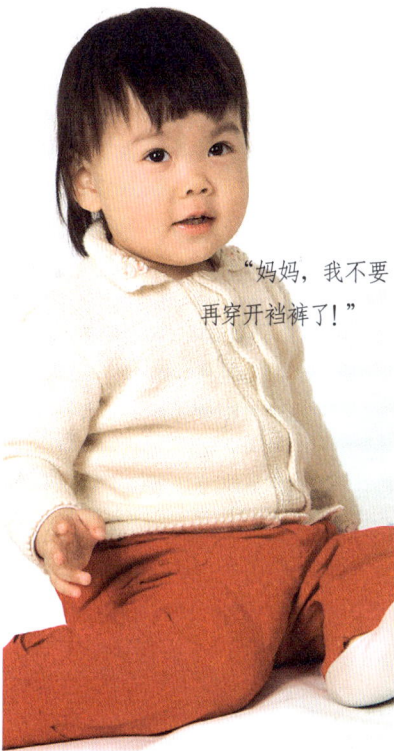

"妈妈，我不要再穿开裆裤了！"

每次坐盆时间不要太长，五六分钟即可，否则易使宝宝脱肛。

坐盆时不要玩玩具或吃东西，让宝宝知道坐盆是为了排便，不能坐在这里玩耍。

虽然宝宝这时已可以独立坐盆排便，但父母也要密切观察动向，看宝宝是否需要帮助，或者是否坐在便盆上玩耍，随时纠正。排便后教他将手洗干净，养成良好的卫生习惯。

☺ 你可以做的

通常宝宝满周岁后，能用手势或简单的语言表达便意，1岁半左右能自己坐盆排便，有了一定的生活自理能力，这时候就该让宝宝穿合裆裤。

最好是从夏季开始，先穿合裆短裤，逐渐适应在大小便时脱裤子，以后再穿合裆长裤。

到冬季时，可以在里边穿开裆棉毛裤，外面套一条合裆裤，大小便时只脱外面的裤子就行了。

也可以把裤裆做成既可开又能关（如用尼龙搭扣）的样式，既方便宝宝大小便，又达到穿合裆裤的目的。

通过一段时间的训练和适应过程，长到2岁以后，可以全穿合裆裤了。

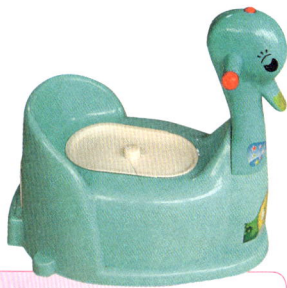

小贴士

幼儿要穿合裆裤

穿开裆裤不卫生：宝宝会爬、会走以后，穿开裆裤坐在地上，使露在外面的外生殖器和臀部容易受污染。特别是女孩，会弄脏会阴部，女孩的尿道短，当尿道口受到污染时更容易发生尿道炎、膀胱炎等泌尿道感染。

幼儿时期，宝宝的户外活动增多，冬季寒风从开裆处吹遍全身，容易使宝宝感冒。

男宝宝穿开裆裤可能给有意无意地玩弄生殖器创造了条件。

较大的宝宝穿开裆裤也不雅观。

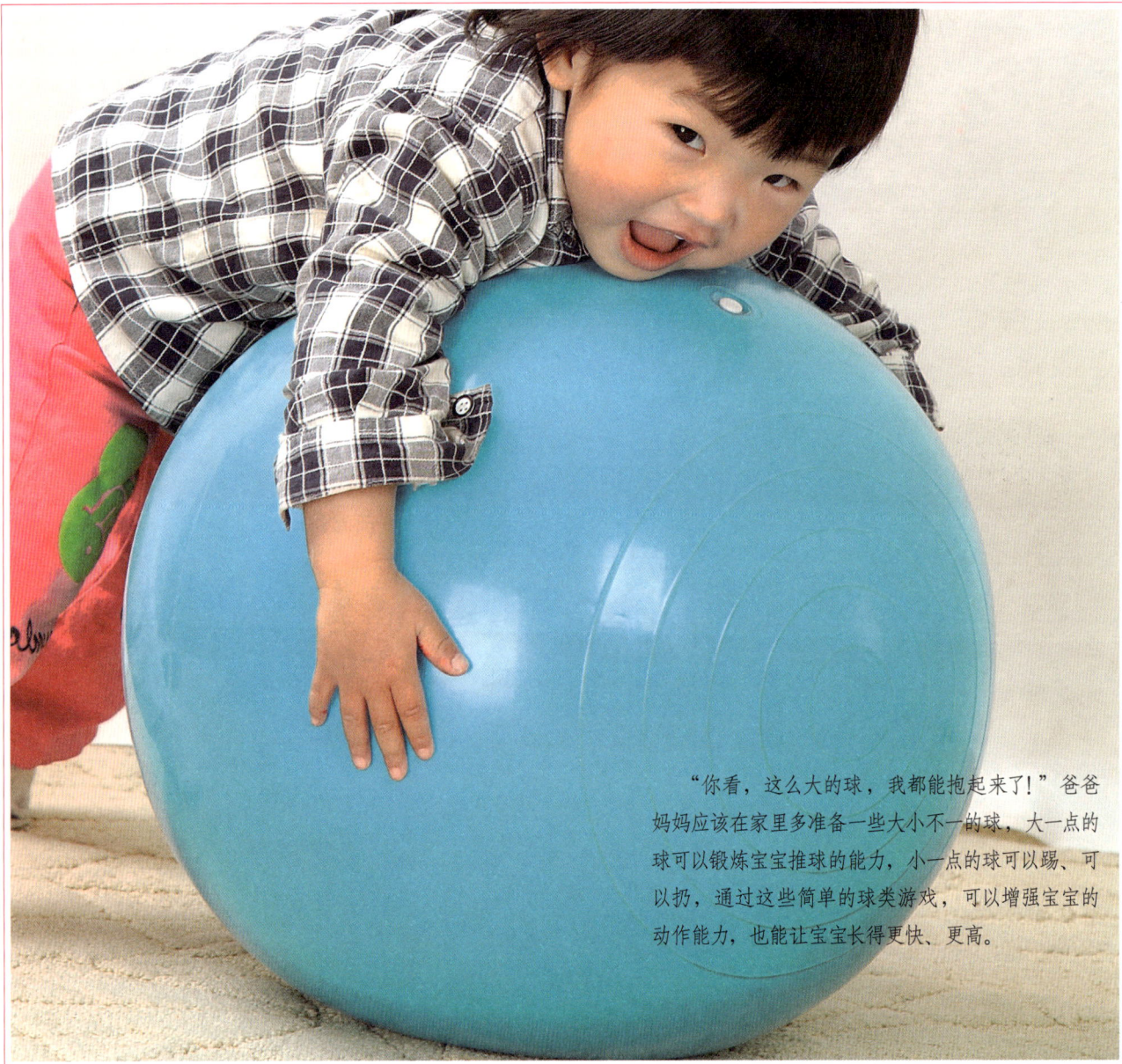

"你看，这么大的球，我都能抱起来了！"爸爸妈妈应该在家里多准备一些大小不一的球，大一点的球可以锻炼宝宝推球的能力，小一点的球可以踢、可以扔，通过这些简单的球类游戏，可以增强宝宝的动作能力，也能让宝宝长得更快、更高。

二 身体长高的窍门

宝宝的正常生长发育受多种因素的影响，如先天遗传因素、营养、生活条件、体育锻炼以及各种疾病等等。

• 两个高峰期

宝宝从小到大，身高的增长是不均衡的，突出表现为两个高峰。第一个高峰期是1岁以内，一年就可长高25厘米。第二个高峰期是青春期，女孩发育早，一般12~13岁进入青春期，男孩比女孩晚两年，14~15岁进入青春期，所以，初中女生普遍比男生个子高。要重视这两个高峰期的营养、体育锻炼、睡眠安排。

☺ 你可以做的

• 合理饮食

食物的摄入，不仅要与日常生活的消耗保持平衡，还要满足生长发育的需求，所以要给宝宝安排充足合理的饮食。其中蛋白质是身体的必需营养素，蛋类、肉类、鱼类、乳类制品的蛋白质含量较高而且优质，每天应有选择地保证供给。此外钙的补充也非常重要，

因为钙是组成骨骼的主要成分，是宝宝生长发育过程中不可缺少的无机盐。幼儿时期仍要保证足够的户外活动，以促进维生素D的自身合成，同时注意补钙，日晒不足者要补充维生素D以促进钙的吸收。

• 保证睡眠

充足的睡眠对人体长高很有帮助，因为生长激素一般在入睡后两小时分泌最高，第三个小时分泌减少。在睡眠的其他时间，还会出现第二个高峰，而醒着的时候生长激素分泌得极少，所以要想宝宝长高一定要保证充足的睡眠。

• 加强体育锻炼

生命在于运动，宝宝的身高发育与运动有密切关系。适当的运动可以加速全身的血液循环，促进新陈代谢，使骨骼得到充足的营养而生长旺盛，个子自然就会长高了。比如跑步、打球、单杠悬垂、游泳等。但注意此阶段的宝宝尽量不做负重运动。

• 其他

生活习惯、地理、气候、情绪、卫生条件等对身高也有不同程度的影响，所以，养成良好的生活习惯，创造和睦的家庭气氛，注意个人及环境卫生，对长高身体也有一定的帮助。

小贴士

运动让宝宝的身体更棒

运动时要有神经系统的统一指挥，通过一系列反射，使全身各系统协调活动，以满足运动中新陈代谢的需要，从而锻炼了大脑的控制和指挥能力，促进了脑开发。

在锻炼的过程中可提高肌力，扩大关节活动的幅度，提高灵活性和应变力，还能使骨骼更加粗壮坚固。

在进行锻炼时，会增加能量和营养物质消耗，为了满足机体的需要，通过消化液分泌增多提高消化吸收能力，从而使食欲增加，饭量增多，消化功能增强。

在锻炼时，为满足氧气需要量的增加，呼吸频率加快，幅度加深，从而使肺活量增加；同时心肌健壮，收缩自如，心脏容量增大，血管弹性提高，从而增强了呼吸和循环系统的功能。

运动促进新陈代谢，同时还提高了宝宝对外界环境的适应能力和对疾病的抵抗力。

通过各种运动，锻炼了身体的各个系统，增强和提高了各系统的功能，从而保证了身心的健康。

三 噪声的安全隐患

宝宝容易受到噪声污染而造成听力疾病，往往在没有任何痛苦的情况下听力逐渐减退。如果长期受到噪声刺激，宝宝会变得容易出现激动、缺乏耐受性、睡眠不足和注意力不集中等问题。

☺ 你可以做的

避免宝宝长时间处在电视或者高音量的立体声音响旁。

当隔壁在打电钻或者工地上机器响个不停的时候，给宝宝带上耳塞，或者带着宝宝远离污染源。

更换密封性更好的窗户或者门，让宝宝待在受外界影响最小的房间里。

确保家里所有的加热设备和制冷电器在噪声方面都能够达到合格的标准。

关注在宝宝的其他生活环境是否存在噪声污染源，带宝宝出游时选择没有噪声的地点。

不要给宝宝玩噪声大的玩具，安全的玩具也要注意不要使用不当产生噪声危害。

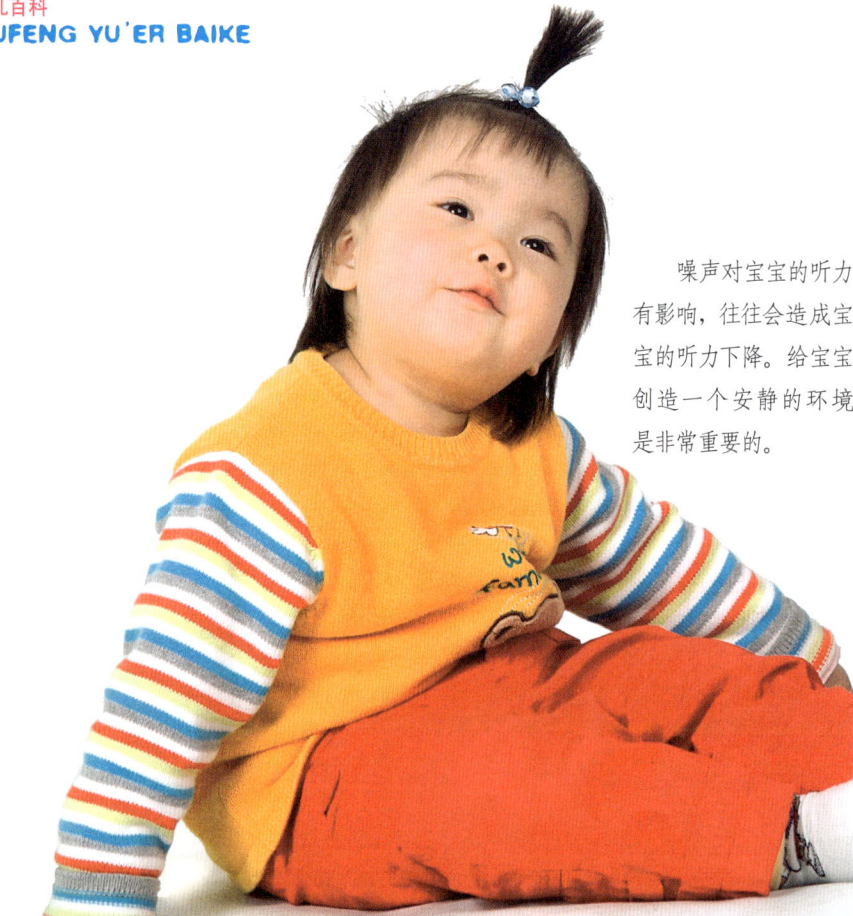

噪声对宝宝的听力有影响，往往会造成宝宝的听力下降。给宝宝创造一个安静的环境是非常重要的。

及时了解宝宝在各个时期听力是否发育正常

时期	表现
新生儿	距离宝宝20~50厘米拍拍手，没有反应
8~12个月	宝宝听到熟悉的声音并没有转过头去
1岁半	宝宝不能说出一些很容易发音的字，比如妈、爸
2岁	宝宝没有通过眼睛看见父母的提示，不能按照父母发出的一些简单命令去做
3岁	宝宝不能断定声音是从哪里发出来的，或者不懂也不会用一些简单词语
4岁	宝宝不会把有些比较近的经历联系起来，不懂前后或者左右这些简单的方向
5岁	宝宝不能与他人进行简单的交流，或者他说的话很难听懂
上学后	精神散漫，注意力不集中，行为能力低于同一时期的宝宝，或者频繁地感冒或耳朵疼

如果宝宝出现了以上任何一个问题，父母就要寻求医生的帮助

四 准备好，宝宝语言发展进入突发期

大多数宝宝在1岁左右都能说出一个字，如"爸"、"妈"、"走"、"不"等，有的还能说"再见"、"回家"、"要吃"等。到了1岁半以后，就会说整句子，能用两个词重复地讲，如"爸爸、不要、不要"，以表示自己不要的东西，"我的娃娃"、"妈妈的娃娃"等，把眼前的事情，用语言表达出来，语言发展进入突发期。

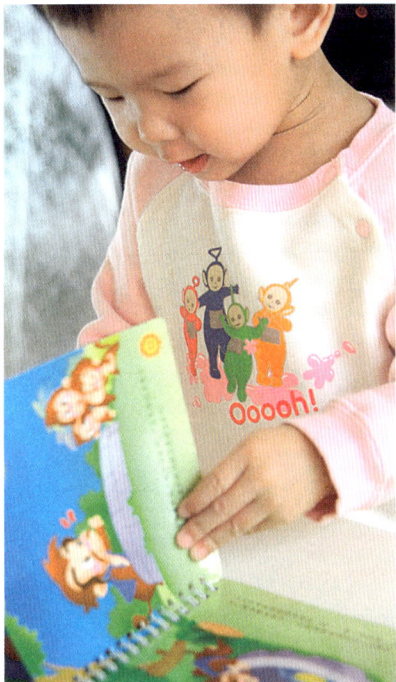

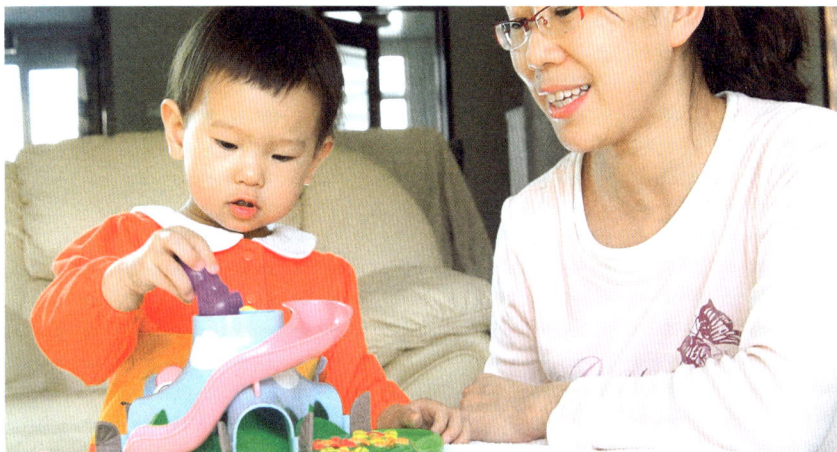

☺ 你可以做的

• 把握规律

宝宝语言的发展有自身的阶段性，从单个字、多词句到完整句子。父母在对宝宝进行语言教育时，要结合这一规律，正确地教育引导宝宝语言向较高水平发展。

大多数宝宝是从他当时见过、听过和接触过的东西中学习语言的，父母要把握时机，对1岁半的宝宝，通过画片、实物等，耐心反复地教宝宝认识事物，增加词汇；多讲故事，故事能给宝宝带来欢乐，使他感到值得跟着学；还可以制造欢乐的气氛，利用想象力和音调使宝宝跟着模仿，如"火车来了啊……轰隆……轰隆……"

• 做好榜样

语言是听人家讲了以后才学会的，所以，父母们讲话时一定要注意使用正确的语言，给宝宝树立良好的榜样。

• 对于口齿不清的宝宝

父母要用标准语音给宝宝纠正，反复教他念，使他逐步说话清楚。

喂养

一 健康不能缺少的物质——无机盐

人体内含有许多种无机盐，虽然需要的数量不多，每天只有几克、几毫克甚至几微克，但这些盐类在身体的体液中离解出的各种离子都有着各自的特殊功能，是维持人体正常生理机能不可缺少的物质。无机盐不供给热量。

人体内的无机盐分为常量元素和微量元素两类，常量元素有钙、磷、钠、钾等；微量元素有铁、锌、铜、碘等。每种元素在调节生理机能方面都有着极其重要的作用，它们的缺乏或者太多都会造成人体功能失调，甚至影响人的生命。

食盐的主要成分是钠和氯，体液需要保持比较稳定的渗透压力，钠和氯离子起着决定性作用。渗透压过高或过低都会发生机体功能紊乱甚至影响生命。缺乏钠会造成体液渗透压过低，出现尿多、浮肿、乏力、恶心、心力衰竭等；当钠过多造成体液渗透压

升高时，发生口渴、少尿、肌肉发硬、抽风、昏迷甚至死亡。

体内钾离子过多或过少都会发生全身肌肉无力、瘫软、心跳无力、心力衰竭、精神委靡不振、嗜睡、昏迷甚至死亡。幼儿时期严重的呕吐、腹泻现象，常导致钠、钾离子的失常。

钙是骨骼和牙齿的主要成分，如果供应不足或钙的吸收不良均会发生佝偻病，严重者发生抽风、肌肉震颤或心跳停止。

铁是人体血红蛋白和肌红蛋白的重要原料。铁摄入不足，就会发生缺铁性贫血而影响氧气的运输，影响生长发育。

锌在人体内可构成50多种酶，还构成胰岛素，促进蛋白质合成和生长发育。缺锌会患矮小症、贫血，出现生长停滞、皮肤损伤。

碘维持甲状腺的正常生理功能，制造甲状腺素，缺乏时导致甲状腺功能低下。

无机盐是生活的必需品，更是人体健康不能缺少的物质，在幼儿的膳食中，父母必须注意适量补充无机盐。

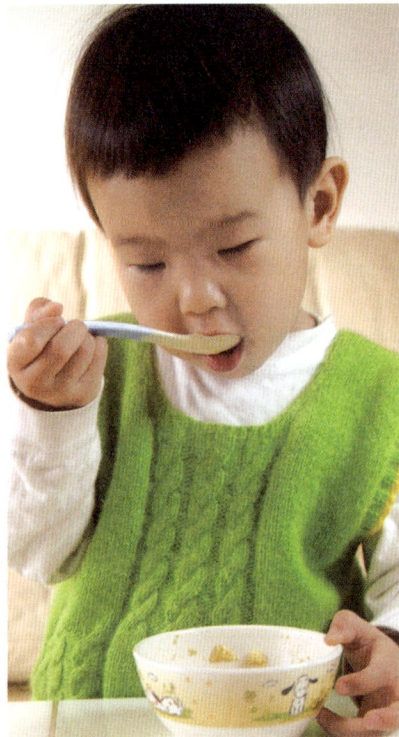

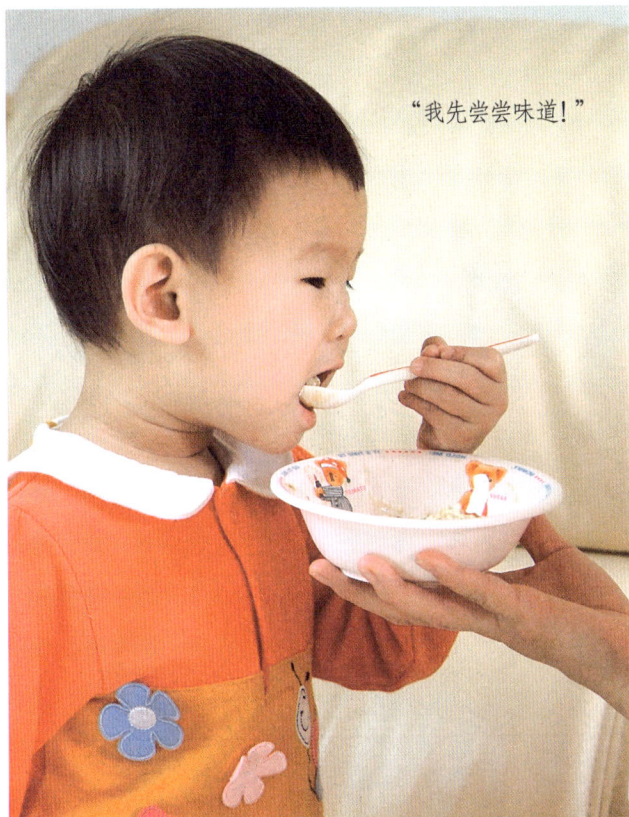

"我先尝尝味道！"

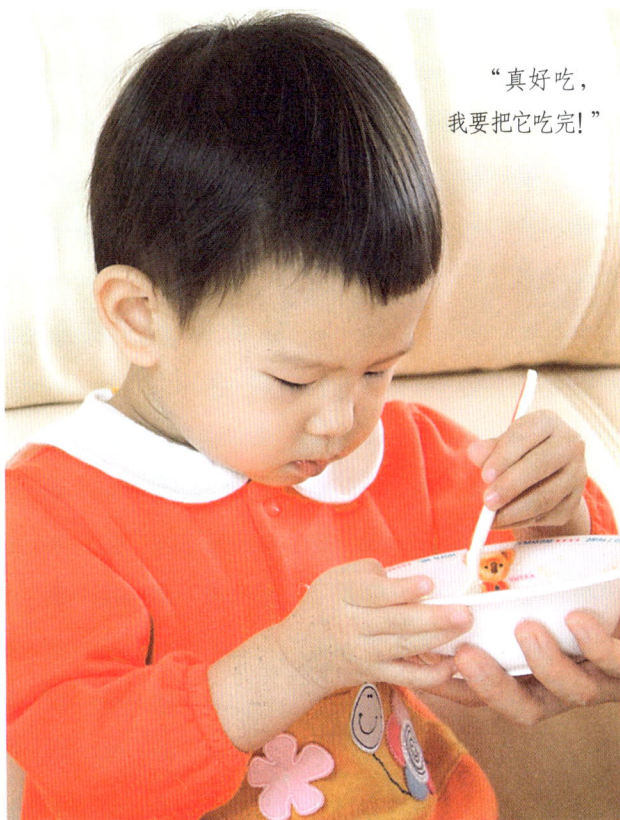

"真好吃，
我要把它吃完！"

小贴士

要少吃盐

食盐对人体具有重要作用，但食盐也像其他元素一样，绝不能多吃。

食盐的主要成分是钠和氯，它对人体的作用是维持人体的渗透压。研究资料表明：成人感到咸味时，氯化钠的浓度是0.9%，婴幼儿感到咸味时，其浓度为0.25%，若按成人的口味摄入盐，宝宝体内的钠离子会增多，但此时宝宝的肾功能未发育完善，没有能力排出血液中过多的钠，使钠潴留体内，使血量增加，加重心脑负担，引起水肿或充血性心力衰竭。

提倡低盐，不是说吃盐越少越好。盐过于少，会造成钠离子在体内的不平衡，同时也会影响菜的味道，从而影响食欲。

吃高盐饮食的成人，高血压、心脏病、中风和肾功能不全的发病率和死亡率比饮食清淡的人要高得多。为了保证宝宝健康成长，宝宝的饮食宜清淡，要少吃盐。

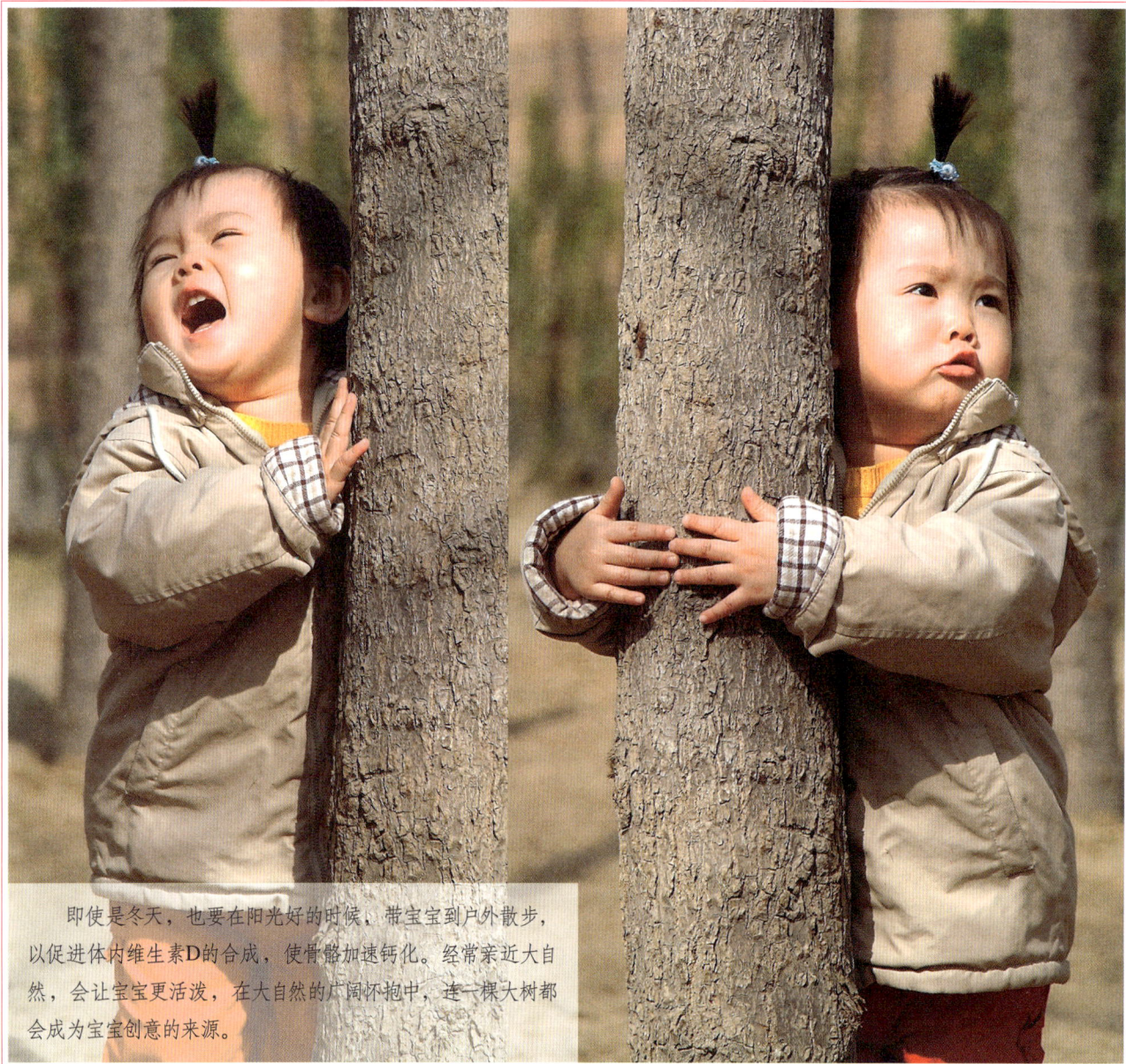

即使是冬天，也要在阳光好的时候，带宝宝到户外散步，以促进体内维生素D的合成，使骨骼加速钙化。经常亲近大自然，会让宝宝更活泼，在大自然的广阔怀抱中，连一棵大树都会成为宝宝创意的来源。

二 含钙多的食物

钙是体内含量最丰富的元素之一，是人体必需的重要营养素。幼儿时期正处在长骨骼、长牙齿的阶段，所以对钙的需要更显得重要。

幼儿身体所需的钙只能从食物中摄取，所以要增加钙的摄入量。

• 要多吃含钙丰富的食品

奶类是含钙丰富的食品，每500毫升母乳含钙170毫克，每500毫升牛奶含钙600毫克，而且奶类所含的钙容易被人体吸收。

绿叶蔬菜含钙质较高，如油菜、雪里蕻、蕹菜等，食后吸收也比较好。给宝宝食用绿叶菜时，最好在洗净后用开水快速焯一下，这样可以去掉绿叶菜中残留的农药，如果是菠菜，焯水后可以去掉大部分草酸，有利于钙的吸收。

海产品、豆类及豆制品含钙也比较丰富，每100克黄豆中含钙360毫克，每100克的豆皮含钙284毫克。此外，芝麻酱含钙也较多。

蛋白质可促进钙的吸收，还应多吃些富含蛋白质的食物，特别是富含动物蛋白的食物。

• 补钙的时机

春季幼儿对钙质的需求量增大，父母要及时给宝宝添加含钙丰富的食品。因为入冬后宝宝很少直接接触日光，维生素D易缺乏。春季晒太阳时，日光中的紫外线能大大促进宝宝体内维生素D的合成，促进骨骼加速钙化，但血钙大量沉积于骨骼，会使血钙下降。此时如果宝宝从食物中摄取的钙源不足或不能及时补充钙质，易导致低钙惊厥。

每天一杯牛奶，是补钙必不可少的内容。

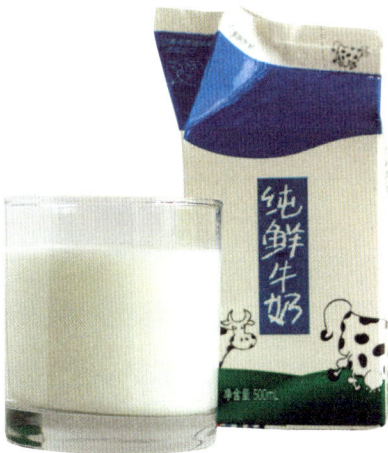

• 适于1岁半幼儿吃的多钙菜

虾皮紫菜蛋汤：先将虾皮、紫菜用清水洗净、切碎，鸡蛋磕入碗内打散，香菜择洗干净，切成小段，备用；再将炒锅置于火上，放油烧热，下入葱、姜末略炸，放入虾皮略炒，添加水200毫升，烧沸后，淋入鸡蛋液，放入紫菜、香菜、香油、精盐，盛入碗内，放温即可食用。

奶味软饼：取面粉、黄豆粉、牛奶粉若干，其比例为10：1：2，先将黄豆粉用凉水搅拌后，充分加热煮沸，略放凉，再将冲好的牛奶粉倒入，并磕入鸡蛋，调匀备用。将晾凉的豆奶蛋汁倒入面粉中，加入适量细盐和水，充分调匀使其成稀糊状，平锅加热后放点油，将面糊制成软饼即可。

一日食谱参考

早餐	小米粥或玉米面粥、小肉卷
午餐	软饭、三色肉丸、黄瓜沙拉
午点	水果、牛奶、饼干
晚餐	馒头、青椒、虾仁、紫菜蛋汤
晚8点	牛奶

异常情况 ···○

一 幼儿不能吃成人 APC 片

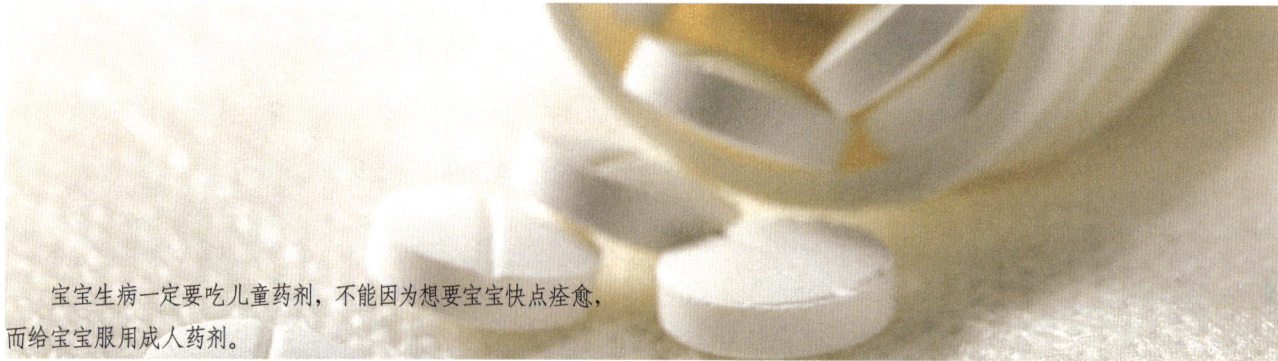

宝宝生病一定要吃儿童药剂，不能因为想要宝宝快点痊愈，而给宝宝服用成人药剂。

当成人患感冒而发烧时，常服 APC（复方阿司匹林）片，不仅退烧效果好，还能控制头痛、全身痛的症状。它是一种常用的、效果较好的解热镇痛药。但是，幼儿不能服用 APC 片退烧，其原因如下：

幼儿对药物的耐受力不强

幼儿各器官系统未完全发育成熟，功能还不完善，特别对药物的耐受力不如成人，对药物的解毒功能也差，成人服用的解热镇痛药幼儿不能服用。

容易诱发惊厥

幼儿神经系统发育未成熟，高热时常伴有抽风，而 APC 里含的咖啡因是一种兴奋剂，容易诱发幼儿惊厥，故含有咖啡因成分的 APC 片不能用于幼儿退烧。

雷那综合征

近年来，临床资料显示用阿斯匹林有引起罕见的肝和脑损害的病例，即"雷那综合征"，症状为呕吐、频繁出血、发烧、呼吸困难、昏迷、抽搐等，原因尚不清楚，但医学专家认为，可能是某些病毒的分解产物与阿司匹林结合后，在体内引起的一种危害脑组织的变态反应性疾病。幼儿的血脑屏障还不健全，脑组织尚处于发育阶段，因而较成人易发病。阿司匹林是 APC 片的主要成分，因此，幼儿不宜使用 APC 片。

原则上，幼儿发热如果需要服用药物降温，应在医生指导下服用。

二 预防蛔虫症

症状

蛔虫症是幼儿最常见的肠道寄生虫病，有蛔虫症的幼儿，由于肠道内寄生的蛔虫吸取营养物质，常常消瘦、腹痛，不爱吃饭，有异食癖；成虫的代谢产物被吸收后引起低热、精神委靡、易惊、睡觉咬牙等；成虫在肠道内乱窜，可致胆道蛔虫症、蛔虫性阑尾炎、蛔虫性肠梗阻、蛔虫性肝脓肿等并发症，患儿多有急腹症的表现，病情变化快，若不及时医治可引起严重后果，也可危及生命；蛔虫幼虫经过肺部可引起发热、咳嗽、荨麻疹、血中嗜酸性白细胞增高，称为"过敏性肺炎"。

1岁半的宝宝，自己能够吃东西、喝水，活动范围扩大了，但还没有养成讲卫生的好习惯，故很容易感染蛔虫症。

你可以做的

为了预防蛔虫症，必须教育宝宝一定要在饭前、便后把手洗干净；常剪指甲，避免虫卵藏在指甲缝内，不要养成吸吮手指的坏习惯。

生吃瓜果蔬菜要洗净、去皮，或用开水烫，防止沾染在蔬菜和水果上的蛔虫卵进入消化道；不要喝生水。

要消灭苍蝇、蟑螂，不吃被他们爬过的食物，因为这些昆虫常常把粪便和被粪便污染过的地方上的蛔虫卵、细菌和病毒等带到食物上去，从而传播消化道疾病。

勤晒被褥等，不要随地大小便。

三 宝宝易跌跤要紧吗

宝宝在 10~14 个月时逐渐学会走路，18 个月以后逐渐学会上下楼梯，会把脚跟抬高，开始练习跳。如果到了该正常走路的年龄阶段，走路不稳，易跌跤就要找找原因。

步态正常但走不稳

如果宝宝步态正常，只是不如别的小朋友走得稳，父母不必着急，可以通过游戏的形式，多做些运动练习，会促使宝宝走得稳。如"骑大马的游戏"，"钻山洞的游戏"等。宝宝在上下楼梯时，尽量少让宝宝扶楼梯栏杆，但应注意保护。父母还可在地上画上长长的斑马线，让宝宝踩着线向前走和向后退，这些方法都会促使宝宝走得稳。

与一些疾病有关的步态异常

脑性瘫痪的患儿，走路时可表现呈剪刀样步态。

宝宝麻痹或脊髓的病变或先天性髋关节脱位，步态呈跛行。

宝宝假性肥大型肌营养不良症，婴儿期发育正常，幼儿期发病，表现为下肢无力，肌力弱，易跌跤，上台阶和下台阶费力，随着年龄增大，病情发展，走路多呈鸭步态。

如果宝宝易跌跤属于异常情况，就应带宝宝看小儿神经科医生查明原因，及早治疗。

多元智能开发与情商培养

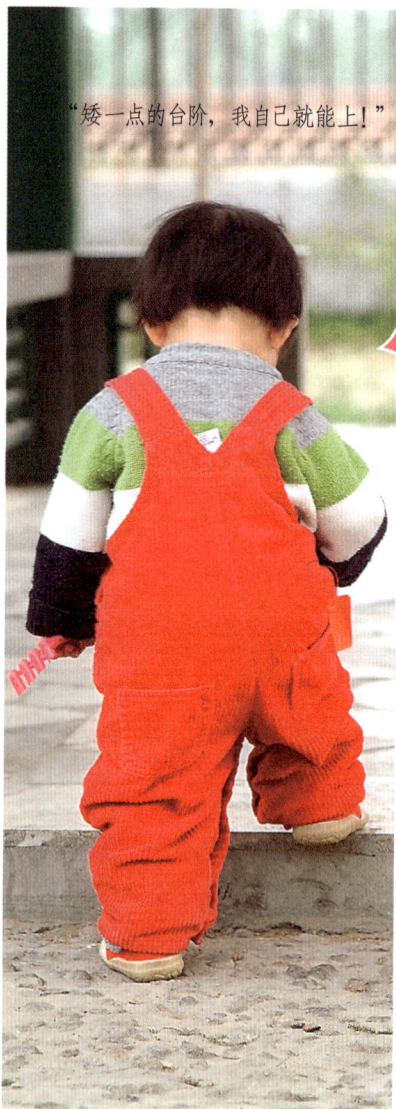

"矮一点的台阶，我自己就能上！"

一 大动作能力训练

• 上台阶（楼梯）

如宝宝行走比较自如，可有意识地让宝宝练习自己上台阶或楼梯，从较矮的台阶开始，让宝宝不扶人只扶物自己上，逐渐再训练自己下楼梯。

学跳、学倒退走，让宝宝练双足跳，拖着玩具倒退走，或做"你来我退"的游戏，锻炼宝宝能较稳定及持续地倒退走。

• 跑

与宝宝玩捉迷藏、找妈妈的游戏。在追逐玩耍中有意识地让宝宝练习跑和停，渐渐地让宝宝学会在停之前放慢速度，使自己站稳。游戏中逐渐使宝宝能放心地向前跑，不至于因速度快，头重脚轻而向前摔倒。

• 掷球

与宝宝一同掷球，并说："扔到我这边。"父母各站一边，宝宝站中间，让宝宝学向两个方向扔球。

二 精细动作能力训练

• 穿珠子

用塑料绳穿固定瓶盖的小环，学会将绳子放入小眼内之后，再让宝宝学穿大的别针后面的圆孔，逐渐让宝宝穿算盘珠子、扣子。

• 捡莲子

抓一把莲子放在宝宝面前，让他只用食指和拇指捏起莲子，准确地放入碗中。父母也可以用花生、大枣等代替莲子。

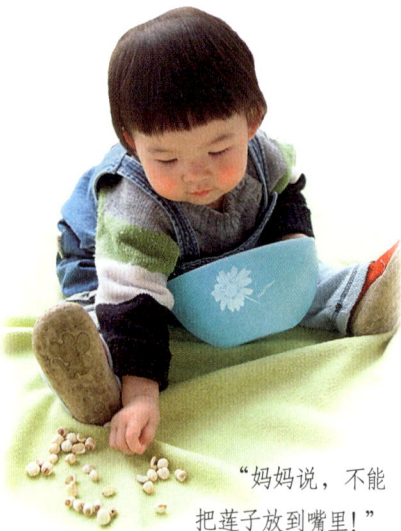

"妈妈说，不能把莲子放到嘴里！"

三 语言能力训练

• 双语句

为了使宝宝能够较准确地使用一些词，要鼓励宝宝自己表述，能够多说一些有名词和动词的双语句。如"宝宝喝水"、"我要"等要求语，以及"我不要"等否定语，并教宝宝记住自己的名字。

• 增加词汇量

父母应该准确说出生活中常用的词汇，鼓励宝宝模仿，并运用于生活中，以增加词汇量。如"吃饭"、"扫地"、"梳头"、"洗手"、"推车"等。

• 分辨声音

给宝宝听幼儿磁带，教他分辨火车声、锣鼓声、刮风声、下雨声、流水声、鸟语、动物叫等声音，再结合日常生活中及游玩中的所见所闻，让宝宝听声说出"下雨"、"刮风"、"打鼓"等。这种分辨声音的训练，应从出生后2个月开始。

• 背儿歌第一句和最后一句

用动作配合背诵，按节拍而突出押韵的字，使宝宝乐于背诵。逐渐让宝宝背出儿歌的最后一句，锻炼其言语能力。

• 讲画片

给宝宝看画片，根据图意编故事给他听，反复3~5次后，让他看着画片(同一张画)讲出这个故事，要鼓励他说出故事中的一个词或短句。如"小鸟飞"、"火车跑"等。

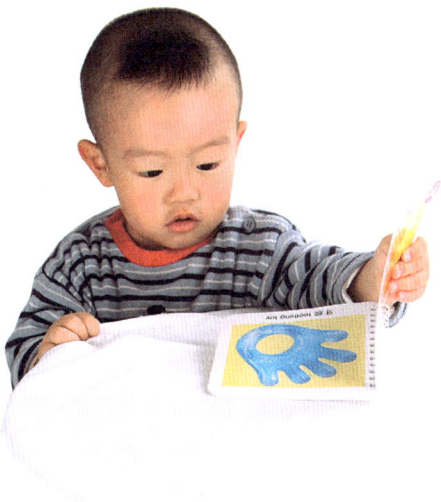

穿裤歌

一条裤子两个筒，
两个裤筒像山洞。
小宝宝来穿裤，
就像火车钻山洞。
左脚钻进左山洞，
右脚钻进右山洞，
呜……两列火车进山洞。

红绿灯

哥哥走，我也走，
我和哥哥手拉手。
手拉手，慢慢走，
一起走到马路口。
看见红灯停一停，
看见绿灯抬步走。

画画

宝宝爱画画，
样样都会画。
画只鸭子嘎嘎嘎，
画只青蛙呱呱呱，
画个娃娃哈哈哈，
送给爸爸和妈妈。

宝宝现在最喜欢颜色鲜艳的图片，妈妈可以根据图片给宝宝编个小故事，并让宝宝试着复述。既能帮助宝宝认物，又锻炼了宝宝的语言能力。

四 认知能力训练

• 模仿操作

每日用一定的时间与宝宝一起动手玩玩具，如搭积木、插板等，给宝宝做示范，让宝宝模仿。还可以给不同大小、形状的瓶子配瓶盖。

• 翻书找画

购买一套适合幼儿的读物。每次翻开幼儿读物中的一页，把书中的主要事和物讲给宝宝听，然后把书合起来，再让宝宝找到那一页。开始要帮助他回忆要找的东西，并教他从前往后逐页查书的习惯，再训练他独立查找。

• 握笔画画

教宝宝学画，教宝宝正确的握笔姿势，并让宝宝模仿画出清楚的笔道。

• 配对

将两个相同的玩具放在一起，再将完全相同的小图卡放在一起，让宝宝学习配对。在熟练的基础上，将两个相同的汉字卡混入图卡中，让宝宝学习认字和配对；也可写阿拉伯数字1和0，然后混放在图卡中，让宝宝通过配对认识1和0；配对的卡片中可画上圆形、方形和三角形，让宝宝做图形配对，以复习已学过的图形；用相同颜色配对以复习颜色。

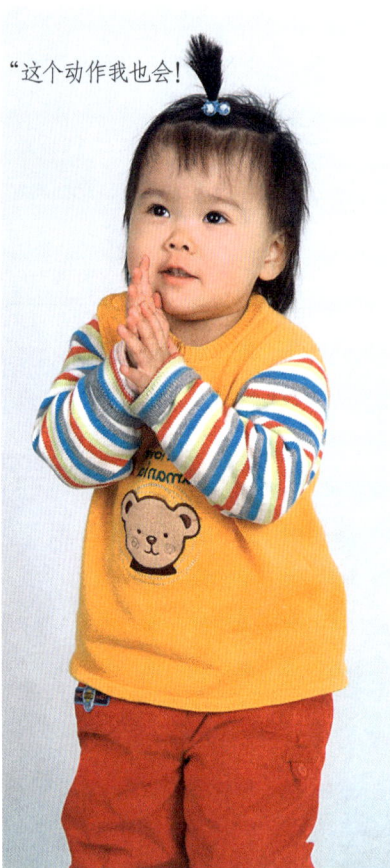

"这个动作我也会！"

五 情绪和社交能力训练

• 学做家务

培养宝宝自己做一些简单的事。通过各种方式让宝宝知道家中日常生活用品存放的位置，每天坚持让他模仿父母做简单的事，如拿拖鞋、拿书报、搬小凳等，若完成得好，要表扬他。

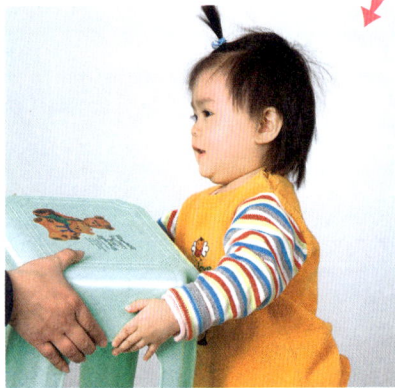

• 用语言称呼

在与人交流中，使宝宝在提示下能用语言称呼、问好、说再见等。当宝宝帮助或想帮助别人做事时，要支持他。他也会说"上街"、"喝水"、"玩汽车"等来表达个人要求。

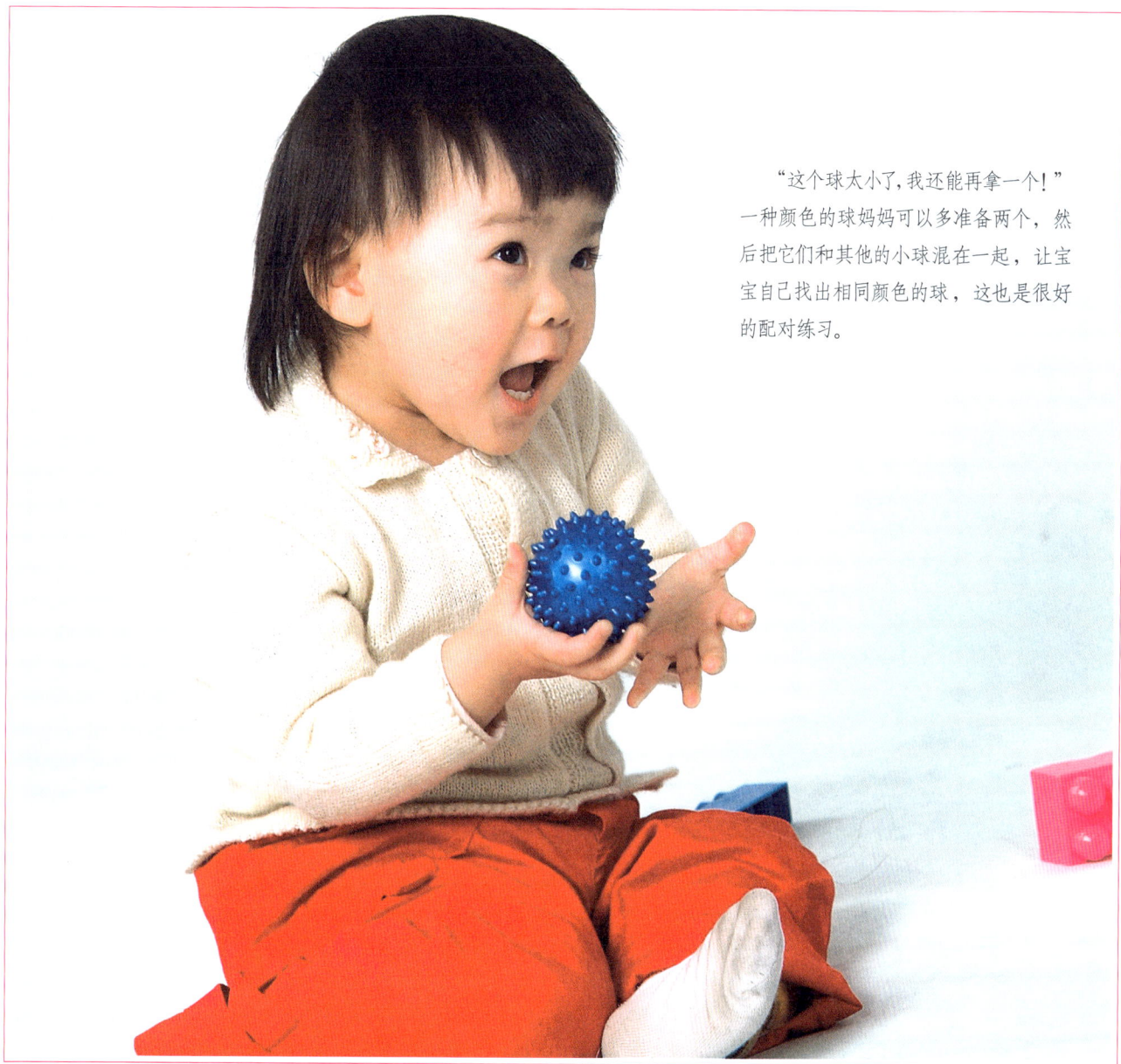

"这个球太小了，我还能再拿一个！"一种颜色的球妈妈可以多准备两个，然后把它们和其他的小球混在一起，让宝宝自己找出相同颜色的球，这也是很好的配对练习。

六 生活自理能力训练

• 控制大小便

知道大小便前应该做的事情，减少失控的次数，逐渐学会自理。

• 认路回家

每次带宝宝上街都要让宝宝学认街上的商店、邮筒、大的广告画和建筑物等标志，回家时让宝宝在前面带路。起初宝宝只能认识自己家门口，以后从胡同口就能认路，渐渐地就能从附近的一些标志上来认识胡同口而找到自己的家。经常去的奶奶家和姥姥家及熟人家的路也能辨认出来。

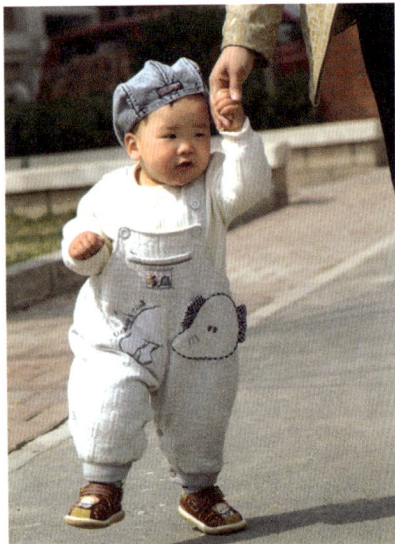

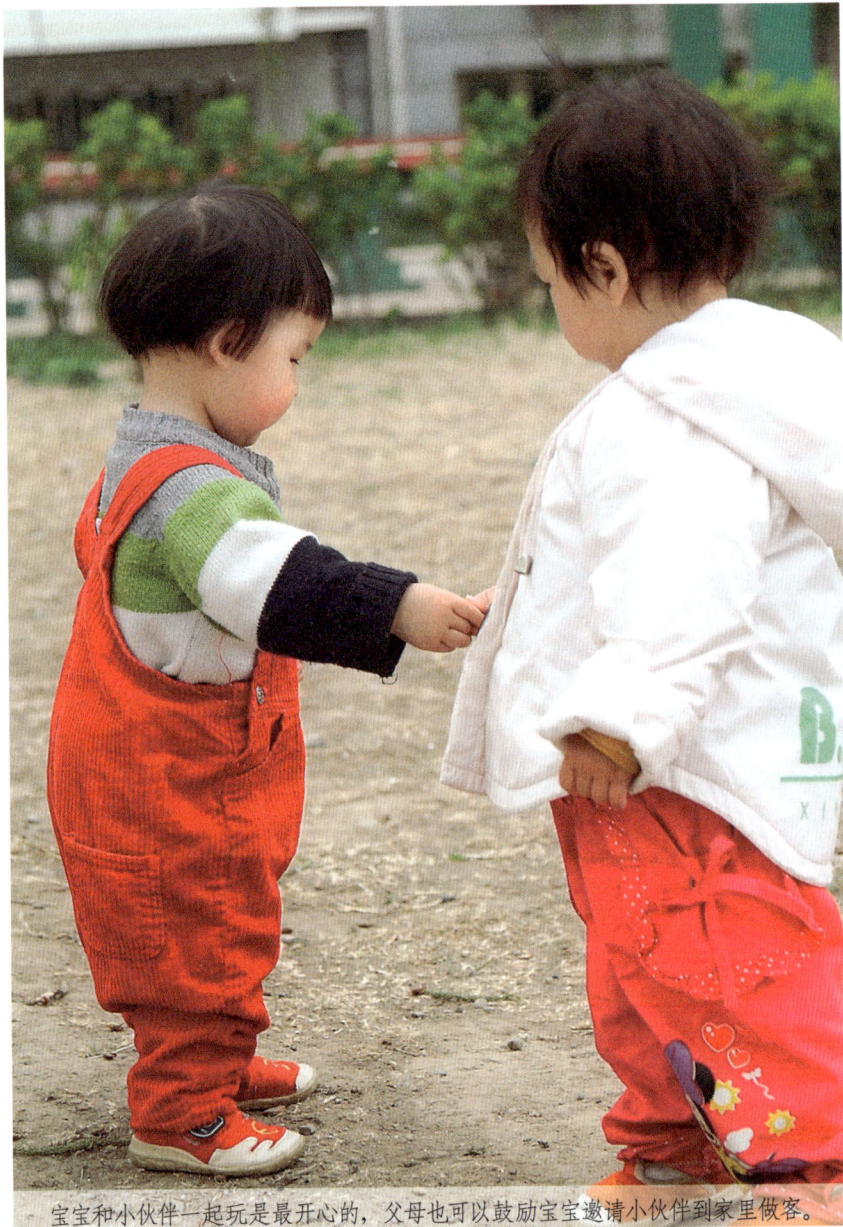

宝宝和小伙伴一起玩是最开心的，父母也可以鼓励宝宝邀请小伙伴到家里做客。

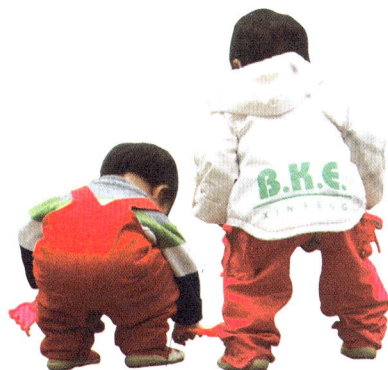

七 智能发展测评

分类	项目	测试方法	通过标准	出现时间
大动作	抛球	父母递给宝宝一个球，然后宝宝按指定方向抛球	能朝不同方向抛球	第◯月第◯天
	追球跑	父母将球踢出	宝宝追球跑	第◯月第◯天
精细动作	搭积木	父母拿出积木盒，鼓励宝宝搭高楼	能搭6块以上	第◯月第◯天
言语	分辨声音	听磁带或父母模仿各种声音，如刮风声、下雨声、火车声、汽车声、动物叫声等，让宝宝回答是什么声音	能说5种以上	第◯月第◯天
认知	配对	父母将实物放在桌上，让宝宝从旁边的图卡中找出相应的图卡与实物放在一起	配成3对	第◯月第◯天
行为	同伴关系	带宝宝去游乐园，鼓励宝宝和同伴交往	喜欢和小朋友在一起	第◯月第◯天
生活自理	解裤子	大小便时，父母鼓励宝宝拉开松紧带裤	基本会做	第◯月第◯天

玩具箱

名称	品质要求与使用方法
玩水	准备形状各异的塑料饮料瓶(或其他可盛水的塑料模具)。让宝宝用小瓶从盆里取水，再把取到的水倒入另一个小瓶子里。可以让他把可盛水的瓶子都依次装满，再把水倒回水盆里。在装水的过程中，妈妈可以给宝宝比较哪个瓶子装水多，哪个瓶子装水少。或让宝宝玩小碗、海绵等物品。让宝宝看不同的物体在水里有的下沉，有的上浮。让宝宝看水流过筛网时的情形。洗澡正是宝宝做水实验的好时候(妈妈要通过和宝宝协商控制时间)，玩水教宝宝明白湿和干、满和浅、热和冷
鞋子	妈妈收拾鞋子时，让宝宝帮妈妈给鞋子归类。告诉他拖鞋、皮鞋、布鞋；爸爸的、妈妈的、宝宝的等等。让宝宝用鞋带穿珠子

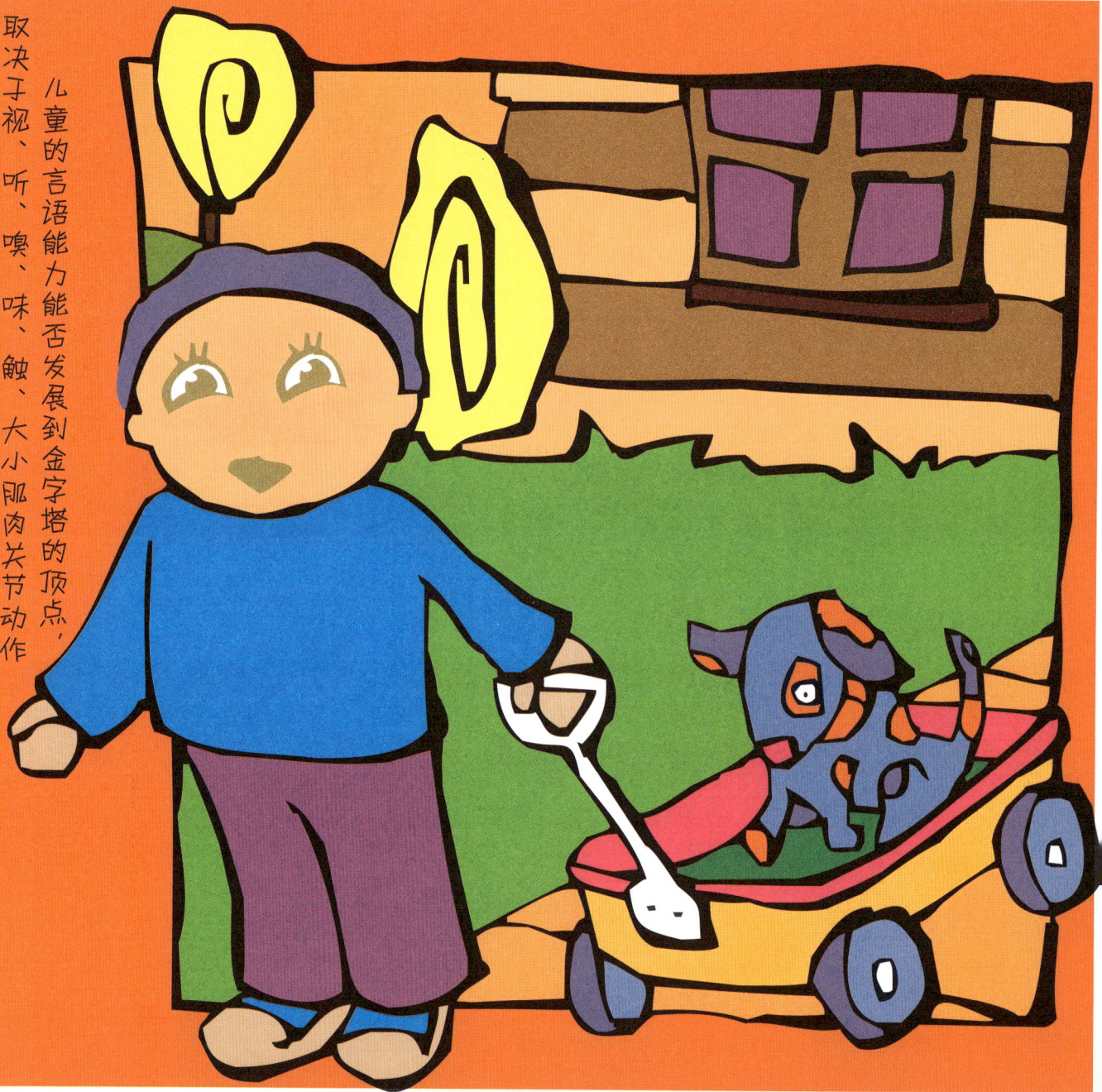

儿童的言语能力能否发展到金字塔的顶点，取决于视、听、嗅、味、触、大小肌肉关节动作协调发展的结果。

——戴淑凤

1岁
9~10个月

育儿要点

☺ 控制零食、防偏食、挑食，不宜多吃巧克力、糖果及太甜、
太油腻的糕点。

☺ 练习奔跑、跳跃、抛接球、拍大皮球，促进动作协调发展。

☺ 理解对应关系、所属关系。

☺ 学习数概念：大小、多少、高矮。

☺ 背儿歌或诗歌数首。

☺ 看图讲故事。

☺ 玩过家家。

☺ 养成良好进餐习惯：定时、定点、定规矩，按食谱安排每日饮食。

☺ 预防外伤，父母要学会意外急救方法。

生长发育

男 第二十一个月的体重 ⬜ 千克（正常范围 12.39±1.39 千克）

第二十一个月的身长 ⬜ 厘米（正常范围 87.3±3.5 厘米）

第二十一个月的头围 ⬜ 厘米（正常范围 48.3±1.3 厘米）

女 第二十一个月的体重 ⬜ 千克（正常范围 11.77±1.3 千克）

第二十一个月的身长 ⬜ 厘米（正常范围 86.0±3.3 厘米）

第二十一个月的头围 ⬜ 厘米（正常范围 47.2±1.4 厘米）

养护

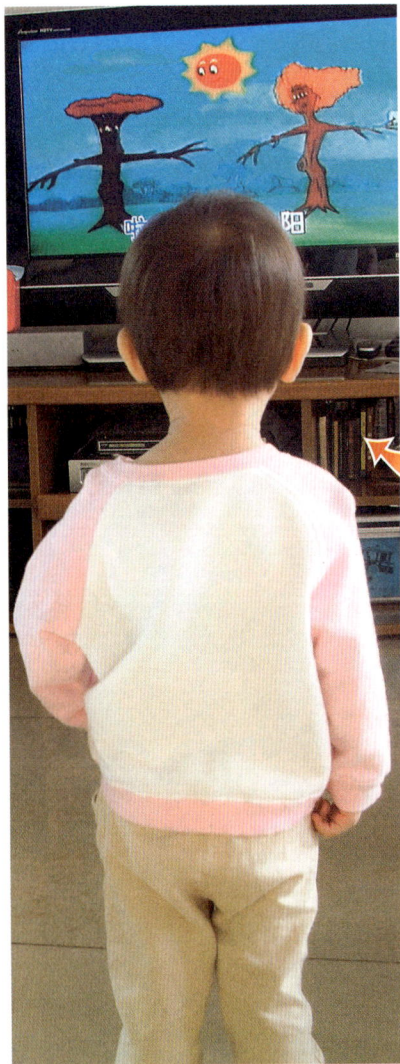

一　宝宝要看电视

电视可以开阔宝宝的眼界，增长知识，多彩的颜色和生动的画面，会引起宝宝极大的兴趣。

但是，看电视也有很多弊病，彩电释放出的射线对近距离观看的人有害。

电视机周围的空气中的灰尘微粒含有大量的微生物和变态因子，通过静电荷的吸附，黏附在人的皮肤上，特别是面部，易出现黑色斑疹。

宝宝眼球前面的角膜较薄嫩，前后径很短，眼肌力量较弱，晶状体也没有发育成熟。如果让宝宝看电视，尤其是长时间地看，会使眼肌过度疲劳，眼睛的视力将变差，还可导致各种眼病。

幼儿对于电视光线时强、时弱、快速的、跳跃式的变化很难适应，容易导致视觉疲劳、视力障碍。

看电视时间长，影响宝宝的睡眠，导致生长激素分泌减少，从而妨碍生长发育。

☺ 你可以做的

1岁以内婴儿忌看电视；2岁的宝宝看电视20~30分钟后，就应休息一段时间；3岁的宝宝也不能超过1小时。看完一个节目后应带宝宝到外面玩玩。

看电视还应注意眼睛与电视的距离，以1.5米左右为宜；电视画面的高度应比宝宝的双眼高度稍低一些。

看电视时室内应有弱光照明，白天的自然光线更好。应让宝宝从正面看电视；电视屏幕的亮度要适中，音量不要太高。

睡前不宜看惊险、容易兴奋的电视。

看电视后要洗脸。

二 保护宝宝的好奇心

宝宝在会说话之后，在同父母的接触中，有时会表现出惊人的记忆力和逻辑性。他对周围的一切事物总是很感兴趣，有强烈的好奇心，总想问个"水落石出"，表现出很强烈的求知欲。

☺ 你可以做的

• 鼓励宝宝提问

宝宝每看到一件东西，遇到一件事情，往往会对父母提出一连串的问题，这是他肯动脑筋，积极向上，勇于求知的良好表现。无论宝宝提问多么简单，多么可笑，多么难回答，父母都应该鼓励他提问。

• 要让宝宝容易理解

根据宝宝对事物的理解程度，用形象浅显的科学道理给予直接明确的回答，给宝宝一个满意的答案。

宝宝现在正处在好奇心特别强的时期，什么事情她都要问个为什么，爸爸妈妈要鼓励宝宝提问题，而不是去制止，那样不但会让宝宝觉得委屈，还会影响宝宝的探索和发现能力。

• 对于回答不上的问题

如果父母实在回答不上宝宝的提问，切不可因为宝宝提问而显得不耐烦，或不回答，或简单搪塞几句，或用斥责的语言对待他，这样会打击宝宝的求知欲，扼杀宝宝的聪明智慧，挫伤宝宝提问的积极性。父母应该和蔼地对他说明：现在父母还不会回答，等我们弄懂这件事后再告诉你。这样做既保护了宝宝的好奇心，又让宝宝能学会认真回答别人提问的好品质。

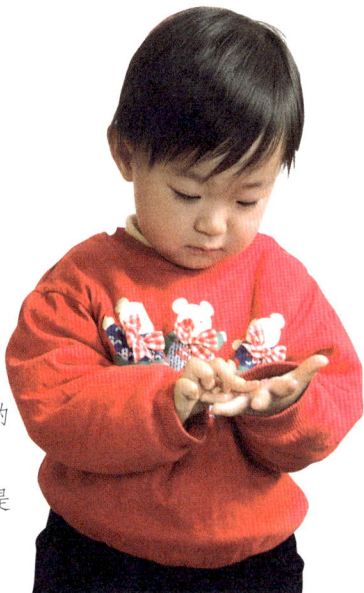

• 多些亲子交流

父母应该经常与宝宝交谈。一方面建立相互的感情，一方面多加引导，鼓励宝宝提问、思考，有利于宝宝的智力发展。

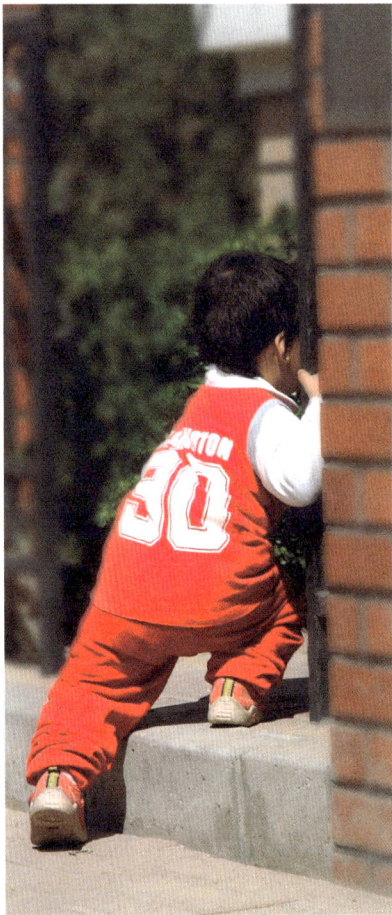

三 防止1岁半到2岁的宝宝发生危险

1岁半到2岁的宝宝最容易发生事故，其中最多的事故有交通事故、烫伤和厨房意外。这个阶段的宝宝，走路能力较强，对周围的事物都感兴趣，什么地方都想走进去，看个究竟，但他还不懂什么事情有危险，所以容易发生意外。

• 交通安全

宝宝喜欢到街上玩，但他不懂红绿灯信号，不会注意来往的车辆。宝宝好动的天性，很容易挣脱父母的手，自己跑到马路的中央，因此父母必须时刻警惕宝宝的举动，防止意外，同时还要不断地教他交通安全知识。

• 厨房的安全

由于人们生活水平的提高，居住楼房的家庭正逐渐增多，生活确实很方便了，而居室的厨房往往是宝宝发生危险的隐患。

厨房虽然比较小，但处处都可以动手操作，是宝宝尝试新技能的场地。揭、盖、转、掐、抓、敲、倒、品尝味道，样样都可在厨房得到满足。但是，这种学习方法很危险，由于宝宝的无知，往往发生意外。

在做饭时，特别要注意宝宝是否在厨房。

要把热锅、热水、油、调料放在宝宝拿不到的地方，还要防止宝宝站在父母脚旁边，以免把父母绊倒后热汤烫着宝宝，或热油飞溅到宝宝头上。

平时要把厨房门锁上，防止宝宝自己进去动刀、动碗，碰伤他。

各种清洗液都有毒，不能放在厨房的地上，以防宝宝误食。绝对不能让宝宝独自进厨房。

四 教宝宝使用餐具

1岁半到2岁的宝宝能够用勺盛食物并能准确地送食物进嘴，此时正是培养宝宝使用餐具和独立吃饭的好时机。

☺ 你可以做的

• 掌握技能

父母可以在宝宝的饭碗中盛小半碗饭，上面放一些菜，放在宝宝的饭桌上，让宝宝一手扶碗，一手拿勺吃饭。告诉宝宝每次用勺盛饭量应少，让勺中的饭菜都能吃进嘴里，鼓励宝宝自己完成进餐，父母不要包办代替。

• 持续训练

经过几个月的训练之后，2岁时，宝宝就可以自己扶碗吃饭。尽管宝宝把饭菜洒在桌上，弄脏脸和衣服，但他已经初步掌握进餐技能。在此基础上，可以把饭盛在饭碗里，菜盛在菜盘里，让宝宝练习吃一口饭，再吃一口菜。

• 注意用餐卫生

在进餐的过程中及进餐后，要教宝宝养成用餐巾擦嘴、擦手的卫生习惯。

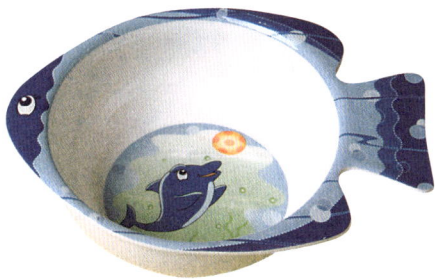

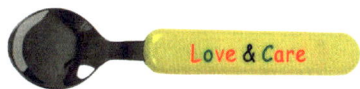

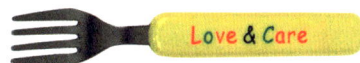

- **餐具名字也要知道**

　　还要不断向宝宝强化餐具的名称，如饭碗、盘、勺子等，以丰富宝宝的认知能力和语言表达能力。

- **慢慢来**

　　有些宝宝刚开始学习自己吃饭时吃得太慢，洒的太多，父母可以在一旁喂一些，以免他自己吃不饱，慢慢地宝宝就可以自己吃饱了。

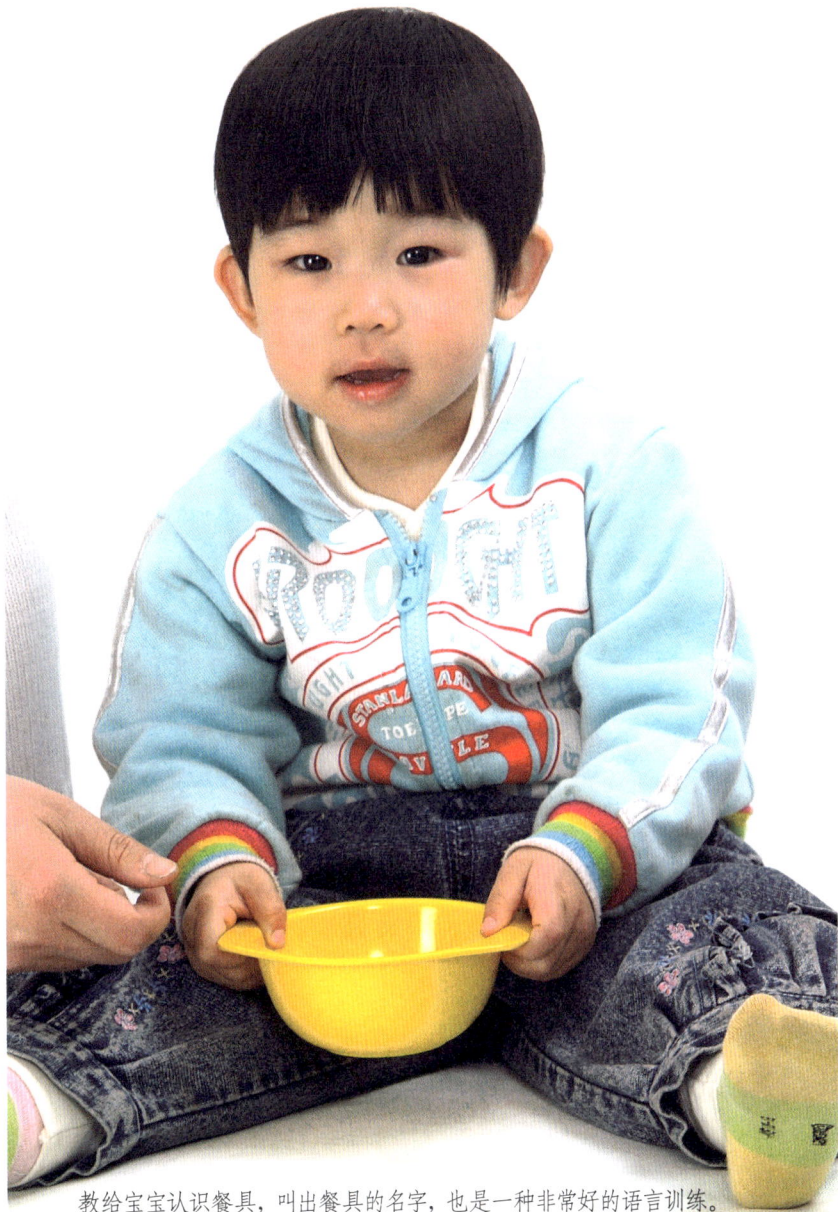

教给宝宝认识餐具，叫出餐具的名字，也是一种非常好的语言训练。

喂养

一 如何为宝宝选择营养品

许多父母为了让宝宝生长发育好，总想给宝宝买些营养品来"补身体"，其实盲目地给宝宝食用这类食品是没有好处的。营养品有副作用。有些营养品有促进激素分泌的作用，食用后可导致性早熟，严重影响宝宝正常的生长发育，导致血压下降、血糖降低等。

• 适量食用

含有多种维生素及蛋白质、脂肪或糖类等各种营养品，尽管具有较高的营养价值，但长期多量食用，对宝宝健康极为不利。

• 慎食葡萄糖

还有许多父母把口服葡萄糖作为滋补品，给宝宝大量喂食。

葡萄糖吃起来甜中带点苦，并有一定的药味，多吃宝宝会感到厌烦，影响食欲。

用葡萄糖代替白糖，会造成胃肠消化酶分泌功能下降、消化功能减退，影响除葡萄糖以外的其他营养素的吸收，从而导致宝宝贫血、维生素缺乏、抵抗力减弱等。

葡萄糖在消化、吸收过程中，容易使胃肠道产生气体，造成腹胀。

由于葡萄糖的特点是容易消化吸收，所以，消化功能差的幼儿，用来补充糖分时食用是可以的。

无论食用哪一种营养品，都必须按照宝宝的体质、年龄、病情等具体情况，在医生的指导下，或仔细阅读食品外包装上所标明的营养素含量，征得医生意见后，再给宝宝食用。

二 维生素不是补得越多越好

幼儿在发育阶段严重缺乏维生素，可引起生长迟缓，发育不良，还会出现一系列相应病症。如果宝宝体内维生素过多，会影响正常饮食，还可能发生严重中毒。

维生素A摄入过多会引起中毒，出现恶心，皮肤瘙痒，骨痛并伴有腕部和膝部肿胀。

维生素D是治疗宝宝佝偻病的良药，但服用过量，能造成不思饮食、低热、呕吐、腹泻、烦躁、头痛。

若在短期内反复注射多量的维生素D，会导致宝宝发烧、多尿。

B族维生素过量，会引起头痛、眼花、心慌、失眠等。

长期大量服用维生素C，会使血浆中维生素C的浓度一直处于饱和状态，维生素C的代谢产物最终氧化为草酸，尿中草酸盐增多，易形成肾和膀胱结石。在长期服用

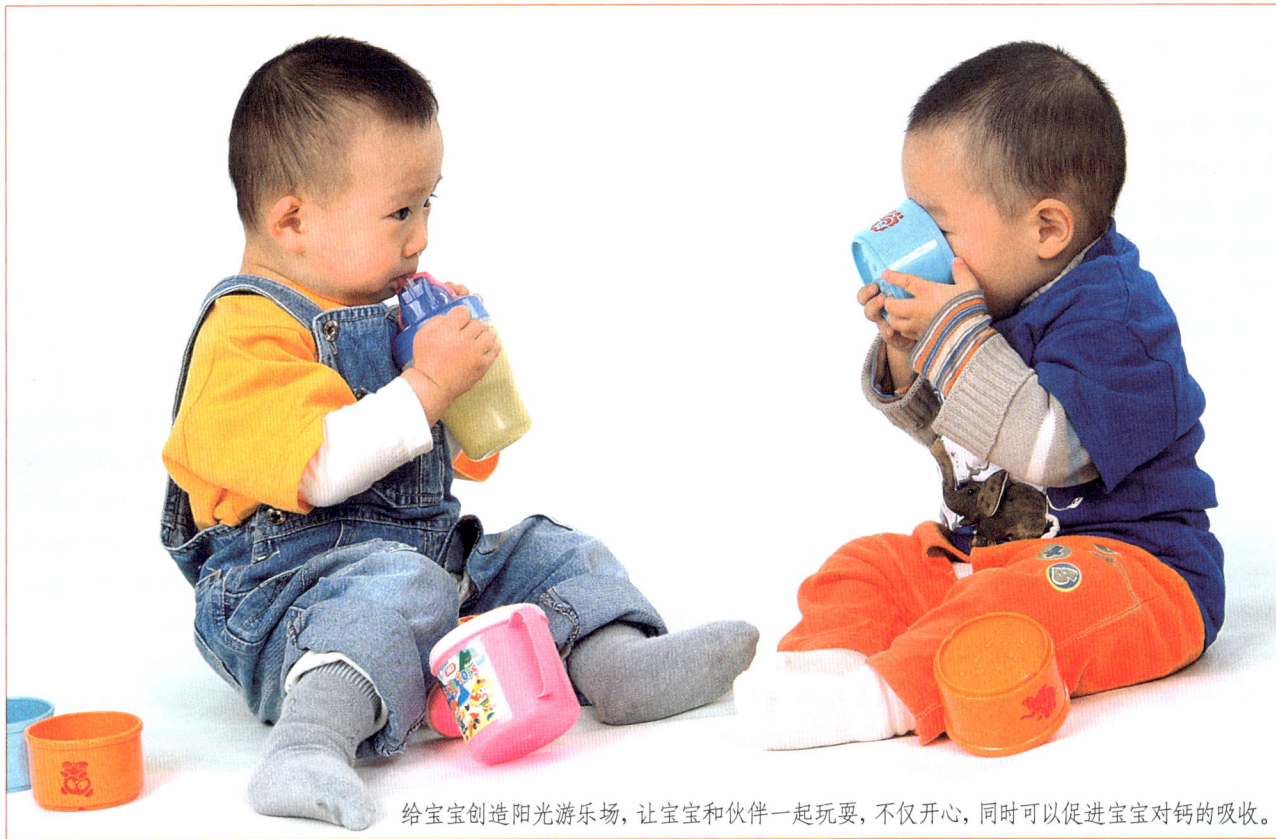

给宝宝创造阳光游乐场，让宝宝和伙伴一起玩耍，不仅开心，同时可以促进宝宝对钙的吸收。

维生素C时突然停药，则可引起类似坏血病的症状。这是因为在长期服用维生素C的时候，使体内分解维生素C的酶活力增强，而停药后，反而易出现维生素C缺乏。

维生素E过量，可引起血栓性静脉炎，还可以使糖尿病恶化。

维生素K使用不当时，也能导致宝宝出现不良症状。

☺ 你可以做的

只要宝宝食入均衡饮食，不缺乏水果和蔬菜，无须额外补充维生素。

在缺乏阳光、无水果和蔬菜，或长期有消耗性疾病时，需在医生指导下，根据患儿的病情，适量补充某种维生素。

三 1~2岁宝宝的饮食安排

宝宝进入幼儿期后，随着宝宝年龄的逐渐增长，宝宝的乳牙依次长出，咀嚼能力逐渐加强。此时，生长发育仍处于较快阶段，为了能满足生长发育所需的均衡营养，必须为宝宝科学地安排饮食。

•1~2岁的宝宝该吃什么

1~2岁的宝宝，主食品以米、面等谷类食物为主，是热能的主要来源。副食品应富含蛋白质、维生素和矿物质。蛋白质主要来自肉、蛋、乳类、鱼等食物；维生素主要来自水果、蔬菜；钙、铁和其他矿物质主要来自蔬菜，部分来自动物类食物。

•1~2岁的宝宝的消化特征

1~2岁宝宝的自身胃容量约为200~300毫升，这就限定了宝宝每次的进餐量。宝宝每日进餐次数为4~5次，每日三餐，两餐之间加些点心，每餐间隔时间为4小时。

宝宝的消化器官尚未发育成熟，咀嚼肌还远远不如成人，咀嚼能力还很差，各种消化酶的活力和消化液的分泌量均不足，消化吸收能力也差，因此，要照顾到宝宝的进食和消化能力，必须在食物烹调上下工夫。

这一时期宝宝饮食仍然要尽量软一些、碎一些，以易消化的食物为主。不过宝宝正处在长牙期，所以要适当提供一些有点硬度的食物，锻炼宝宝的咀嚼能力。

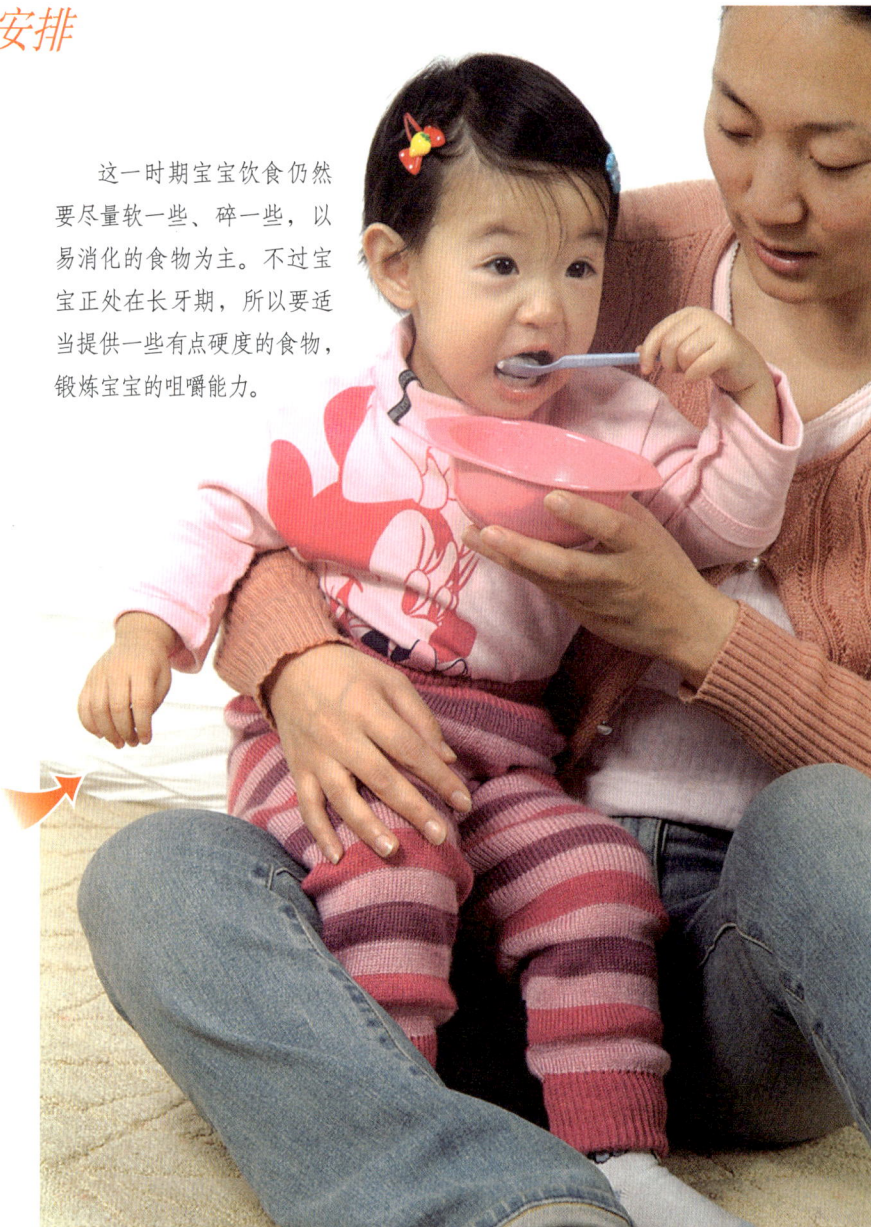

☺ 你可以做的

• 做到碎、软、烂

面片汤、馄饨对宝宝比较适合，面食以发面为好；鱼要剔除骨刺，再切成碎末或小丁；肉要加工切碎，斩断其纤维，再制成小丸子；花生、核桃要制成泥、酱；避免给宝宝食用刺激性食物，如辣椒、胡椒、油炸食品等。

• 烹饪得法

要尽可能多地保留食物中的营养素，必须注意烹饪得法。挑选蔬菜要新鲜，放在水里泡的时间不要太长，应洗干净再切，防止维生素流失。胡萝卜要用油炒后食用，以利于脂溶性维生素A的吸收。

• 食物应小巧、精致，花样常翻新

通过视觉、嗅觉、味觉等感官，传导到大脑皮质的食物神经中枢，产生反射性刺激，使宝宝有食欲，越吃越爱吃，从而保证宝宝足够的营养摄入量，促进宝宝的生长发育。

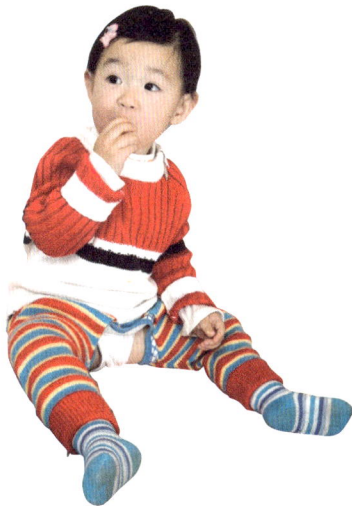

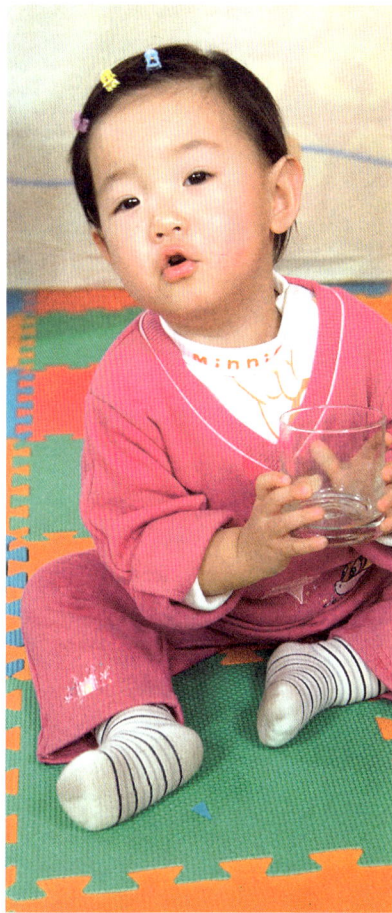

每月食物参考数量（千克）

谷类、米、杂粮	35
乳类或代乳类	4
干豆及豆粉	2.5
豆制品	2.5
鱼、肉、肝类	10
蛋类	10
蔬菜类	35
水果类	10
油	2.5

一日食谱参考

早餐	大米豆粥、花卷、腐乳
午餐	软米饭、肉末炒胡萝卜、黄瓜丁
午点	水果、牛奶、煮鸡蛋
晚餐	高汤水饺、甜橘1个
晚8点	牛奶

异常情况 ·····················○

一　细菌性痢疾的防治

细菌性痢疾又称杆菌痢疾，是宝宝常见的肠道传染病，在幼儿和学龄前儿童中发病率较高。一年四季均可发病，夏、秋季发病最多。

症状

急性菌痢起病急骤，发热，体温可在 39℃ 以上，腹痛，大便次数多，每日 10~30 次，大便带有脓血，患儿想拉又拉不多，总有没拉完的感觉，同时伴有恶心、呕吐、食欲减退、全身无力等症状。

如果发生中毒性痢疾，尚未见拉脓血便，有的宝宝就会出现高热、抽风、面色苍白、血压下降、四肢发青等循环衰竭的症状，病情变化快，往往在 48 小时内迅速恶化，死亡率极高。

预防

把住病从口入关：

从小培养宝宝养成饭前便后洗手的好习惯，有条件的则尽可能用流动水洗手。

要确保食品及水不被污染，不吃不洁食物及腐烂瓜果蔬菜，生吃瓜果要洗烫，病儿餐具要消毒，一般煮沸 15 分钟即可。

要注意改造厕所，消灭苍蝇。

对托幼机构的炊事员及保教人员定期做体格检查。

患儿的粪便用 1% 漂白粉澄清液浸泡后才能倒入粪池，幼儿的尿布、内裤经浸泡或煮沸后才能清洗。

细菌性痢疾患儿应及早诊断、及早治疗和及早隔离。

治疗

在医生指导下服药 7~10 天，以免痢疾迁延或复发。治疗细菌性菌痢多数情况下医生要选择两种抗生素，以提高疗效，降低耐药性。父母还要配合使用物理或药物降温的方法，注意调整饮食结构，患儿要卧床休息。

二 手足口病

手足口病，常见于 2 岁以下的幼儿，有时也会在幼儿园及小学中流行，一般发生在夏秋季，以 6~8 月多见。

症状

患手足口病的幼儿，在潜伏期有轻微的咳嗽、流涕、流口水，低烧 1~2 天后，开始出皮疹。典型的皮疹分布在手掌、脚底板和口腔等部位，有时在膝盖和臀部也出一些皮疹，但几乎都不会扩散到全身去。皮疹呈一粒一粒的红色小疹子，中央有珠光色透明的小疱疹，小疱疹 2~3 天会吸收，不结痂。口腔内疹子出得厉害时，口水就会增多。

你可以做的

本病病情较轻，为防交叉感染，应就近就医，一般 7~10 天可痊愈，不会留下后遗症。

口服中药板蓝根冲剂和多种维生素，外用炉甘石洗剂清洗皮疹处可止痒，效果较好。

由于本病是通过呼吸道和消化道传染，所以在流行季节要少带宝宝到公共场所游玩，做到饭前、便后洗手，对生活用品等定期消毒。

本病无免疫性，感染本病后，如不注意预防，还可再感染。

三 患病时别忘补充维生素 A

维生素 A 缺乏症

维生素 A 缺乏症是一种因体内缺乏维生素 A 所致的疾病，是对宝宝危害较重的营养不良性疾病。主要临床表现是皮肤和黏膜干燥，眼结膜、角膜损伤，夜盲、视觉功能异常，易患呼吸道感染。任何年龄均可发病，但以 1~4 岁为发病高峰。

患病容易导致维生素 A 缺乏症

由于婴儿初生时肝脏储存维生素 A 量极少，维生素 A 的主要来源为食物。因此，幼儿膳食中注意了补充维生素 A，一般不发生维生素 A 缺乏症。但是，当幼儿患病时，常常导致维生素 A 缺乏，如慢性肠炎、迁延性腹泻、脂肪下痢、肠道寄生虫、慢性痢疾等疾病，肠道吸收功能障碍，对脂肪的吸收能力也差，维生素 A 为脂溶性维生素，故维生素 A 吸收不良，导致体内缺乏维生素 A；患肝、肾、甲状腺疾病时，对血浆中维生素 A 醇结合蛋白及维生素 A 水平有影响，也可使体内维生素 A 缺乏。

维生素 A 与锌一起补

维生素 A 代谢酶活性下降，可造成维生素 A 生成障碍；如果患慢性消耗性疾病（肺结核、肝炎等）、感染性疾病、麻疹、水痘等传染病，机体内维生素 A 的需要量增加。此时如果摄入的锌少则造成维生素 A 的血浆浓度减低，导致维生素 A 缺乏症。

当宝宝患上述疾病时，在治疗原发病的同时，要注意适量补充维生素 A，以防患维生素 A 缺乏症。

多元智能开发与情商培养 ·············○

一 大动作能力训练

• 爬上高处

让宝宝搬个板凳放在床前或沙发前，先上板凳，上身趴在上面，然后把一条腿抬起放床上，帮助他爬上去。宝宝渐渐学会爬上椅子，再到桌子上抓取玩具。宝宝独自抓取高处之物会有一定危险，父母应将热水瓶及可能伤害宝宝的物品移开。桌子上不要铺桌布，不放易烫易伤物品，以免发生意外事故。

• 踢球

让宝宝练习踢球。父母分别站在他的左前方和右前方，边喊口令"把皮球踢向爸爸"或"把皮球踢向妈妈"，边鼓励宝宝踢球，做对了，给予表扬。

• 跑

继续跑步练习。父母把小球滚出2米之外，让宝宝跑过去拾回来，再滚出去，再拾回来，反复练习。

• 走、走、走

在宝宝行走自如的基础上，玩一些走步的游戏。如把地上五块地板砖比做桥，让宝宝练习从桥上走，以训练他的平衡能力。

• 双脚跳

父母拉着宝宝的双手与他对面站立，先示范双脚跳一次，然后与宝宝同跳。开始练习时可拉着宝宝的两只手，让他双脚跳，逐渐由一手牵着跳到扶物跳，进一步让他自己跳。反复练习，对脑平衡系统的协调发展十分重要。

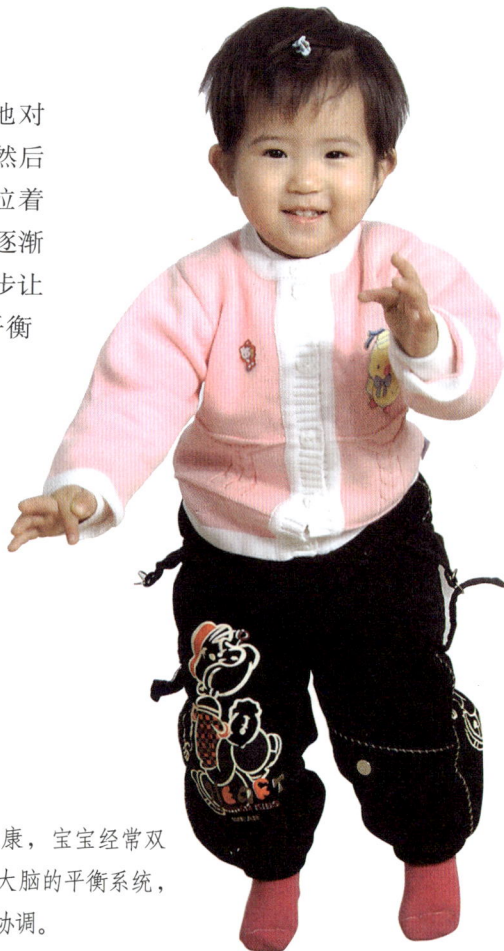

越跳越健康，宝宝经常双脚跳可以刺激大脑的平衡系统，让身体运动更协调。

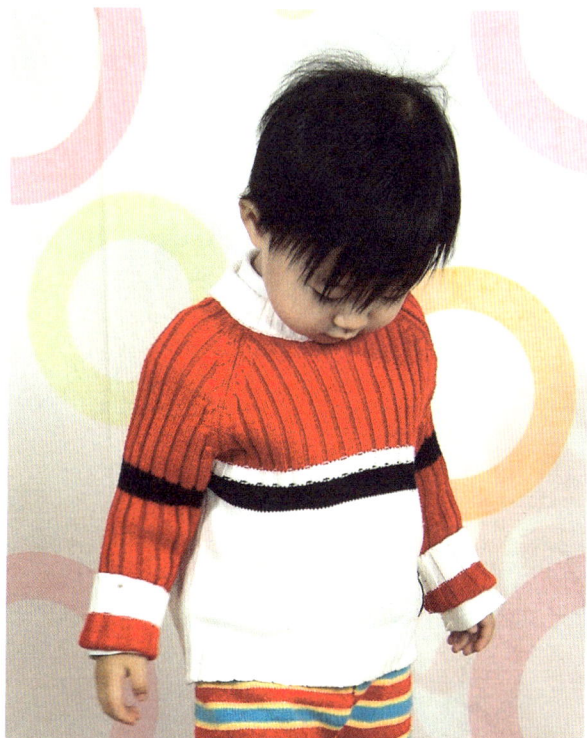

宝宝是想要用两只脚一起把球踢出去吗? 这好像有点难度, 你要退后一步, 在球的后面, 伸出你的左脚, 冲着球的方向往前踢, 球就会跑出去了, 赶快试试吧!

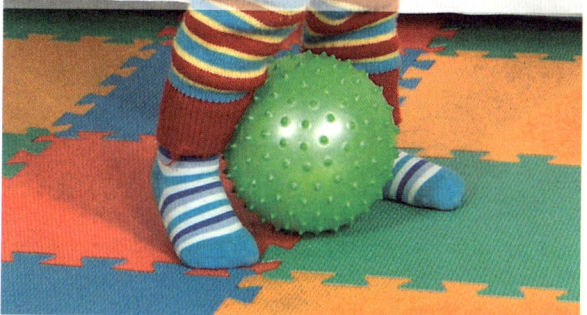

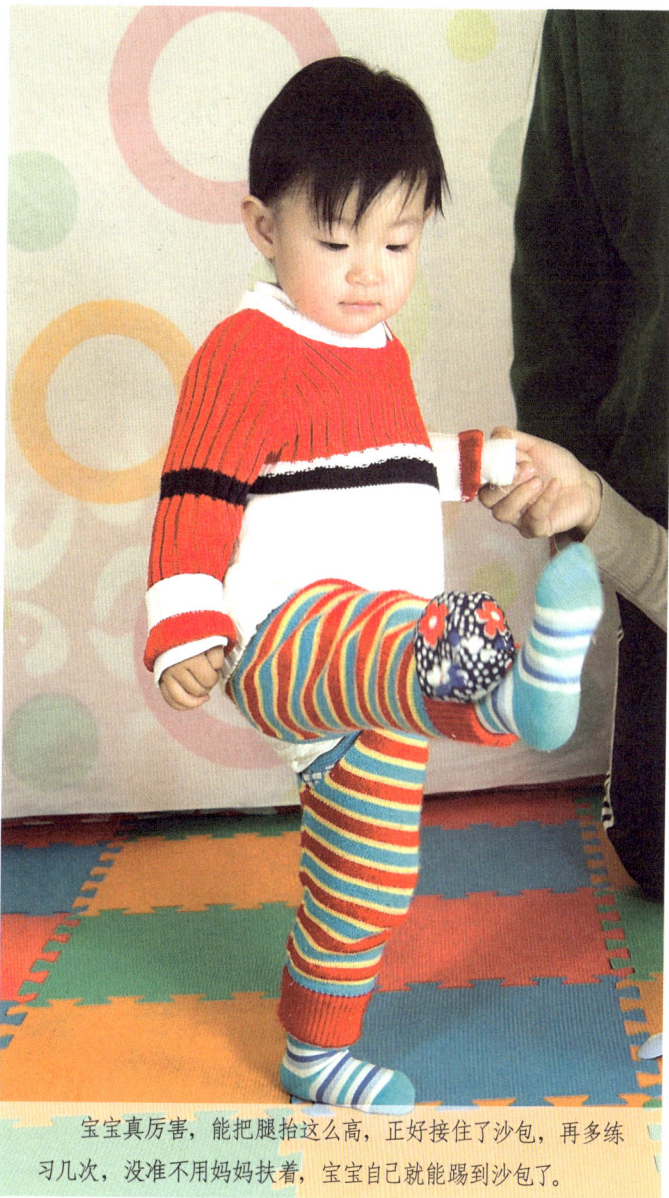

宝宝真厉害, 能把腿抬这么高, 正好接住了沙包, 再多练习几次, 没准不用妈妈扶着, 宝宝自己就能踢到沙包了。

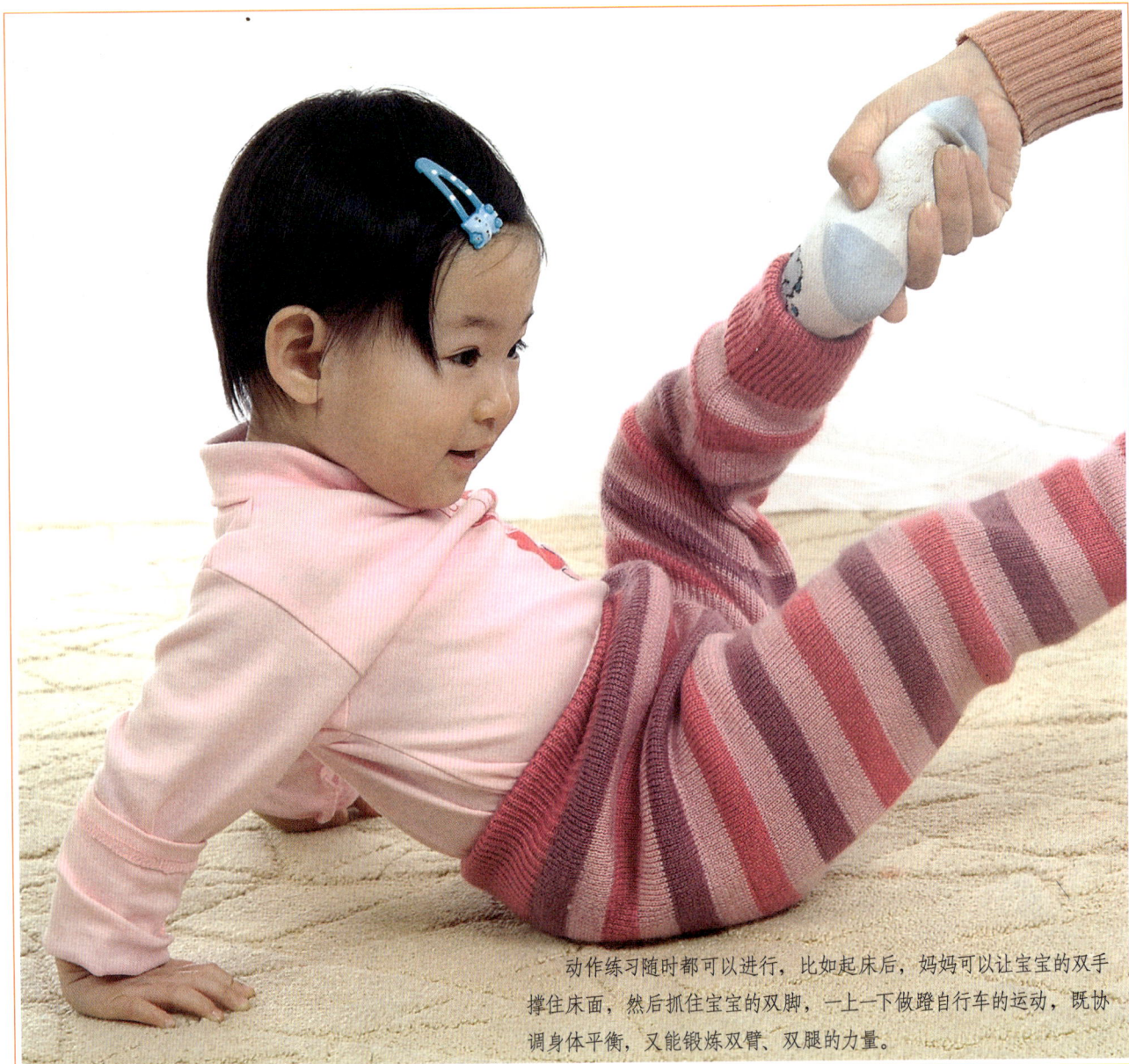

动作练习随时都可以进行，比如起床后，妈妈可以让宝宝的双手撑住床面，然后抓住宝宝的双脚，一上一下做蹬自行车的运动，既协调身体平衡，又能锻炼双臂、双腿的力量。

二　精细动作能力训练

• 开门

教宝宝学会拧开门把手，推开门，或者拉开横栓和扣吊，打开柜门。还可教宝宝将钥匙插入锁眼，学着转动开锁。

• 穿珠子

教宝宝用绳穿上几颗珠子。让宝宝将绳子穿入小孔内，但要在孔的另一侧将绳子提起，这个动作要经过反复练习才能熟练，渐渐可加快速度，并提高准确性。穿珠子是手—眼—脑协调训练的好方法。

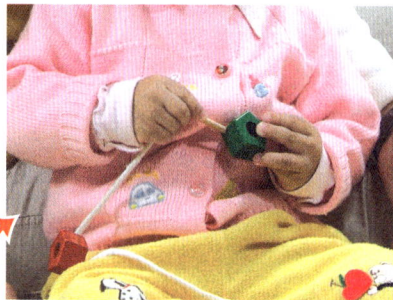

三　语言能力训练

• 说出姓名

教宝宝准确地说出自己的名字(包括姓)，并使宝宝能够说出爸爸的名字、妈妈的名字和小朋友的名字。但是，一般情况下要让宝宝称呼自己的父母为"爸爸"和"妈妈"，不直呼名字。

• 用我代替名字

宝宝往往用名字形容自己的东西。拿属于宝宝自己的东西，鼓励他说"我的衣服"、"我的床"、"我的鞋子"，而代替"宝宝的衣服"、"宝宝的床"、"宝宝的鞋子"等，这是宝宝自我意识的萌芽。说对了要称赞他，亲吻他。

• 用一个词形容家里的人

如"爸爸高"，"妈妈漂亮"，"宝宝乖"，使宝宝的词汇渐渐丰富起来。以后他会用词去形容玩具，如"娃娃可爱"，"大象鼻子长"，"小猪胖乎乎"等。

• 背诵儿歌

经过2~3个月的学习，有些宝宝能背诵3个字一句的儿歌4句，有些能记住第一句和最后的一句。几个宝宝在一起背诵更有游戏性，一边背，一边表演动作，就易于学会。

• 背诵数字 1~5

常常听口令的宝宝很快学会说"1、2、3"，或者会数到"5"。宝宝只能背诵，不会点数，口手不同步。

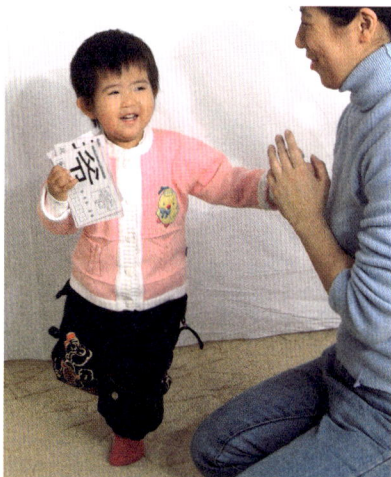

四 认知能力训练

• 教认颜色

继续教宝宝认识颜色，搜集红、黄两种颜色的多种物品，如用红色的丝带捆红色的书、红上衣、红鞋；再拿出红扣子、红盒子、红粉笔等物品，一一让宝宝识记，使宝宝能从各种物品中认识红色和黄色的共同特性，并温习黑色。

• 插入与拔出

多和小伙伴儿玩插拔游戏，如在盛有沙子的盒子里，让宝宝将4支红、黄彩笔一支一支依次序插入沙中，笔与笔之间有一定距离（间隔2~3厘米）。先练习横排插入，然后拔出。

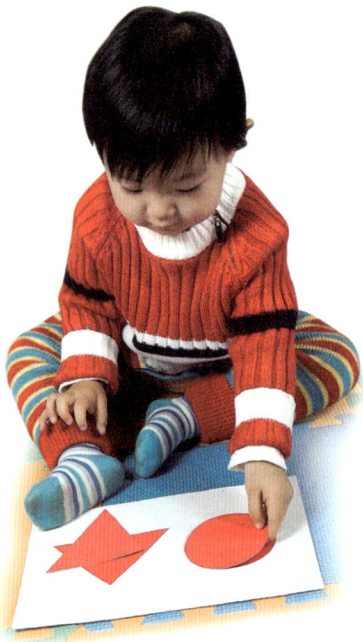

• 感知学习

握住宝宝的手触摸热粥碗，然后问他："烫吗？"多次练习后能形成条件反射，再遇到热粥、热水时他知道烫而缩手，还能说出"烫"这个词。再让宝宝尝冰棍说"真凉"，用对比强化感觉。猜用布盖着的东西，如碗、勺子及玩具，让宝宝通过手的触觉去辨认物品。

• 排位置

用大纸画一张脸，再用小的片块画上脸部器官（眉、眼、鼻、口、耳），让宝宝摆在正确的位置上。然后再帮助宝宝将画好的身躯、四肢、手足、衣服等摆正。

数蛤蟆

一只蛤蟆一张嘴，
两只眼睛四条腿，
扑通一声跳下水；
两只蛤蟆两张嘴，
四只眼睛八条腿，
扑通扑通跳下水。

什么比腿长

谁的胡子比腿长？
虾的胡子比腿长。
谁的鼻子比腿长？
象的鼻子比腿长。
谁的脖子比腿长？
鹅的脖子比腿长？
谁的尾巴比腿长？
老鼠的尾巴比腿长。

听什么声

呼呼呼，刮风啦，
哗哗哗，下雨啦，
轰隆隆，打雷啦，
嘀嘀嘀，汽车过，
嗡嗡嗡，飞机过。

大大小小

哥哥大，弟弟小，
姐姐大，妹妹小，
大大小小真和好。

"宝宝，我们一起画棵大树吧！"
手指画游戏既能帮助宝宝认识颜色，
又能增强宝宝的创造力、想象力，还
是增进亲子关系的好方法。

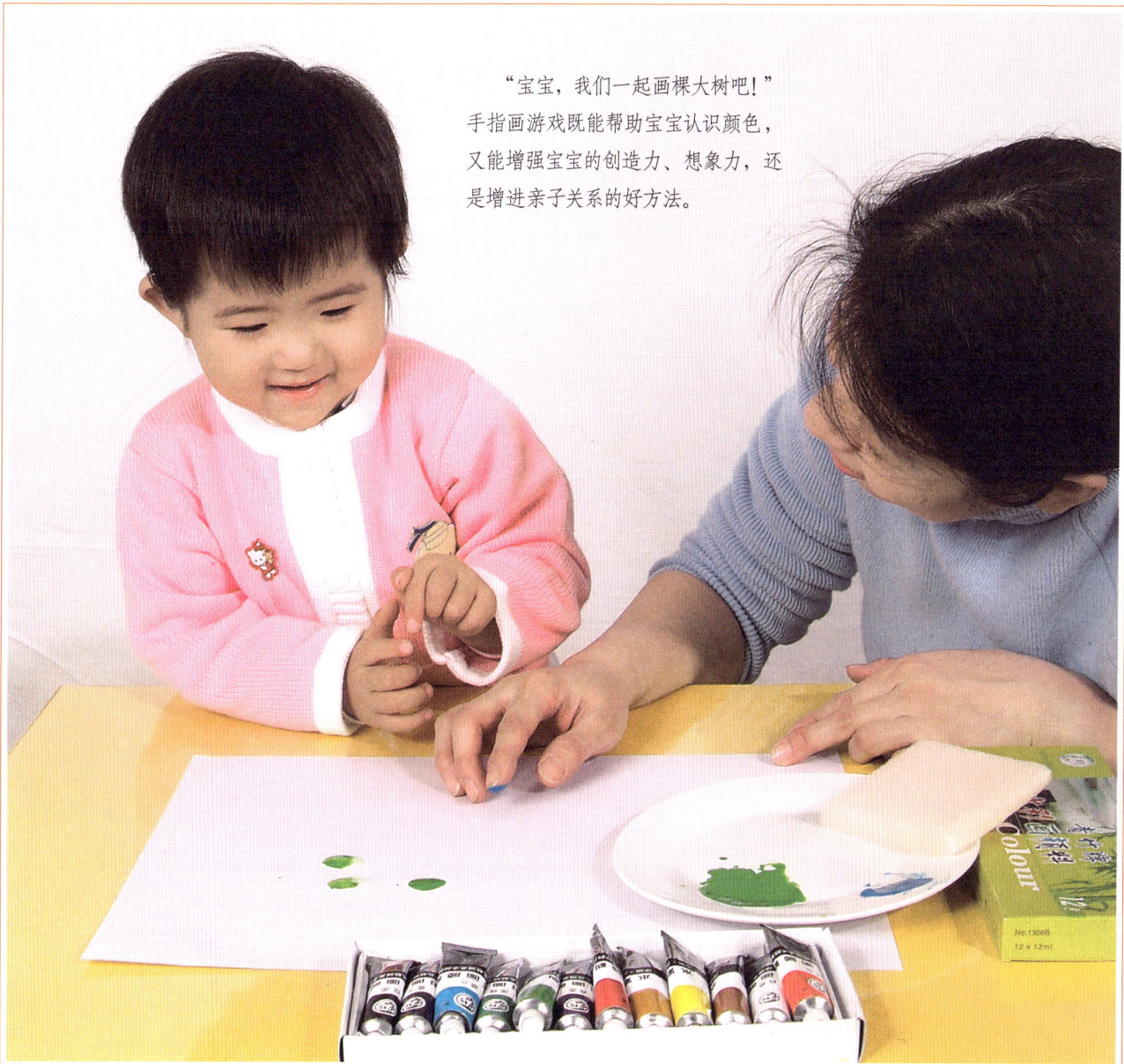

五　情绪和社交能力训练

• 协同游戏

让宝宝与同龄宝宝一起玩，给他们相同的玩具，以避免争夺。当一个宝宝做一种动作或出现一种叫声时，另一个宝宝会立刻模仿，互相笑笑，这种协同的游戏方式是此时期的特点。宝宝们不约而同的做法使他们互相默契而得到快乐。父母要想办法为宝宝创造这种一起玩的条件。

• 过家家

父母创造条件让宝宝和伙伴玩"过家家"游戏，如照料患病的娃娃吃药、休息，以培养同情心和协作品德。

六　生活自理能力训练

• 脱上衣和裤子

父母将扣子松开，让宝宝自己脱下上衣。在学习脱裤子时，先替他将裤子拉到膝部，由宝宝脱下。以后父母提醒宝宝，让他自己先将裤子拉到膝盖处，再进一步脱下。每天睡前和洗澡之前都让宝宝自己脱衣服，并养成习惯。

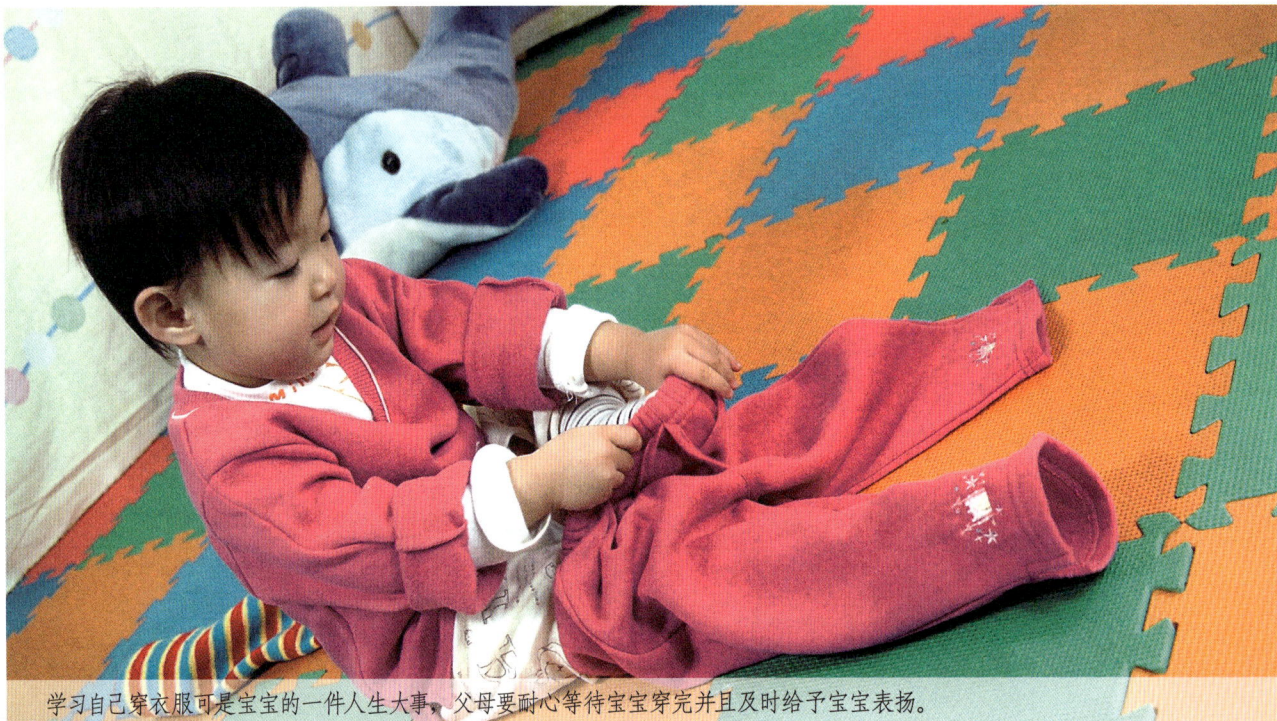

学习自己穿衣服可是宝宝的一件人生大事，父母要耐心等待宝宝穿完并且及时给予宝宝表扬。

• 自己吃饭

　　让宝宝用勺子自己吃饭，将碗中食物完全吃掉，不必父母喂。自宝宝上桌子同父母一起吃饭起，就让他自己吃。从减少喂逐渐到完全自己吃，父母不断称赞他吃得干净不撒饭。

七 智能发展测评

分类	项目	测试方法	通过标准	出现时间
大动作	爬上椅子够玩具	将玩具放在桌上，鼓励宝宝去取	先上板凳后爬上椅子(父母协助)	第 ( ) 月第 ( ) 天
精细动作	穿珠子	父母先示范，宝宝模仿	能穿5个以上	第 ( ) 月第 ( ) 天
言语	会用代词	经常教宝宝用"我"代替名字。让宝宝拿属于自己的东西，问宝宝："这是谁的衣服，谁的床啊？"鼓励宝宝说："我的衣服，我的床。"	用"我的"代替宝宝自己的名字	第 ( ) 月第 ( ) 天
	背诵数字	教宝宝背诵数字1~5 父母拿出几个苹果或其他物品教宝宝数数	很快便学会会数数	第 ( ) 月第 ( ) 天
认知	知道用途	父母将日常用品拿出几种放在桌上，如肥皂、碗、水杯等，问宝宝："这是做什么用的？"	能答4种以上	第 ( ) 月第 ( ) 天
行为	表达需要	注意观察宝宝是否会用词表达自己的需要	会说3种以上	第 ( ) 月第 ( ) 天
生活自理	自己吃饭	让宝宝坐在自己的位置上，放好他的饭碗和勺子	独立吃饭，不用父母喂	第 ( ) 月第 ( ) 天

玩具箱

名称	品质要求与使用方法
穿衣服	妈妈可以开始教宝宝系衣服拉锁和扣子
拼图	用旧画片剪成简单的拼图(5~10片)，做拼图游戏
树叶	妈妈和宝宝一起用树叶和石子任意拼出图形。开始的时候给宝宝一些启发。以拼小兔子为例，可以用两片柳树叶当小兔子的耳朵，选一块长圆形的小石子当兔子头。再用一片杨树叶做身体，选一块小圆石子当兔子的短尾巴。脚可以用细小的草叶代替。这样，一个用叶子和石子拼成的小兔子的拼图就完成了。还可以一边拼一边编故事

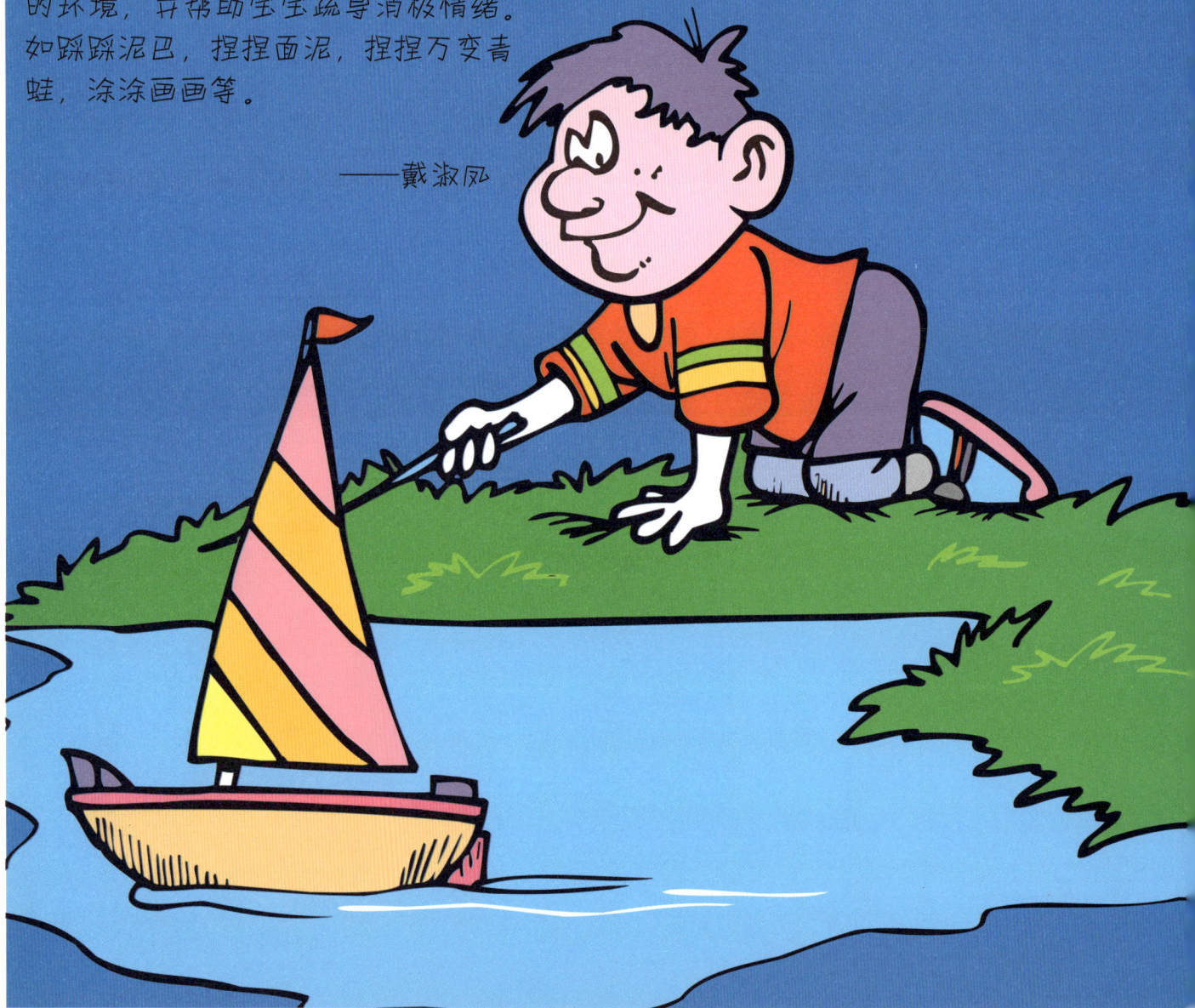

要让宝宝笑口常开，快乐常驻，经常为宝宝设置各种能激起积极情绪的环境，并帮助宝宝疏导消极情绪。如踩踩泥巴，捏捏面泥，捏捏万变青蛙，涂涂画画等。

——戴淑凤

1岁
11~12个月

育儿要点

☺ 合理膳食：多吃蔬菜、水果、蛋、肉、鱼，少食高脂肪、
　　高糖食物，预防肥胖症。
☺ 增加跑、跳、攀登、投接球活动，会双足跳。
☺ 看图讲故事，回答问题，复述见闻。
☺ 给扑克牌分类接龙。
☺ 认一种以上颜色。
☺ 会称呼人。

生长发育

男 | 第二十四个月的体重 ▢ 千克（正常范围 13.19±1.48 千克）
第二十四个月的身长 ▢ 厘米（正常范围 91.2±3.8 厘米）
第二十四个月的头围 ▢ 厘米（正常范围 48.7±1.4 厘米）

女 | 第二十四个月的体重 ▢ 千克（正常范围 12.6±1.48 千克）
第二十四个月的身长 ▢ 厘米（正常范围 89.9±3.8 厘米）
第二十四个月的头围 ▢ 厘米（正常范围 47.6±1.4 厘米）

养 护

一 养成良好的卫生习惯

宝宝会走后，每天在屋里东窜西跑，忙于探索。他的眼界开始扩大，他的学习机会逐渐增多，他学习的积极性很高，此时，让宝宝主动参加一些盥洗活动，正是从小培养宝宝讲究清洁卫生好习惯的时机。

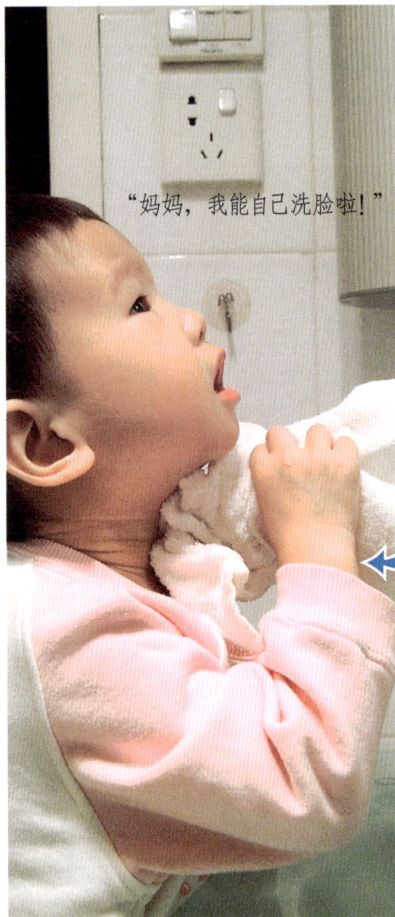

"妈妈，我能自己洗脸啦！"

☺ 你可以做的

• 保持皮肤清洁

每天早晨起床后，宝宝必须洗手、洗脸、学习漱口。

睡觉前养成洗手、洗脸、洗脚、洗屁股、漱口的习惯。

定期为宝宝洗头、洗澡、理发、剪指甲，培养宝宝随时注意仪表整洁。

• 勤洗手

手是病从口入的媒介，饭前、便后洗手是保证手卫生的基本条件。还应教育宝宝，手弄脏后要随脏随洗，也可使用纸巾。

• 养成使用手帕的好习惯

手帕是一种卫生用具，教宝宝用手帕擦汗、擦鼻涕、擦眼睛、擦嘴上的食物残渣、擦手、擦衣服上的污物等。还要从小培养宝宝在咳嗽、打喷嚏时用手帕捂住口鼻的好习惯，以防止口腔中的细菌或病毒随唾沫飞散，传播呼吸道疾病。这不仅是讲卫生的行为，也是文明的表现。但要注意手帕必须每天清洗。

• 注意口腔卫生

每日三餐后及吃点心、水果、零食后均应用温开水漱口，以清洁口腔、保持口腔卫生。

从小养成卫生习惯：不随地吐痰，不随地大小便。父母还要耐心纠正宝宝吮手指、挖鼻孔、抠耳朵等坏习惯，这些坏习惯既不利于健康，看起来也不文明雅观。

为保证良好的卫生习惯的养成，父母要为宝宝创造和准备洗漱的环境和用品，每天坚持，从不间断，久而久之就能养成习惯。

• 榜样的力量

父母以身作则，更有利于宝宝良好卫生习惯的养成。

二 学习观察，培养思维

思维能力的强弱对一个人学习、工作和成才有直接的影响。幼儿期的思维特点是直觉性，具体形象性，而且抽象逻辑性思维也开始萌芽。

幼儿的思维特点用俄国教育学家乌辛斯基的话来说就是"用形象、声音、色彩和感觉"来思维。所以，培养宝宝的思维能力，要采取形象直观的教育方法，也就是观察和思考。

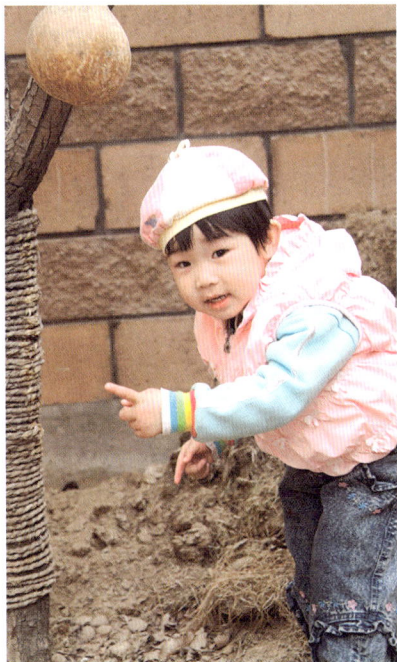

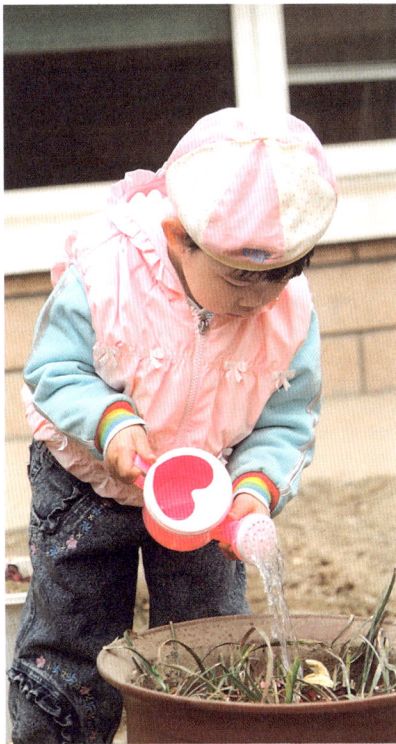

• 观察事物的特点

会比较，慢慢学会分析和综合。如去动物园观察动物以后，启发宝宝根据观察到的动物特点，试着按兽、禽、鱼分一下类。观察植物时要仔细地分清根、茎、叶、花、果实的特点，指导宝宝观察植物的生长繁殖过程等等。

• 鼓励宝宝多动脑筋

多问几个为什么。为了促进观察，父母也要善于向宝宝发问，并启发宝宝对所提问题独立思考，得出正确答案。善于观察，勤于思考的宝宝，思维活跃，能力强，智力发展也较快。

• 重视语言锻炼

语言不仅是思维的表达形式和工具，反过来也会加速宝宝思维能力的提高。另外，不要忽视让宝宝与稍大一点的宝宝一起玩，通过宝宝之间的"思维感应"，来促进宝宝思维能力的提高。

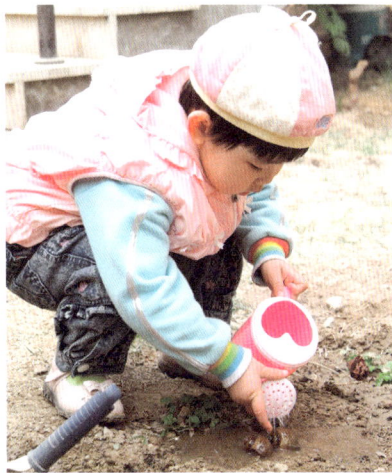

115

"小猴子，我们都要做勇敢的宝宝！"

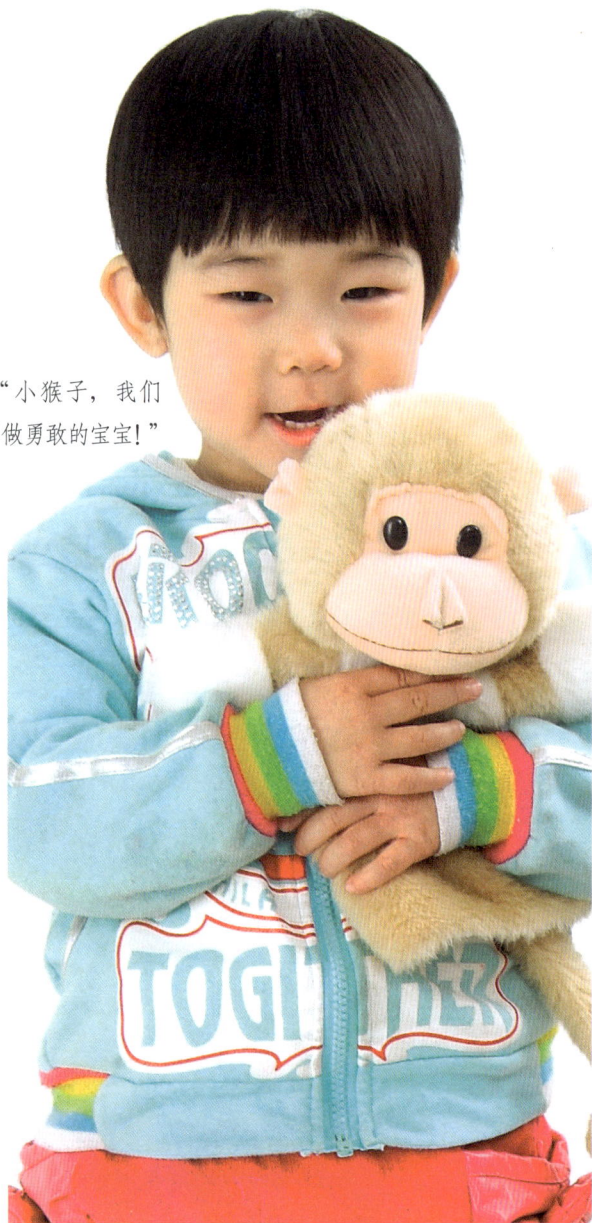

"让我亲亲你，你就不怕打针了！"

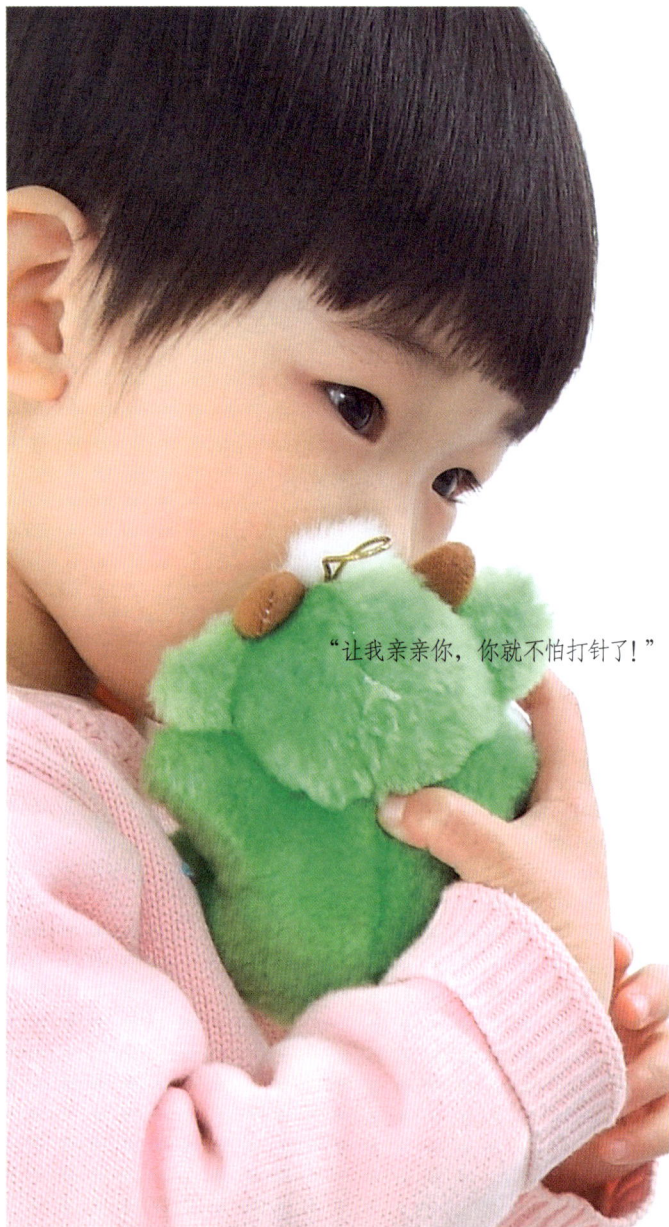

三　宝宝也会"害怕"

随着宝宝的发育成长，宝宝知道"害怕"，说明他懂得对自己周围环境观察和提问了，于是他严格提防，保护自己。

宝宝很多的"怕"来自大自然，如怕闪电、怕打雷；有时"怕"是由于不懂，如宝宝到医院看病，不知医生会拿什么东西插到喉咙或耳朵里，还可能打针或吃的药太苦等；怕游泳或怕洗澡，怕陌生人；有时"怕"是害怕伤害自己，如怕狗、怕高、怕电动玩具等。

☺ 你可以做的

• 正确引导

宝宝害怕的对象，并非一定有害，因此要对宝宝进行正确引导，逐渐让他懂得该害怕什么，不该害怕什么。

怕打雷：当电闪雷鸣时，父母要告诉宝宝："打雷了，要下雨了，宝宝害怕吗？让妈妈抱抱吧，不用害怕。"这样可以改变可能出现的害怕现象。

怕医生：为了减轻宝宝惧怕医生的心理，要事先告诉宝宝在医生看病时可能遇到的情况，如试体温表、看嗓子、验耳血等，告诉他打针可能会疼，但不很疼，很快就结束，这样病就会好得快，就不再难受了……要用劝慰的语言，鼓励宝宝勇敢，渡过害怕这一关。

怕伤害：一些动物，如狗、猫、蛇等都会伤人，宝宝应该懂得害怕，要允许宝宝害怕。待宝宝大些时，就要教育他如何对待这类动物，而不至于伤害自己。

怕生人：父母应该常带宝宝外出，多见生人，这是帮助宝宝适应环境的一个好办法。尽管如此，宝宝仍然害怕陌生人时，可以通过语言交流，先建立感情，再表示友好。如告诉宝宝面前的这位阿姨是妈妈的朋友，她认识宝宝，很喜欢宝宝，再通过触摸，增强好感，待宝宝渐渐熟悉阿姨后，就再也不害怕了。

• 不要吓唬宝宝

有些父母为了制止宝宝哭闹或不允许他做某件事，常常采取吓唬的办法，比如说"不要你了"、"坏蛋来了"、"老虎来吃你了"等等，或者干脆讲一些妖魔鬼怪的故事，让宝宝害怕，好听父母的话。更有甚者，有的父母装成鬼怪，以强调"教育"的效果。宝宝幼小的心灵接受不了强烈的恐怖刺激，久而久之会使宝宝产生一种恐惧心理，影响宝宝身心的健康发展。

如果故事的内容总是很恐怖，宝宝会经常处于紧张恐惧的状态，会导致宝宝性格发育不健全，变得胆小怕事。一些胆子小的宝宝，往往天黑就不敢出门了，一个人独处时总是疑神疑鬼，左顾右盼，这都与幼儿时期父母不当的教育方式有关。

吓唬宝宝会影响他的智力发育。幼儿在轻松愉快的状态下学习比在紧张压抑的状态下学习的效果好，理解快也记得牢，紧张压抑时的学习会受恐惧的影响和干扰。

教育幼小的宝宝要创造轻松愉快的环境，如果宝宝不听话，可以用诱导的教育方式，也可以讲一些有寓意的小故事，但必须注意故事的内容要健康向上。

四 宝宝的"否定年龄段"

这个年龄段的宝宝心理逐渐成熟，独立的愿望日渐增强。宝宝知道自己是单独存在的人，与别人不是一体，有自己的身体，有自己的性格和感情，能走，能说，能够独自处理自己范围以内的事情，并产生了强烈的要摆脱父母的独立倾向，他们经常说的一个词就是"不"。

宝宝说"不"，这意味着宝宝已经更多地了解世界，并对其周围世界比过去又有了一个新的不同的看法，他要试试自己能做什么，不能做什么。

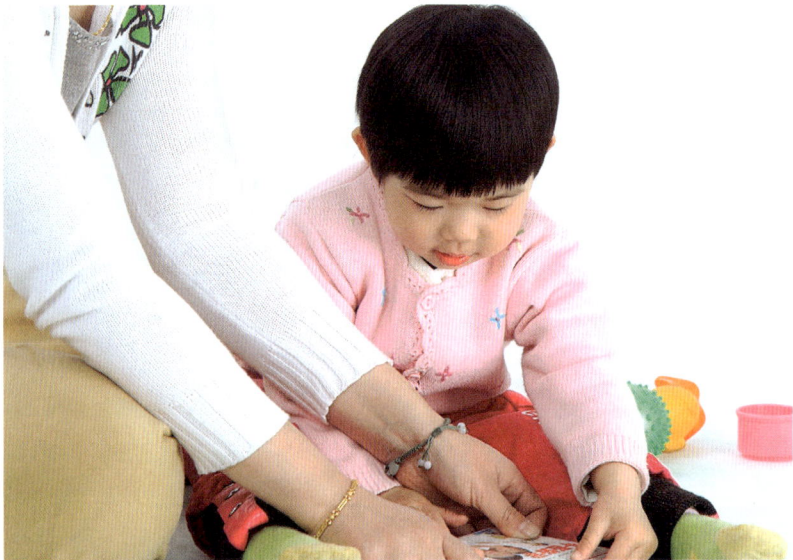

宝宝开始经常说"不"了，这不代表宝宝任性，而是意味着宝宝要试试自己能做什么，不能做什么，父母可不要误会宝宝变坏了。

☺ 你可以做的

• 用温和的态度和语言对待他

在宝宝会说"不"的年龄段，不论宝宝怎样，父母都不要发火，而采取新的办法与宝宝相处。要仔细地观察宝宝，了解他的要求，根据宝宝的特点，及时稳定宝宝的情绪，想办法满足宝宝的各种合理要求，使宝宝乖巧如初。

• 不要强迫宝宝

有的父母不了解宝宝"否定年龄段"的征象，用生气、喊叫、打骂的方式来征服宝宝，其结果是越强迫他，他就越反抗，强迫宝宝去做你认为是应该做的事，宝宝就会不停地说"不、不、不"。此时，父母要认真调整自己，知道宝宝这样做不是故意的，是不自觉的。

• 转移注意力

要尊重宝宝，尽量满足宝宝的合理要求，但要坚持原则，以转移注意力的办法，既不打击宝宝的积极性，又可以使他懂得生活中还有不许、不能让他做的事。

五 1岁半到2岁幼儿的生活制度

认真执行合理的生活制度，是保证宝宝精力充沛，食欲旺盛，情绪愉快，身心健康的重要前提。

1岁半到2岁的幼儿睡眠时间要求在12~13个小时，其中夜间睡眠1次，时间为10~10.5个小时，白天睡眠1次，时间为2~2.5个小时。一日饮食4次，每次间隔4个小时。全日活动时间为4~5个小时，其中户外活动3个小时以上。

具体安排（仅供参考）

时间	安排
6:30~7:30	起床、大小便、洗手、洗脸
7:30~8:00	早餐
8:00~9:00	室内活动
9:00~10:30	户外活动
10:30~11:10	喝水、小便、室内综合游戏
11:10~11:30	饭前洗手、准备吃午餐
11:30~12:00	午餐
12:00~12:15	饭后散步
12:15~14:30	午睡
14:30~15:30	起床、小便、洗手、午点
15:30~16:00	室内活动
16:00~18:00	喝水、户外活动
18:00~18:10	饭前洗手、准备吃晚餐
18:10~18:40	晚餐
18:40~19:40	室内活动或户外散步
19:40~20:30	盥洗、坐盆、上床、准备入睡
20:30~次日6:30	睡眠

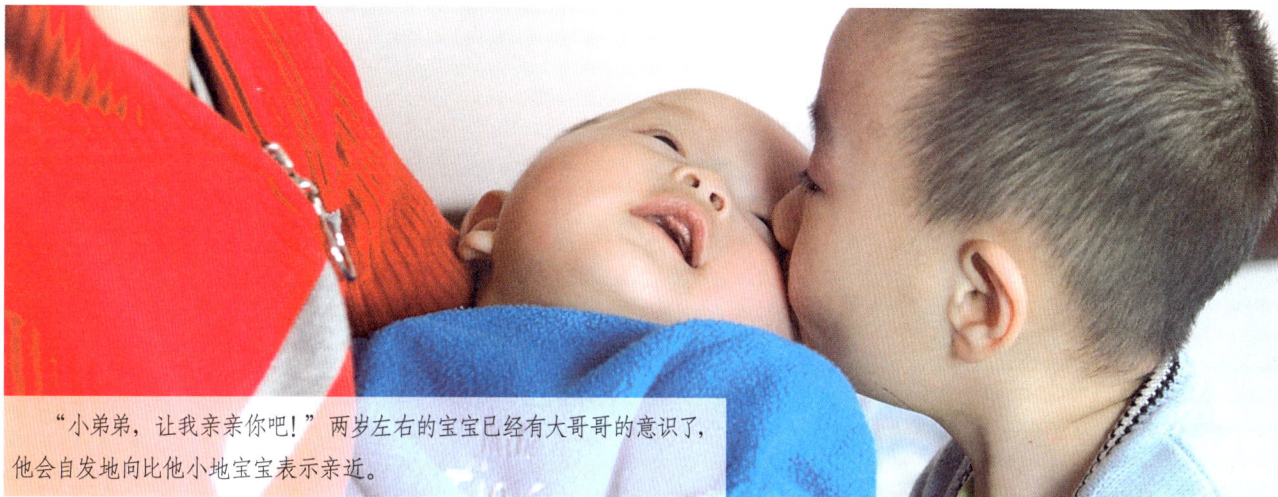

"小弟弟，让我亲亲你吧！"两岁左右的宝宝已经有大哥哥的意识了，他会自发地向比他小地宝宝表示亲近。

119

喂 养

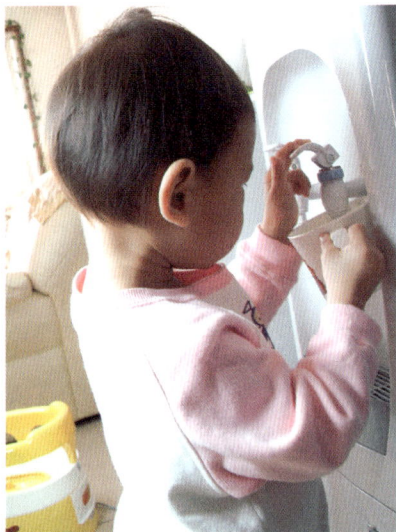

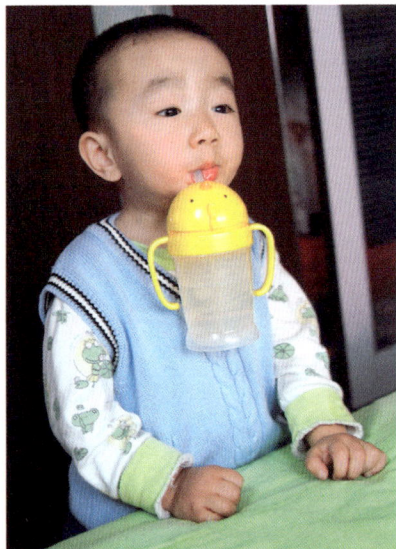

一 宝宝的喝水问题

宝宝处于生长发育时期，新陈代谢旺盛，肾的浓缩功能差，排尿量相对多，对水的需要更为突出。

☺ 你可以做的

• 鼓励宝宝自己喝水

随着宝宝逐渐长大，应根据需要自由喝水，父母应准备水瓶和温开水，放在宝宝能拿到的地方，鼓励宝宝自己喝水。

• 根据饮食和天气变化增减饮水量

天热，出汗多，发烧，活动量大，水分消耗多，饮食较干、过咸时，饮水量适当增加；而当天冷、活动量小，饮食中水分多时，饮水量便减少。

• 固定的饮水时间

为了保证宝宝饮入充足的水分，每天应安排固定的饮水时间。

• 不宜喝水的时间

饭前1小时之内不喝水；不能边吃饭，边饮水或吃水泡饭；睡觉前不喝水。

• 不宜多喝糖水

不能多喝糖水，糖水可使体内碳水化合物摄入量过多，导致肥胖；饮糖水后不漱口，易发生龋齿。

• 异常情况

当宝宝烦渴，饮水特别多，还伴有其他症状时，应高度警惕患有某种疾病。尿崩症患儿多尿、烦渴、多饮，患儿常因饮水不足导致严重的体重下降和脱水，往往不想多饮牛奶而只想饮清水。糖尿病患儿多饮、多尿、多食、易饥、消瘦，宝宝遗尿常为早期症状。缺铁时，宝宝可出现顽固的喝水，这是一种特殊的异食癖。当遇有以上情况时，要及时去医院检查，及早诊断和治疗。

二 幼儿不宜多喝冷饮

适当喝些冷饮，能调节一下消化道的机能，冷饮中的营养物质（奶、糖、蛋、淀粉）还可以补给宝宝热量和营养素。但喝得过多，对身体不但无益，反而有害。

• 刺激肠胃

大量喝冷饮，对消化道是一种很强的冷刺激，胃肠骤然受冷，刺激肠黏膜及胃肠壁内神经末梢，引起胃肠不规则的收缩，从而出现腹痛；冷热不均，导致胃肠功能失调，肠蠕动加快，发生腹泻；胃肠道在冷刺激下，胃肠道内酶的催化性能和酶的活力机能减弱，从而导致胃痛、停食、呕吐、食欲下降，久而久之，发生营养不良和贫血；冷饮过多，冲淡胃液，减弱了胃液的杀菌能力，可发生胃肠道的细菌感染。

• 色素的危害

冷饮中添加一些非食物色素，如红色或绿色染料及香料，对宝宝健康极为不利，多食用会导致慢性铝和砷中毒。

• 影响食欲

冷饮中含有一定数量的热量和糖分，甜食吃得过多，会影响宝宝食欲，影响正餐进食，时间一长，必定出现营养不平衡的问题。

• 越喝越渴

夏天宝宝出汗，体内缺乏水分和盐分，冷饮中缺乏盐分，喝冷饮越多越渴。

一日食谱参考

早餐	大米鸡肉粥、面包片
午餐	软米饭、鱼片豆腐、炒青菜
午点	水果、牛奶、蛋糕
晚餐	肉丝面、豆沙包
晚8点	牛奶

☺ 你可以做的

父母必须控制宝宝的冷饮量，不能让宝宝随心所欲地大量喝冷饮。

在饭前、饭后1小时内不喝冷饮。

发生腹泻时禁止喝冷饮。

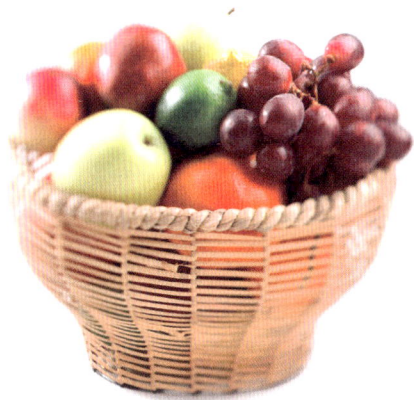

冷饮虽然好喝，但宝宝的肠黏膜还很脆弱，喝多了会伤害宝宝的肠胃，引起腹泻，可以多吃一些水果代替。

三 吃蔬菜的科学

蔬菜在日常生活中的重要性仅次于粮食，它是我们每日必备的食品。

• 蔬菜含有各类维生素

蔬菜中含纤维素较多，还含有一定数量的无机盐。白菜、油菜、菠菜、香菜、西红柿等富含维生素C；鲜豌豆、西红柿、菜花、白菜和菠菜可提供维生素K；新鲜菜叶中含有维生素P；西红柿、茄子、菠菜、油菜、香菜、大葱、萝卜、黄瓜等含钾较多；芹菜、香菜、油菜和菠菜等含铁较多。

• 促进其他营养的吸收

蔬菜除了本身的营养价值外，还能促进机体吸收蛋白质、碳水化合物和脂肪。

• 保护牙齿

当咀嚼蔬菜时，其内含的水分就可以稀释口腔里的糖质，使寄生在牙齿里的细菌不易生长繁殖，保护了牙齿。多纤维的蔬菜还能锻炼咀嚼肌及提高牙齿的坚固度。

在宝宝食谱中经常变换选用蔬菜，宝宝就能从不同的蔬菜中得到不同的营养素，以利于生长发育。

• 蔬菜应该怎么做

蔬菜在烹调时应先洗后切、现吃现做、急火快炒，以减少维生素的损失。

在炒菜时切碎剁烂，可以将菜放在肉里做成馅，制成饺子和包子，还可以做成菜团子或馅饼，鼓励宝宝食用。

• 生熟搭配

有些蔬菜可以生吃，生吃可以避免维生素的破坏或流失。另外，夏天可以拌些凉菜并加点醋，醋既能保护菜里的维生素C不被破坏，又能溶解纤维素，还能调味，刺激食欲，帮助消化。

• 荤素搭配，取长补短

荤素搭配能增加宝宝的营养，有益于儿童健康。如有的宝宝不爱吃胡萝卜，可以做成猪肝胡萝卜汤。制作方法是：将猪肝和胡萝卜分别洗净切成片。用适量清水，先放入胡萝卜，煮20~30分钟，再放入猪肝，煮片刻加油盐调味即可食用。这样还可预防贫血及维生素A缺乏。

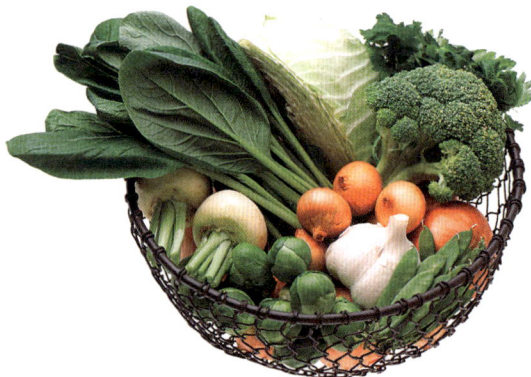

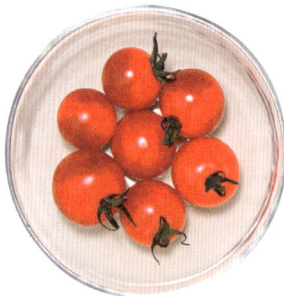

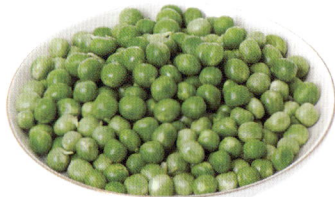

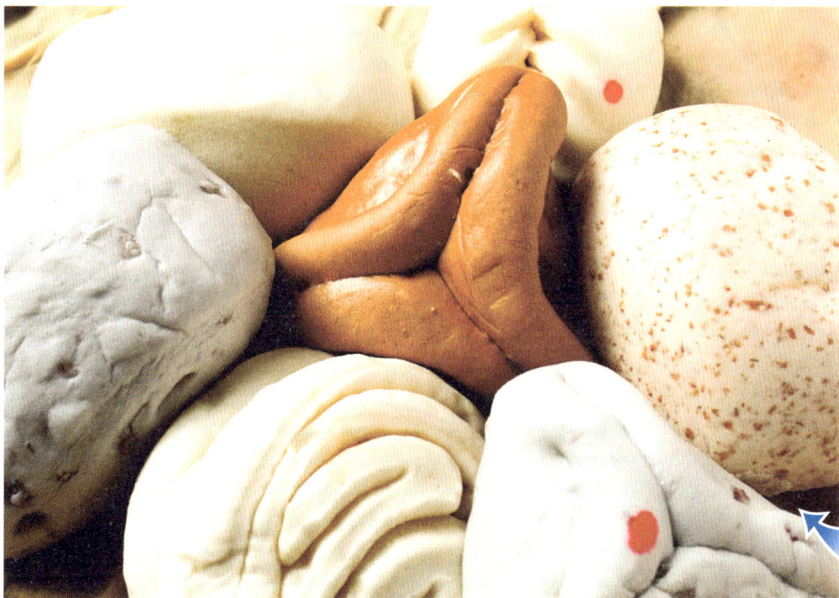

四 强化食品不可以 随便添加

为了补充天然食品中某些成分的不足，将一种或几种营养素添加到食品中，这种经过添加营养素的食品就叫强化食品。比如AD钙奶，铁强化米糊，锌强化奶粉，含钙饼干等。

• 提倡给宝宝吃天然食品

提倡给宝宝吃五谷杂粮、鱼肉蛋禽和蔬菜水果等，膳食安排合理，宝宝不挑食，不偏食，能够获得全面的营养供给，不一定要吃强化食品，吃多了反而有害。

• 当宝宝缺乏某方面的营养素

可以选用强化食品，但必须明确您选用的强化食品中强化的正是您的宝宝缺乏的营养素，而且必须了解强化营养素的含量及每日用量，以免食入过多引起中毒。

• 在医生指导下添加

如果宝宝缺乏某种营养素，最好请营养医师或保健医师指导，是吃药补充还是吃强化食品，用量应该是多少。千万不要自己随意添加强化食品。

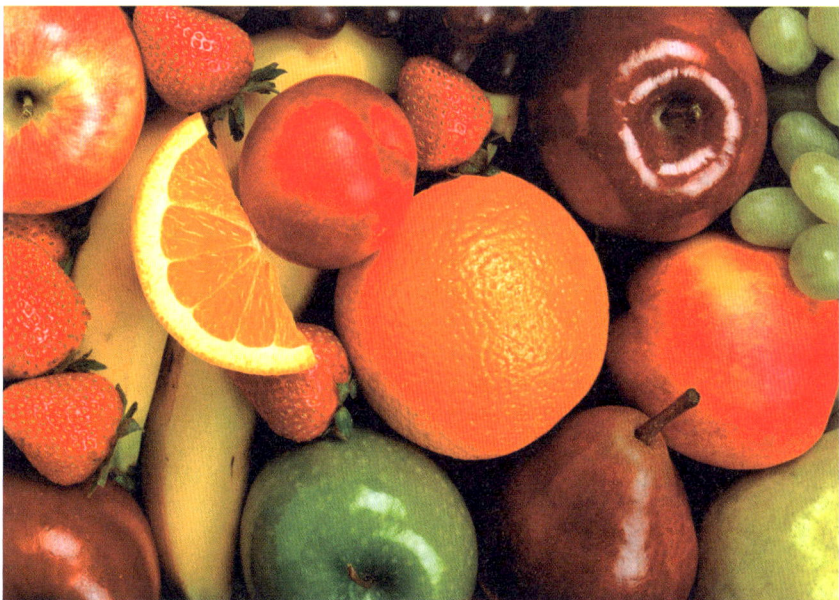

异常情况 ·································○

一 反复呼吸道感染

反复呼吸道感染在幼儿期间很常见，已成为困扰许多父母的一个问题，究其原因是多方面的，有如下几点。

暂时性免疫功能下降

如患流感、风疹、水痘等疾病时，病毒使胸腺萎缩，T 细胞亚群间平衡失调，使免疫功能暂时受到抑制，抗病能力降低而反复感染。

营养状况不良

父母缺乏育儿营养知识，患儿的偏食、挑食、厌食及父母的溺爱造成营养不良，有不同程度的缺铁、缺锌、缺维生素或蛋白质摄入不足，影响细胞多种酶的活性，也影响免疫细胞的活性，使机体抵抗力下降而易反复感染。

慢性细菌性病灶的存在

如慢性咽炎、慢性扁桃体炎、中耳炎、龋齿，致使呼吸道黏膜受到炎症的破坏，而受损的黏膜修复需要 3~7 周，这期间受损的黏膜易再次受感染。

缺乏户外锻炼

由于父母害怕出危险，把宝宝长期关在室内，缺乏必要的户外锻炼，宝宝经不起户外的气候变化，极易发生感冒。

环境不良

空气中的烟雾、粉尘、刺激性气体等，居室潮湿、阴暗、空气污浊（吸烟或煤烟）等，都易引起宝宝呼吸道感染。先天不足早产儿或有某些先天性缺陷（先天性免疫缺陷、肺发育不良、过敏体质），很容易诱发呼吸道感染。

其他：护理不当，穿着过少、过多均易受凉感冒；呼吸道疾病治疗不彻底；托幼机构中感染机会多，均是呼吸道感染的原因。

你可以做的

安排宝宝的生活作息，要根据年龄特点，以满足其生理需要；合理安排饮食，使宝宝获得全面、均衡的营养，体质强壮。

加强锻炼，提高患儿抗病能力，防患于未然。

特别要注意病情缓解后的巩固治疗和调养。

还要记住按时预防接种，减少传染病的发生。

二 幼儿哮喘的护理

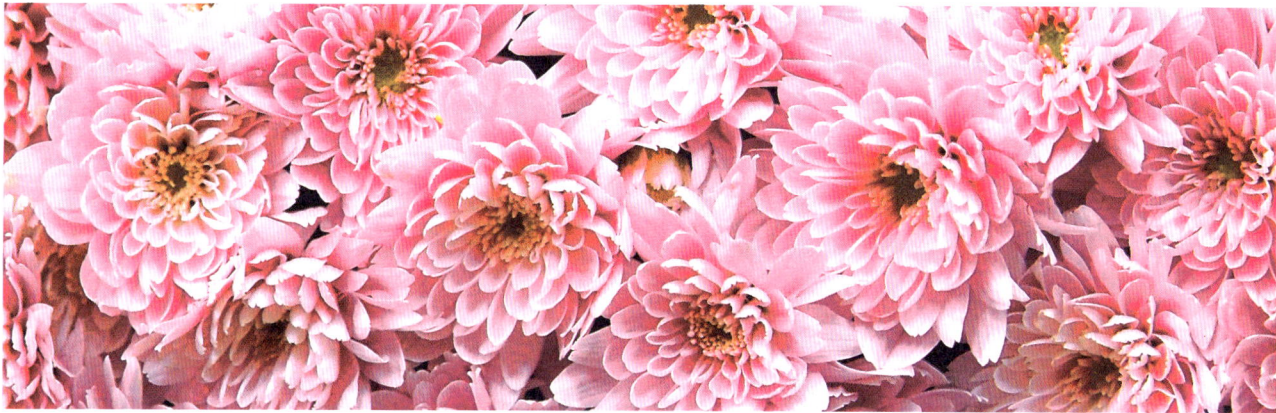

哮喘的病因分为内因和外因，内因是患儿的过敏体质，宝宝的父母或亲属中也常有哮喘病或其他变态反应性疾病；外因是花粉、灰尘、鱼虾、药物、寄生虫及发霉的玩具等。

症状

幼儿哮喘发作时可突然发作性咳嗽、吸气困难、喘息、痰多，多在晚上与清晨发作，严重时烦躁不安，不能平卧，白天症状减轻或消失，反复发作，服用一般咳嗽药和抗生素无效。

你可以做的

避免接触过敏源：哮喘患儿应去有条件的医院做过敏源检查，找出过敏原因，可以针对过敏源做脱敏治疗，还应尽量避免接触过敏源，以减少发作。

吸入疗法：吸入疗法对支气管哮喘提供了极有效的治疗，但治疗成功的关键要靠父母与医生的合作，在医生指导下，系统地用药，绝不能发作时用药，哮喘一停就停药。

配合医生治疗：父母还要配合医生对患儿进行自我管理，正确地应用吸入疗法，对哮喘的发作进行预测，以及初步掌握发作时的一些应急措施，以减少前往急诊室和住院的次数。

多元智能开发与情商培养 ⋯⋯⋯⋯⋯⋯⋯○

一 大动作能力训练

• 走"S"形线

父母用粉笔在地上画一条约10米长的"S"形线，让宝宝踩着线往前走到头，并且始终能踩着线走的，要给予表扬。如果完成得好，可根据宝宝情绪来回走几趟，这能促进左右脑的健康发展。

• 越障碍

父母在地上平放6块砖，每两块间距5~10厘米，让宝宝练习在砖上走，每步踏在一块砖上，父母要在旁保护，以防宝宝磕碰在砖头上。这对宝宝大脑平衡知觉、空间知觉的发展大有好处。

• 展翅飞翔

父母带宝宝去户外宽敞的地方，同宝宝一起张开双臂当翅膀学鸟飞。

二 精细动作能力训练

• 倒来倒去

让宝宝用手泼水或用塑料小碗装满水倒来倒去。父母可以帮助宝宝将小瓶、小碗装满水，让它们沉到水下面，又将水倒空使小瓶、小碗浮在水面。

• 玩沙土

让宝宝用玩具小铲将沙土装进小桶内，或者用小碗将沙土盛满倒扣过来做馒头。宝宝玩的沙土要先过筛，将石头和杂物去掉，用水冲洗过；每次玩之前要用带喷头的水壶将沙土稍微浇湿，以免尘土飞扬；玩耍完毕用塑料布将沙土盖上。玩沙土是促进皮肤触觉统合能力发展的重要方法之一。

月亮弯弯弯上天

月亮弯弯弯上天，
牛角弯弯弯两边，
镰刀弯弯好割草，
犁头弯弯好犁田。

太阳

太阳太阳照四方，
它的好处不寻常。
太阳不晒草不绿，
太阳不晒花不香，
太阳不晒果不熟，
太阳不晒苗不长。
被窝也要晒一晒，
太阳晒了暖洋洋。
身体也要晒一晒，
太阳晒了才健康。

吃饭不挑剔

小羊爱吃草，
小鸡爱吃米，
小兔爱吃菜，
小猫爱吃鱼，
我是好宝宝，
吃饭不挑剔。

哪里来

大大的面包哪里来？
白白的面粉做出来。
白白的面粉哪里来？
黄黄的小麦磨出来。
黄黄的小麦哪里来？
农民伯伯们种出来。

三 语言能力训练

• 问"你"时用"我"回答

有人问宝宝"你几岁啦"时，父母教宝宝说"我两岁"，而不是"你两岁"。这是很大的进步，宝宝懂得"你"和"我"的意义。

• 同娃娃讲话

宝宝玩布娃娃时，口里不断地讲一些让人听不太懂的话，有时学父母的口气"噢，乖乖，不哭"、"饿啦，吃奶"等；有时自言自语或者发出古怪的声音等，与娃娃交流。

• 喜欢听讲过的故事

在睡前总是要父母讲故事陪着睡。宝宝在心中默默背诵着故事的每一句话，当父母讲的与过去不同，他就会插一两个字来更正。

• 完整地背诵儿歌

宝宝喜欢与别人一起共同背诵儿歌，也能自己背诵。如果有1~2句还不太熟，在共同背诵时可以得到别人的提醒而慢慢学会。已经背会一首，就喜欢再背另一首新的。

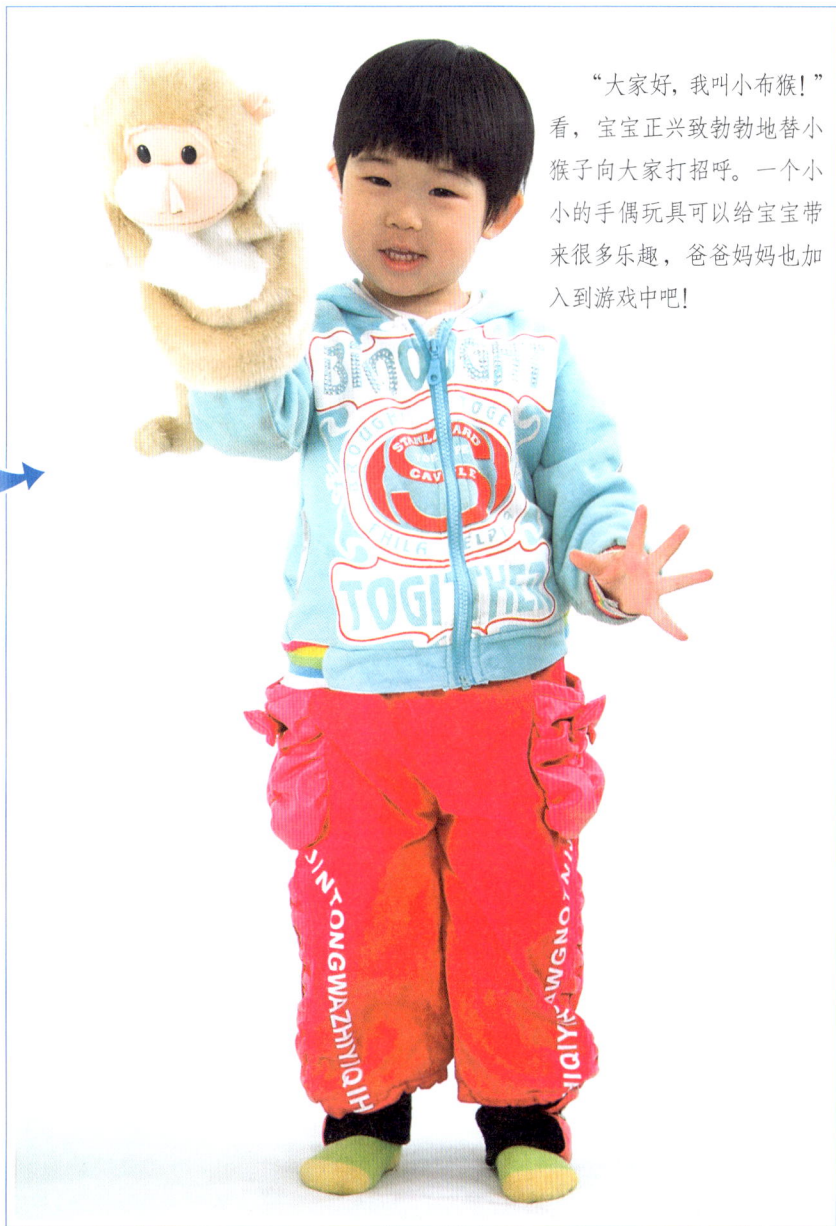

"大家好，我叫小布猴！"看，宝宝正兴致勃勃地替小猴子向大家打招呼。一个小小的手偶玩具可以给宝宝带来很多乐趣，爸爸妈妈也加入到游戏中吧！

四　认知能力训练

• 认识"1"和"2"

宝宝开始学习用两个手指表示"2"，竖起食指和中指表示要两块饼干及两块糖果。会摆两块积木表示"2"。父母可趁势让宝宝认数"1"和"2"。口念手点数1~5。

• 认识图形

父母和宝宝一起看图片时，边指画面边说："这是一个方盒子，那是一个圆皮球。"反复教认后，找实物辨认，如圆气球、方面包等。

• 认识颜色

宝宝能准确地认识红色后，逐渐让他把黑、白、黄、绿等比较容易分辨的颜色反复练习，重点要分清近似的颜色，如区分黄色和白色。

• 认识自然现象

父母继续注意培养宝宝的观察力和记忆力，并启发宝宝提出问题及回答问题。如观察早上天很亮，有太阳出来；晚上天很黑，有星星和月亮。有时没有太阳，是阴天，或者下雨和下雪；有时刮大风。在下大雨时会出现闪电和雷声。通过以上讲述，使宝宝认识大自然的各种现象。

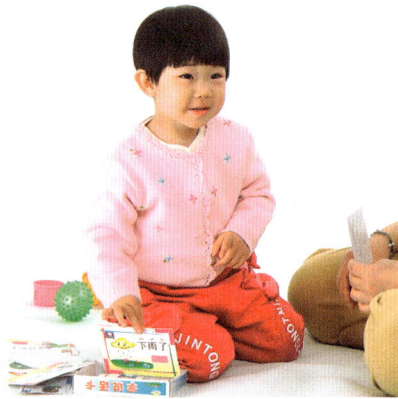

五　情绪和社交能力训练

• 辨别是与非

在日常生活与人交往中，父母与宝宝一起评论简单的是非问题，让宝宝自己分辨哪些是好事，哪些是坏事。要注意及时表扬宝宝所做的每一件好事，用眼神和手势示意，防止宝宝做不应做的事，并利用讲故事和打比方的办法让宝宝猜想事情的后果。

• 打招呼

父母经常教宝宝称呼各种年龄的人，如叔叔、阿姨、爷爷、奶奶、姐姐、弟弟等。示范早晨见到人要问早，问好，离家时挥手再见，接受东西说"谢谢"时要微笑着注视对方的眼睛，同时要鼓励宝宝模仿。

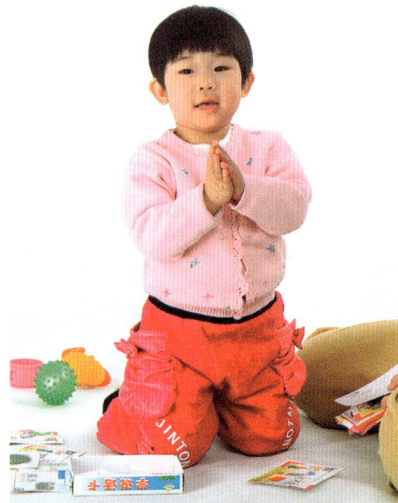

六 生活自理能力训练

在日常生活中，父母应抓住每一件小事培养他的生活能力，如让宝宝自己一手扶碗，一手拿勺吃饭。自己脱衣裤，脱袜，每次外出要让宝宝自己把帽子戴上。可让宝宝自己先试着做，必要时父母再帮助，主要是给宝宝锻炼的机会。每日练1~2次，直到学会为止。

七 智能发展测评

分类	项目	测试方法	通过标准	出现时间
大动作	双脚跳	鼓励宝宝双脚跳离地面	2次以上	第◯◯月第◯◯天
精细动作	翻书	父母示范一页一页地翻书，让宝宝照做	每次1页，连续翻3页以上	第◯◯月第◯◯天
言语	背儿歌	让宝宝背一首他喜欢的儿歌	能背诵整首	第◯◯月第◯◯天
言语	辨认职业	父母摆出不同职业的人像，让宝宝辨认	能说出3种	第◯◯月第◯◯天
认知	懂自然现象	父母经常给宝宝解释自然现象，向宝宝提问，如现在是白天还是晚上？晴天还是雨天？启发宝宝回答	能说对5种	第◯◯月第◯◯天
行为	集中注意力	父母给宝宝讲故事，注意宝宝的注意力集中情况	2分钟以上	第◯◯月第◯◯天
生活自理	戴帽子、穿衣服	出门时让宝宝自己戴帽子，父母配合穿衣服	会戴帽子	第◯◯月第◯◯天

玩具箱

名称	品质要求与使用方法
拼接玩具	颜色鲜艳，拼接物件个体较大、形状各异。树脂或塑料制品，可以清洗。让宝宝任意拼插、组合，你会为宝宝的创造力感到惊奇
电动玩具	颜色鲜艳，造型逼真。使用材料不掉色，无毒无害，易清洁，可擦拭。让宝宝学习自己操控电动玩具

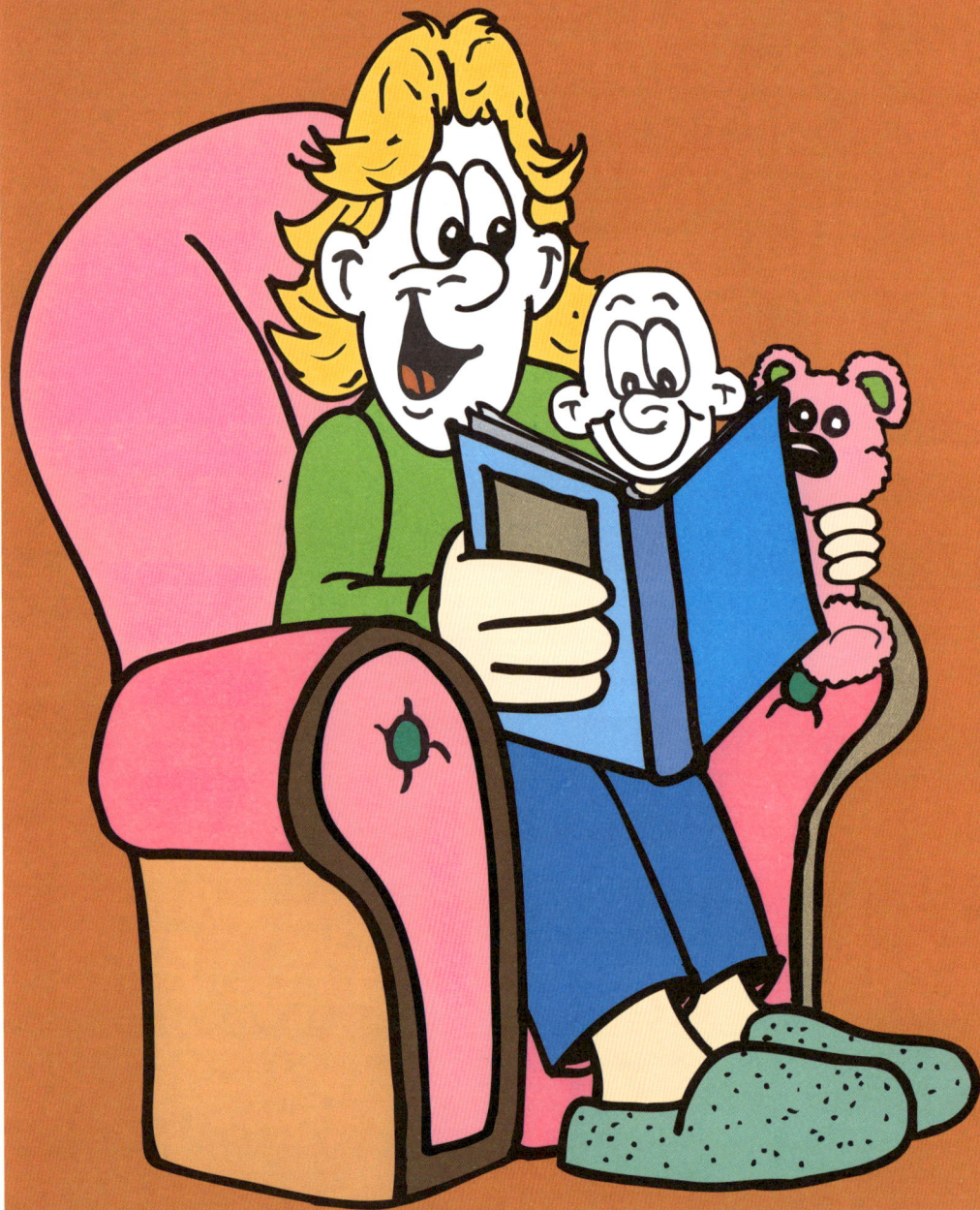

父母是孩子的第一任老师，也是影响一生的、最重要的老师。

——戴淑凤

2岁
1~3个月

育儿要点

☺ 鼓励宝宝跑、跳、上下楼梯、滑滑梯、荡秋千、金鸡独立、骑三轮车等，以增强体质，促进大脑协调发展。

☺ 鼓励宝宝随意涂鸦、模仿画画，拼插造型，以发展想象力和创造思维。

☺ 教宝宝复述见闻、说完整句子、背儿歌、按节奏唱歌。

☺ 培养宝宝观察能力，如认识事物的特点和自然现象。

☺ 鼓励广交朋友，与同伴分享玩具和食品。

☺ 教育宝宝通过看图书、讲故事养成爱学习的习惯，培养守规距、懂礼貌的品格。

☺ 教宝宝学会自我介绍名字、年龄、性别，并会说出爸爸妈妈的名字。

☺ 教宝宝自己吃饭（定时、定点、不洒饭）、洗手、洗脸、玩玩具后自行收拾好，养成良好的生活习惯。

生长发育

第二十五至第二十七个月，宝宝的生长发育变化不大，可以参照前后数据来衡量。

养护 •••○

一 2~3 岁——自理能力培养的最佳时期

培养宝宝的自理能力，首先是让宝宝掌握自我服务的本领。随着宝宝年龄的增长和各系统功能的成熟，他能逐渐具备各种生活自理能力。父母要因势利导，从小培养宝宝自己料理生活方面的独立性，防止依赖性。自理能力的培养也是促进、锻炼宝宝技能的过程，是培养劳动观念的过程，这对宝宝今后的学业和生活，对适应复杂的社会生活都是十分有益的。

☺ 2~3 岁宝宝能学习的本领

• 学习吃饭

1 岁半的宝宝很愿意自己拿勺吃饭，但会洒出不少，2 岁以后就会很自如地用勺吃饭，3 岁宝宝吃饭基本不洒食物。当宝宝开始学习自己吃饭时，肯定会往地上洒饭菜，但父母不能着急，更不能怕麻烦，一定要给宝宝学习的机会。

• 学习洗漱

2 岁多的宝宝已会用肥皂洗干净手并会擦干，然后要教他洗脸，再教他洗脚，可以口头提醒他准备好脸盆、毛巾等用具，洗时在一旁指导他洗的顺序，洗完把用具放回原处，从小养成整齐的好习惯。2 岁多学会漱口，满3 岁学会自己刷牙。

☺ 你可以做的

• 2 岁开始

2 岁的宝宝开始有了独立的能力，喜欢尝试着自己做事情。从这时就要注意宝宝的自理能力培养，如教宝宝自己用勺吃饭，自己穿脱衣服，自己学着洗脸洗手等。

• 积极引导

宝宝开始学习做事时，手的动作还不协调，有时会搞得乱七八糟，父母不要责骂他，这样会挫伤宝宝的积极性。首先应加以鼓励和表扬，如说"宝宝真能干，会帮助妈妈做事了"，让宝宝感到"被接纳"和"认可"，然后再教他怎么做，并给予一些必要的帮助。这样使他体验到做事成功的欢乐，意识到自己的能力，从而更激励他主动学习，独立探索。

• 父母的正确态度

如父母嫌宝宝慢、麻烦，而一切代劳或过分溺爱，过分照顾，就挫伤了宝宝独立性的萌芽，使他养成一切依赖于别人的习惯，这对宝宝是害而不是爱。

• 学习蹲盆大小便

宝宝满月后就要开始把大小便，养成排便的条件反射。宝宝8个月以后开始学习蹲盆大小便，1岁多时尚需父母的帮忙，2岁以后要逐渐培养自己蹲盆大小便。

• 学习穿衣

1岁多的宝宝已会脱衣，但不会穿，2岁以后逐渐会穿鞋和穿袜，在父母的协助下穿衣，3岁时已能自己穿衣系扣了。宝宝在学习穿衣的过程中，父母一定要耐心指导、协助，如穿裤子时告诉他先把裤子的前面朝上放好再伸两腿，穿衣时先用两手抓住衣领披到身后再将手伸进两袖，系衣扣时从下往上系以免对不齐，教他如何分清鞋子的左右等。穿乱套了就帮他整理好重新穿，使宝宝感到父母对他的信任和支持，不是训斥或要求过高，以免使宝宝失去学习的信心和兴趣。要求宝宝把晚上睡觉时脱掉的衣服按顺序摆好，早晨穿起来才方便。

宝宝现在还不太会自己扣纽扣，所以可以给宝宝准备一些带拉链的外衣，宝宝会很快掌握拉拉链的秘诀，这会让她更加喜欢自己穿衣服。

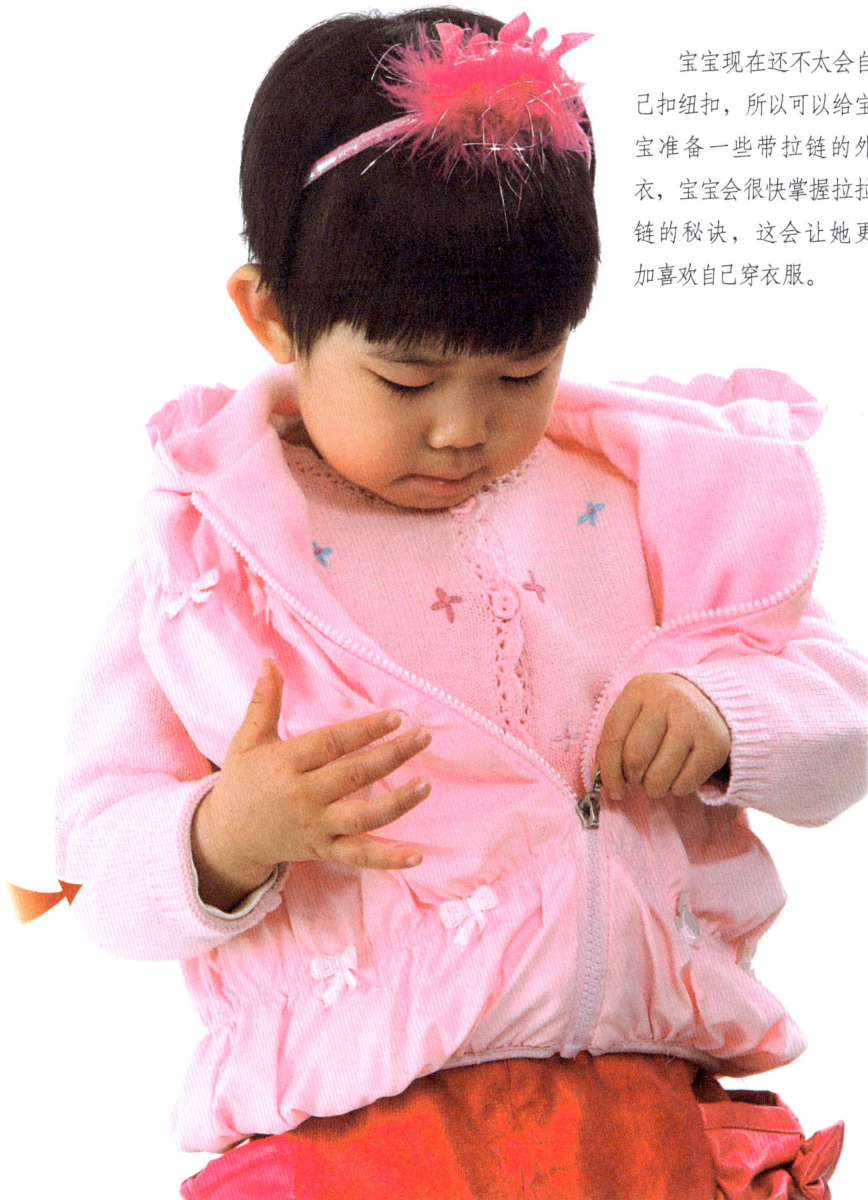

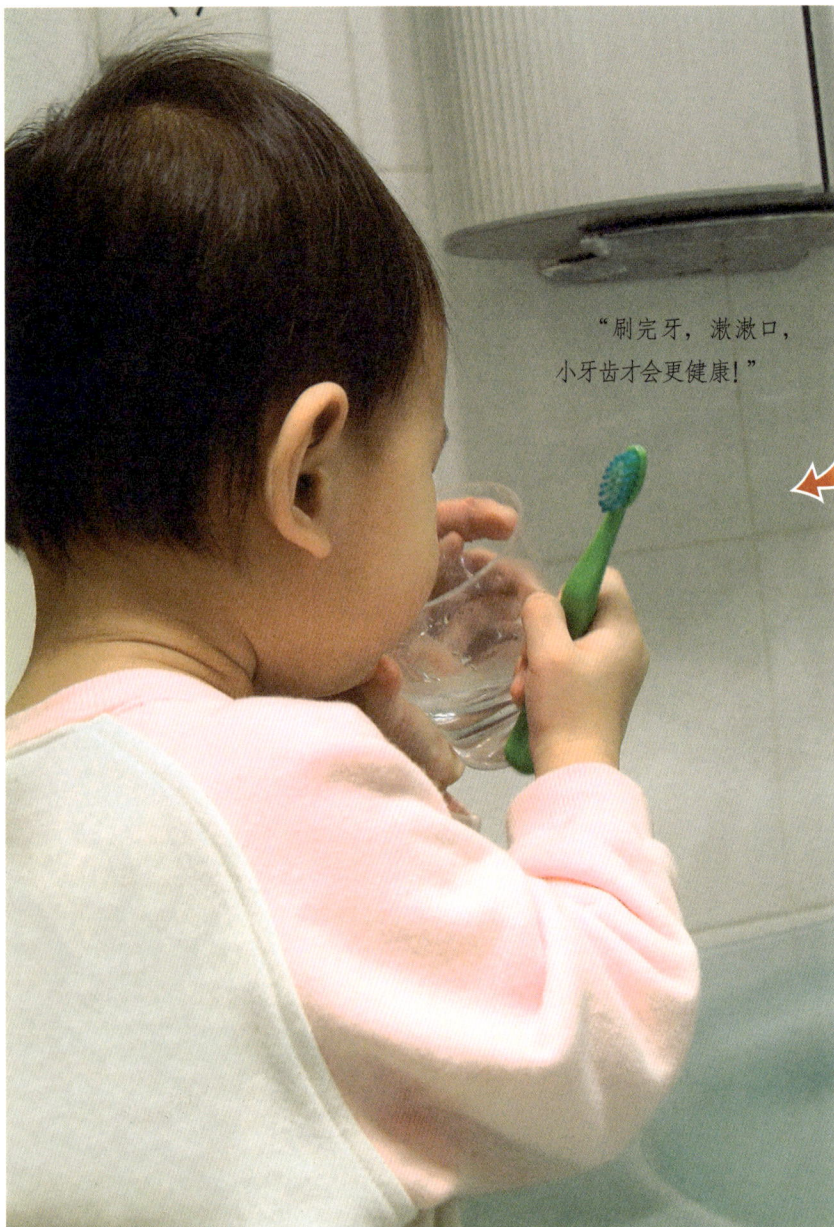

"刷完牙，漱漱口，小牙齿才会更健康！"

二 学习刷牙漱口

刷牙是预防宝宝患龋齿病的最有效、最经济的方法。刷牙不仅可以清除食物残渣，防止龋齿，同时能按摩牙龈，促进牙龈的血液循环，减少牙周疾病。

• 1 岁开始

从1岁左右可以教宝宝学着漱口，开始可能漱不好，经常把漱口水咽下去，因此要用温开水漱口，2岁以后20个乳牙萌出后就要学习刷牙。

• 培养兴趣

先向宝宝讲明，现在长大了，自己的事情要自己做，使他愿意学习做"父母"的一种本领，带他一起去买自己喜欢的牙刷、牙膏，培养宝宝对刷牙的兴趣。

• 刷牙的方法

应采取竖刷法，就像洗梳子时应当顺着梳齿的方向才能将齿缝中不洁之物清除掉一样的道理。

刷牙时应照顾到各个牙面，不能只照顾外面，要将牙刷的毛束放在牙龈与牙冠萌出处，轻轻压着牙齿向牙冠尖端刷，刷上牙床由上向下，刷下牙床由下向上，反复6~10下。

要将牙齿里外上下都刷到，刷牙时间不要少于3分钟。

教宝宝刷牙时，父母和宝宝各拿一把牙刷，父母一边做示范动作，一边讲解，身教言教并重。开始不要用牙膏，待宝宝掌握方法之后再加上牙膏。

每天早晚各刷一次，晚上刷过牙后就不宜再吃东西了，尤其是不能吃糖和含糖的食物。

每次吃完饭后要用温开水或淡盐水漱口，以保证口腔清洁，预防龋齿病。

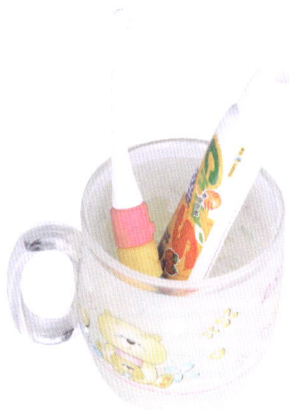

☺ 你可以做的

• 为宝宝选购牙膏

牙膏一般分为普通牙膏和药物牙膏两种，低龄宝宝最好使用可吞食的牙膏，以免宝宝误食。

低龄宝宝不要使用含氟牙膏。

• 为宝宝选购牙刷

对于刚开始学习刷牙的宝宝要选用2~3排，每排3~4束毛，平顶式的牙刷为好；刷头应较短窄，每束毛的间隙距离应较大，刷毛的软硬要适中，而且要磨毛的；应采用毛软一点的儿童牙刷。

最好选择保健牙刷，否则毛束间隙距离太小，不易清洁而易被细菌污染；刷头较大或刷毛较硬会刺破或擦伤宝宝牙龈。

买时让宝宝试着握持牙刷，看看是否好用。最好购买正规厂家生产的符合卫生要求的牙刷。

• 使用要点

最好能3个月左右换1支新牙刷。

保持牙刷的清洁卫生非常重要，否则，上面繁殖的大量细菌对身体及口腔卫生不利。刷牙后将牙刷用清水冲洗几次，甩干后头向上放置在通风干燥处，而不要将刷头置于漱口杯内，这样牙刷在潮湿的环境中易使细菌繁殖。

如果宝宝需要把牙刷带到幼儿园去使用，最好在牙刷的手柄上做上记号，以免与其他宝宝混用。

如果宝宝不喜欢刷牙，妈妈可以让他自己挑选有小动物头的牙刷和宝宝牙膏，对于2岁多的宝宝，可以让他模仿妈妈的动作来刷牙。还可以做互换游戏，让宝宝给妈妈刷牙，妈妈给宝宝刷牙。

三　鼓励宝宝自己穿脱衣服

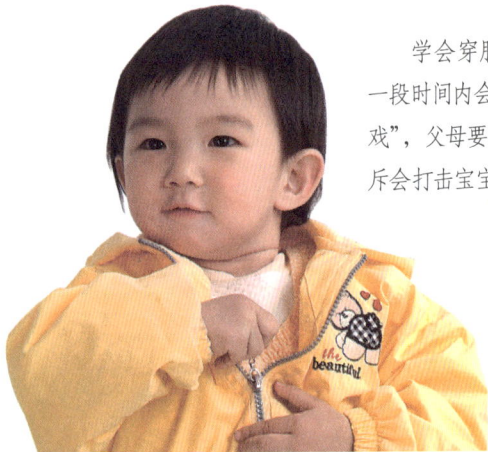

学会穿脱衣服的宝宝可能在一段时间内会特别热衷于这个"游戏"，父母要保持耐心，过分的呵斥会打击宝宝动手的意愿。

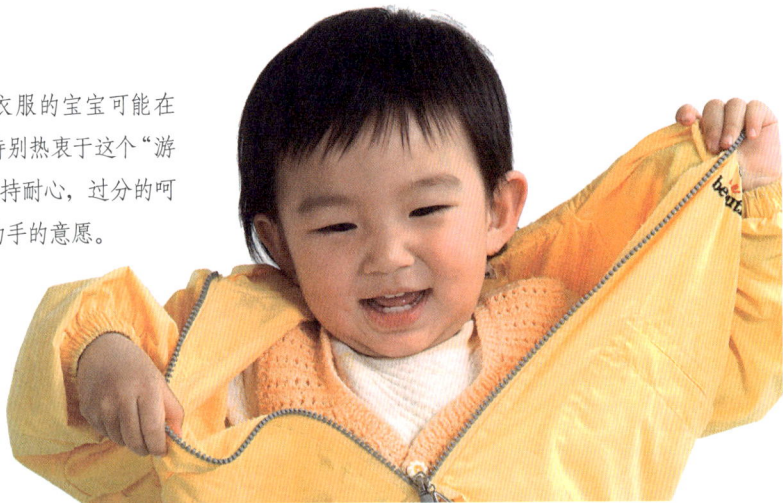

从宝宝满2岁开始，父母就应该鼓励宝宝自己穿脱衣服。

• 正确的态度和方法

开始宝宝可能穿不好，裤子穿反了或两条腿伸在一条裤腿里。有的宝宝着急，一次没穿好就没有兴趣了，甚至哭着不学了。在这样的情况下，父母要鼓励宝宝，穿不好重穿，要从容易到复杂。最好是从夏天开始，因为夏天穿的衣服简单，而且慢慢穿也不易受凉。夏天学会穿短裤、背心，随着天气的变化，渐渐增加衣服，这也就是渐渐学习的过程。

• 增加兴趣

为了增长宝宝自己穿脱衣服的兴趣，防止把衣服穿反，给宝宝买衣服的时候，可以买些有前后标记的衣服，如上衣胸前有他喜欢的小动物，裤子前面有口袋或膝盖上面有图案，使宝宝容易识别前后。

• 掌握方法

开始学穿脱衣服时，主要是教宝宝掌握基本的方法。如穿上衣，衣服的前襟朝外，双手提住衣领的两端，然后从头上向后一披，把衣服披在背上，再将手伸入衣袖；系纽扣时，先把两侧门襟对齐，从最下面的纽扣系起，以免错位。

教宝宝穿裤子时，先让宝宝分清前后，双手拉住裤腰，坐着将两腿同时伸进裤筒，当脚从裤筒中伸出时，便可站起来，把裤子往上一提，就穿好了。

脱衣服比穿衣服容易。如脱裤子，让宝宝双手拉住裤腰两侧，向前一弯腰，顺着把裤子拉到臀部下面，然后坐下来，把两腿从裤筒里退出来就行了。

四 正确对待宝宝的独占行为

当前，我国独生子女的问题日益增加，大多数人认为独生子女自私，独占行为强。

☺ 原因

• 与父母的教育有关

有的宝宝独占习惯是从小养成的。比如，有的父母去买东西，买回来看见宝宝说："宝宝，我给你买好吃的了。"这个"给你买"的概念一旦形成，买来的东西在宝宝看来就是自己的了，还给别人分什么，时间长了就养成了独占行为。

• 与父母的行为有关

2岁多的宝宝模仿性强，经常模仿父母做事情。有的家庭比较强调秩序，严格区分家人的私有物品，严格区分宝宝的日用品，不允许别人使用；还有的父母自己就不愿与别人分享合作，这些做法都会影响到宝宝的行为，强化宝宝对"我的"概念的理解。认为我的东西只能我来支配，我来使用，不愿与别人分享，慢慢养成了独占行为。

• 与家庭成员结构有关

现在的家庭中大部分是一个宝宝，从小没有兄妹和他分享东西，加上长辈对他的溺爱和迁就，慢慢地宝宝就养成了独占行为。

☺ 你可以做的

家庭生活中父母要从细微处培养宝宝与别人分享的行为，鼓励宝宝和小朋友一起玩耍，当宝宝把自己的东西分给其他小朋友时，父母要及时给予表扬。

吃东西时可让宝宝把吃的拿给爷爷、奶奶，大家一起分着吃。

2岁多的宝宝经常模仿父母做事情，如果父母不愿和别人分享合作，宝宝就会形成很强的独占行为。

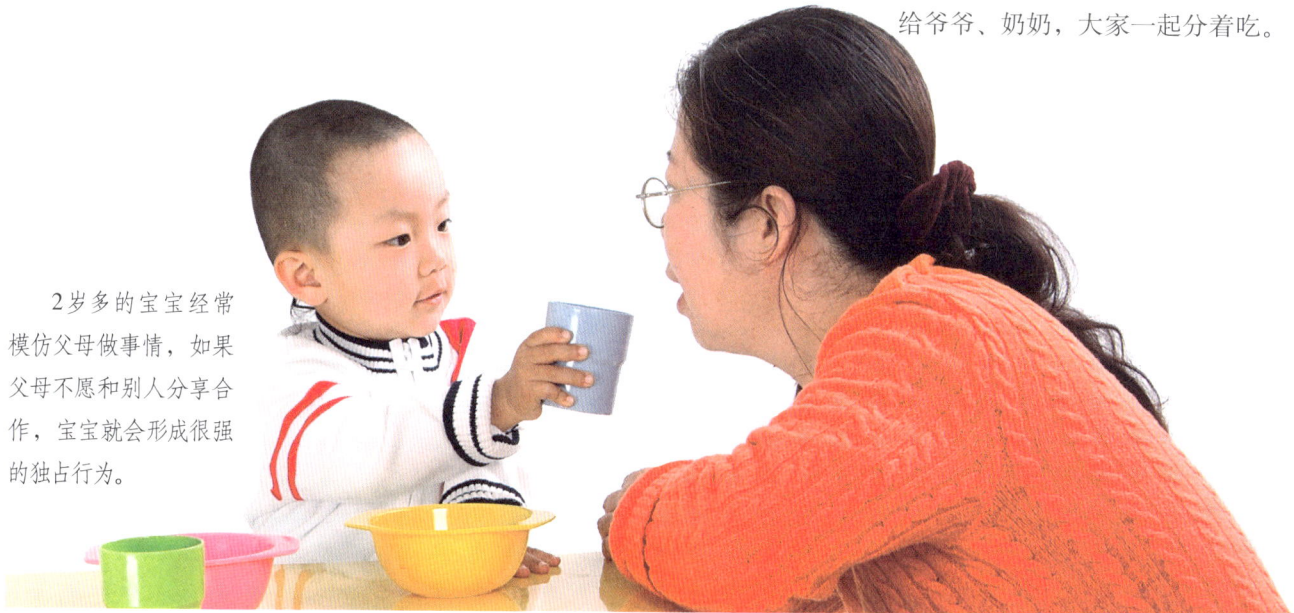

137

喂 养

一 良好饮食习惯的形成

要想宝宝身体好，必须从小就养成良好的饮食习惯，最好给他定出进餐规矩，及时纠正坏习惯，父母还要有正确的态度。

• 宝宝自己吃

从几个月大让他抱着奶瓶吃奶过渡到1岁拿杯子喝水，至1岁多就让他开始学习拿勺吃饭。自食引起宝宝极大的兴趣，是对食欲的强烈刺激。开始时宝宝拿勺吃，妈妈也拿勺喂，慢慢地宝宝能自己吃饱时，就不用喂了，到2岁半以后宝宝完全可以自己吃饱。

• 固定的位置

一定要让宝宝坐在一个固定的位置吃饭，不能让他跑来跑去，边吃边玩，否则进餐时间过长影响消化吸收。如果在饭桌上与父母一起吃，不要让他成为全桌人注意的中心，大家都吃得很香定会感染宝宝，增加他的食欲。

• 吃饭要有规律

父母要让宝宝定时进餐，定量进食。在条件反射的作用下，定时进餐可以提高摄食中枢的兴奋性，使吃进的食物有规律地消化和吸收，促进食欲。如果不按时吃饭，易造成消化功能紊乱，影响食欲。消化系统功能随年龄的增长而逐渐完善，宝宝在幼儿时期对食物质与量的耐受性较差，吃的饮食过量，会增加消化道的负担，很容易造成消化不良。

• 进餐时间要合适

不要太长，不要过快。当吃饭时间过长时，会使大脑皮质的摄食中枢的兴奋性减弱，消化液分泌减少，影响食物的消化和吸收。而进食过快，食物在口腔内还没有嚼碎就进入胃里，加重了胃的负担，从而导致消化不良。快食还会使食物呛入呼吸道，引起咳嗽、呕吐，影响进食量，而且不利于咀嚼器官的发育。

• 文明进餐

这是宝宝社会适应性的组成部分，包括吃饭时要安静，不能大笑和说话，更不能哭闹，专心致志进餐；饭前要洗手，吃饭时保持桌面干净，训练正确使用餐具；学会进餐时的文明礼貌用语等。

• 不要让宝宝独占食物

进餐时，餐桌上好吃的饭菜要按人分份，教育宝宝先给年长的盛，再给宝宝盛，懂得共同分享，礼让别人，防止宝宝养成一切自己优先，独占食物的不良习惯。

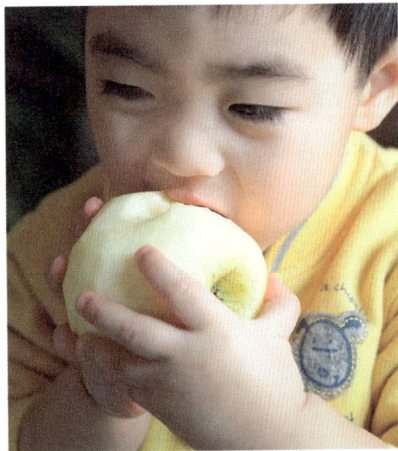

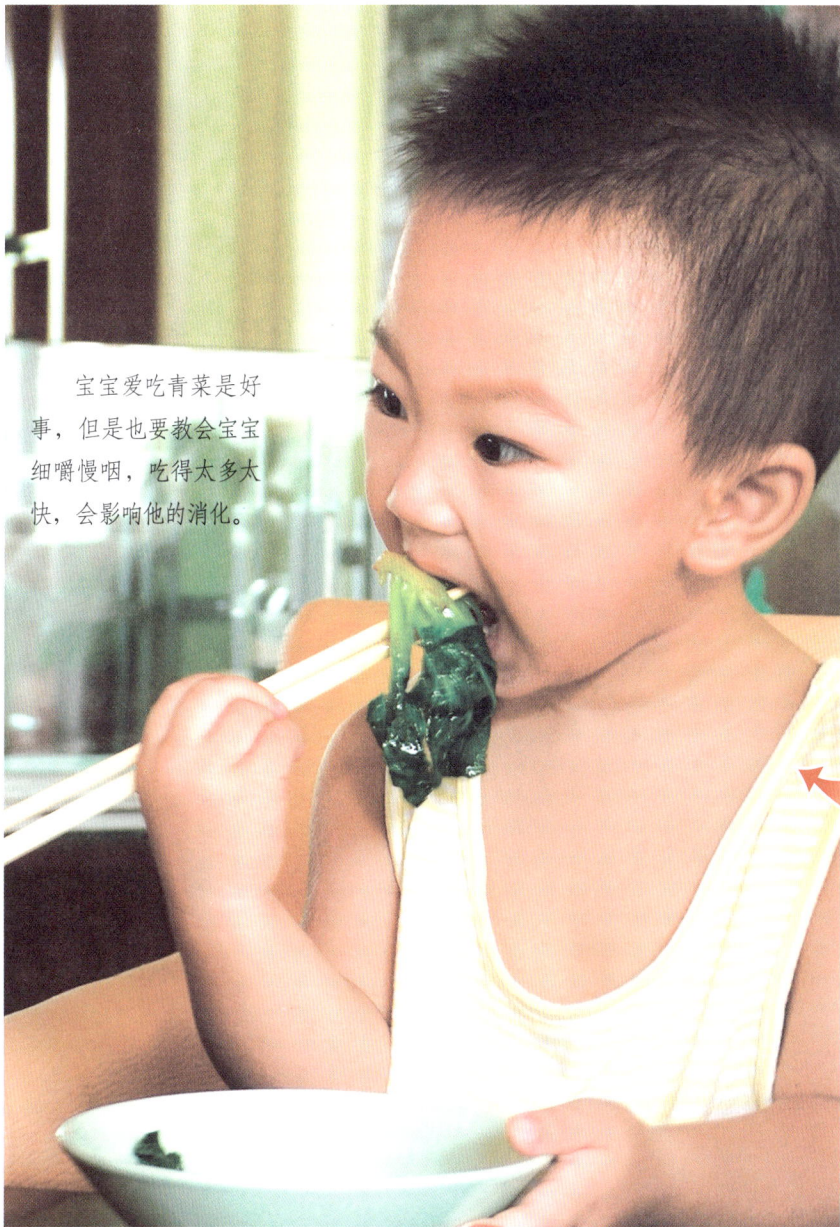

宝宝爱吃青菜是好事，但是也要教会宝宝细嚼慢咽，吃得太多太快，会影响他的消化。

- **少吃零食**

　　特别在饭前1小时不能吃零食，因为零食营养价值低，也影响宝宝的食欲。有些宝宝只吃零食不好好吃饭，造成营养缺乏症。

- **不许挑食、偏食**

　　如果宝宝不爱吃什么东西，要给他讲清道理或讲一些有关的童话故事（自己编的也可以），让他明白吃的好处和不吃的坏处，但不要呵斥和强迫。父母千万不要在饭桌上谈论自己不爱吃××菜，这会对宝宝有很大影响。

- **不要暴食**

　　爱吃的东西要适量地吃，特别对食欲好的宝宝要有一定限制，否则会出现胃肠道疾病或者"吃伤了"，以后再也不吃的现象。

　　吃饭时不要让宝宝边吃边玩，边吃边看电视，要专心致志。每次给宝宝少盛一些饭，让宝宝能够吃完，以免剩在碗里形成浪费粮食的习惯。

二 偏食的纠正

偏食是一种不良的饮食习惯，独生子女中多见，究其原因，多数是由于父母对宝宝的教育不当或过于溺爱引起的。为此要纠正宝宝的偏食习惯，首先应从父母做起。

• 做好榜样

在宝宝面前不要表示对某种食物的厌恶和不喜欢，采购食品时要力求品种多样化。

• 有意引起宝宝的饮食兴趣

如有些宝宝爱吃肉不爱吃蔬菜，则可以向宝宝讲蔬菜对人体的好处，并讲些与此相关的有趣故事，如吃青菜的小白兔长高了，也长得白白胖胖的，多可爱呀，以引起宝宝对青菜的食欲和兴趣。

• 食品烹调方法多样化

每顿菜种类不一定多，2~3种即可，但经常要用不同的方法做成花样不同的食物，尤其是宝宝不喜欢的食物，要做得色香味俱全，引起他的兴趣，或改变制作方法。如宝宝不爱吃白菜，可把白菜掺在他喜欢吃的肉里，做成饺子或包子，使宝宝慢慢适应。

• 注意饮食质量

饭菜的色香味俱全会大大增加宝宝的食欲。如果嫌麻烦，每天凑合着与父母一起吃，有些宝宝会养成对吃饭不感兴趣的毛病。

• 不要强迫宝宝进食

不要通过很多种办法强迫宝宝吃不愿吃的某种食品，可以用与这种食品营养相似的食品来代替，或过一段时间再让他吃，以免造成宝宝对某种食品的抵触情绪，甚至把吃某种食品当成一种负担和惩罚。

☺ 你可以做的

宝宝1岁半时就能用勺子试着自己吃饭，2岁多就可以学用筷子吃饭，这样可以锻炼宝宝独立生活的能力。用筷子还可以增进手肌肉的协同活动，有利于以后手技巧的进步。

• 不能剥夺练习吃饭的机会

宝宝在开始学吃饭时，由于神经系统发育未完善，吃饭时小手的动作还不协调，不能用筷子或勺把饭准确地送到嘴里，有时会洒到身上、桌上、地上。在这种情况下，有些父母怕宝宝弄脏衣服或吃不饱而一切代劳，干脆每顿给宝宝喂饭，不知不觉剥夺了宝宝自己练习吃饭的机会。结果本来能学会自己吃饭的宝宝也变得依赖父母喂饭，而不能自己独立吃饭。开始学吃饭，洒饭是正常现象，父母不要去责怪宝宝弄脏衣服了，吃得太慢等等。要给他锻炼的机会，慢慢纠正他的吃饭姿势。要鼓励宝宝同父母一起吃饭，让他模仿父母。

• 因势利导

如果宝宝洒饭不是技术问题，而是贪玩或习惯不好，父母可以给宝宝讲一个有趣的"小鸡吃米"的故事：毛茸茸的小鸡，肚子饿了，叽叽地叫，鸡妈妈给它衔来了米，一粒粒小米，它一颗也不肯丢掉，吃得干干净净。吃完了米还在草地上擦擦小嘴，接着又去玩了。鸡妈妈表扬小鸡是好宝宝，不浪费粮食，还讲卫生。通过这个故事让宝宝明白，不能浪费粮食，要把饭吃干净。以后宝宝就慢慢不洒饭了。

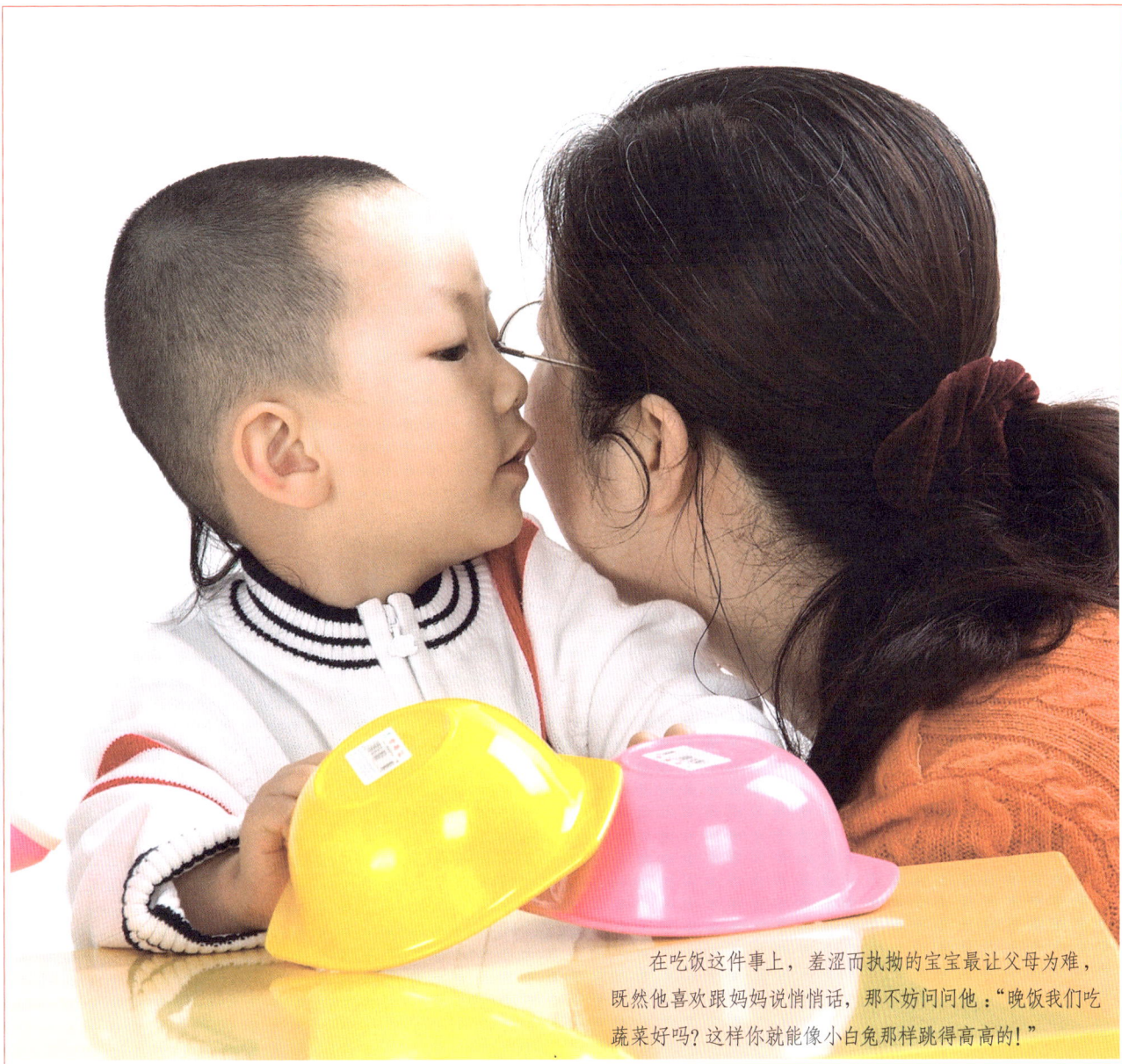

在吃饭这件事上，羞涩而执拗的宝宝最让父母为难，既然他喜欢跟妈妈说悄悄话，那不妨问问他："晚饭我们吃蔬菜好吗？这样你就能像小白兔那样跳得高高的！"

异常情况 ···○

一 出现口吃怎么办

90% 患口吃的人是从 2 岁开始的，这时宝宝急于讲话，一时张口结舌，把要讲的话重复几次。如果情绪紧张，这种情况不断发生就容易形成口吃。

主要原因

在宝宝学话时，父母操之过急，威吓逼迫宝宝说话，或突然打断宝宝说话，使宝宝精神紧张，引起口吃。

有些宝宝本来说话很好，喜欢模仿周围的人，若家中有说话口吃的人，宝宝经常模仿，久而久之，造成口吃。

讲话姿势不正常，如低头、眨眼、扮鬼脸等。

宝宝突然受到惊吓或打骂等精神刺激，诱发口吃。

你可以做的

在宝宝讲话时父母要耐心、和蔼地倾听，鼓励宝宝慢点说，或先想好了再说，使宝宝养成从容不迫的讲话习惯。

当宝宝说话不清时，父母不要取笑他，以免宝宝紧张害羞，不能勇敢地学说话。

培养宝宝的胆略、勇气和自信，多与小朋友及父母交流，多教宝宝练习朗诵、讲故事，使宝宝语言逐步流利，口吃也随着纠正。

二 吐字不清的原因及纠正方法

主要原因

宝宝的听觉器官异常：宝宝出生后通过听觉才能有正常的语言发育。任何年龄的宝宝听觉异常，即使是轻度异常，也会影响语言。对别人的语言辨别不清，错误地模仿，也可造成许多字音发不准。对这样的宝宝要进行早期诊治。

宝宝的发音器官有缺陷：舌是发音的主要器官，舌的动作很灵活，能做前后、上下等运动，严重舌系带短的宝宝舌不能伸出口外，因短的舌系带牵引，使舌尖部呈"W"形，也使得舌尖不能上翘接触上唇，发舌音（尤其卷舌音）时困难。因此要到医院检查，进行手术治疗，手术越早越好，以便及早纠正宝宝的发音。

你可以做的

对智力发育落后的宝宝，要进行思维能力与说话能力同步训练。创造良好的语言环境，多和宝宝说话，讲故事，一起听儿歌，多与周围小朋友交往，互相学习语言。

教宝宝复述故事，念儿歌，在日常生活中丰富宝宝的词汇，激发宝宝说话的积极性。

三 积极治疗龋齿

龋齿是牙齿硬组织逐渐被破坏的一种疾病。发病开始在牙冠，如不及时治疗，病变继续发展，形成龋洞，终致牙冠完全破坏消失。在日常生活中，不少父母认为乳牙反正迟早都要换成恒牙，有龋齿也无关系，乳牙掉了恒齿出来就没有龋齿了，不用去医院治疗。事实上并不是这样，龋齿部位下面正在成长的恒齿，由于受到侵蚀，往往也易于龋变而发生早期脱落。因此，早期治疗能终身受益。

你可以做的

2 岁到 2 岁半，宝宝 20 个乳牙大部分出齐，父母要带宝宝经常到医院检查牙齿，至少每半年检查一次，出现龋齿及时治疗。

乳牙要到 12~13 岁才能替换完，出现龋齿不治疗会影响咀嚼功能，妨碍食物的消化和吸收。

侵蚀乳齿的细菌和焦性葡萄糖酸会顺着龋洞渗入牙髓发展为牙髓炎、根尖周炎，会影响颌骨内恒牙的正常发育。

在换牙前，有些乳牙龋病严重以致脱落，使得恒牙萌出的位置改变而引起牙齿排列不齐，影响牙齿美观，故患龋齿要积极治疗。

治疗龋齿的同时，父母要指导宝宝天天刷牙，早晨起床后和睡觉前各刷一次，最好用含氟牙膏，它可以增强牙釉质中的抗酸能力。

控制甜食，平时不要吃过多的糖果，尤其是黏性甜食。

四 服用退烧药要慎重

日常生活中，很多父母看到宝宝一发烧，还未弄清楚病因，就自行给宝宝服退烧药，认为宝宝烧一退病就好了。

发烧也有好处

人类能维持体温恒定，确保机体产热和散热近于相等，靠的是中枢神经系统对内脏器官的"管理调节"机能。体温调节中枢位于丘脑的前视区，产热和散热靠神经介质。细菌、病毒、感染、组织损伤、烧伤等都可使体温升高。体温升高是机体对疾病的自然防御反应，可增强吞噬细胞的杀敌能力。

利于疾病的诊断：发烧的高低、热型还有利于疾病的诊断。一般情况下，医生要根据宝宝的年龄、发烧的程度决定是否给宝宝使用退烧药。有的疾病需要观察热型，才能做出正确诊断，如结核病、伤寒都有它特殊的热型。大部分疾病发烧都有一定规律，发烧只是一种现象，甚至是疾病给人们的一种信号。宝宝发烧到医院就诊，要按医生的吩咐治疗。在疾病未诊断清楚之前，退烧可掩盖症状，延误诊断及治疗。退烧只治标不治本，只能暂时退烧 4~6 小时，而不能阻止炎症的继续发展。并且退烧药有很多副作用，如导致粒细胞减少、过敏反应、凝血障碍等。

你可以做的

给宝宝使用退烧药一定要慎重，要根据病情、年龄，按千克体重计算用药，不要随便使用。如 38.5℃以下，最好采用物理降温的方法，如用冷水袋、冷毛巾敷头部，并多给宝宝饮温开水，这种方法不仅安全舒适，还可避免出大汗而消耗体液。

对于一些特殊病人要特殊对待，如容易出现高热惊厥的病人，一旦发烧就需要用退烧药，但服药后要马上到医院就诊。

简单的套叠游戏可以让宝宝了解大、小、高、低的概念，而且还能锻炼手部的精细动作能力，让宝宝更加心灵手巧。

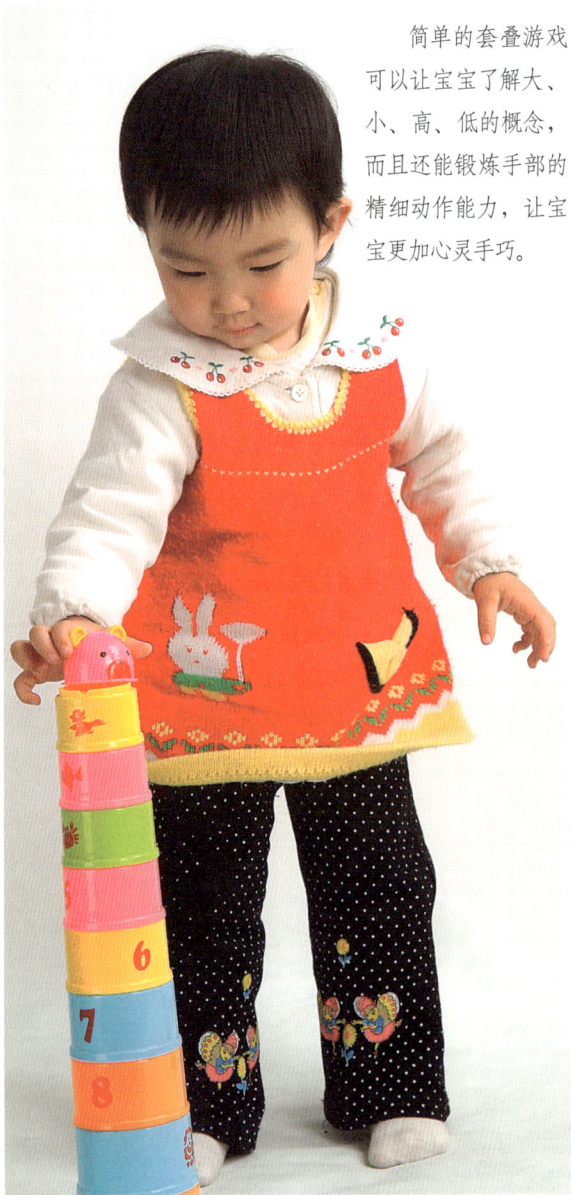

将套碗套起来后还要再挨个数数，小家伙可真仔细。准备带有数字的套碗，会让宝宝在套的时候容易掌握规律，还能强化数数。

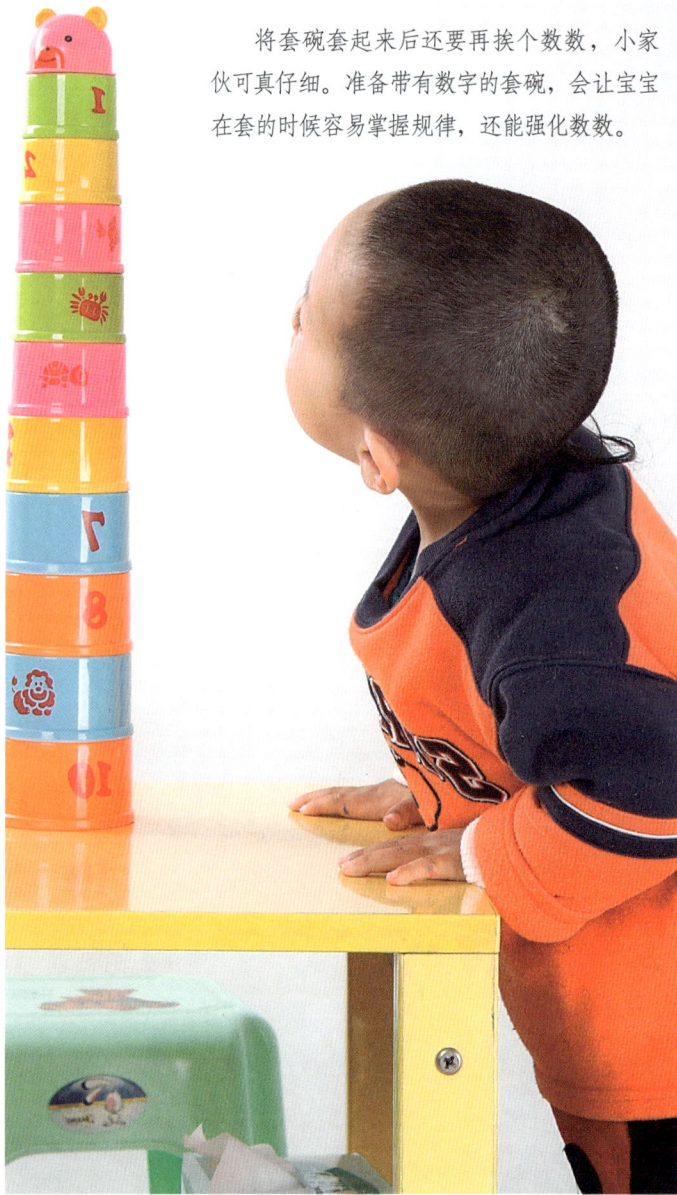

多元智能开发与情商培养 ·········· O

一 大动作能力训练

• 跳远

父母与宝宝相对站立，拉着他的双手，然后告诉宝宝向前跳。熟练后可让他独自跳远，并继续练习从最后一级台阶跳下独立站稳的能力。

• 踢球

用凳子搭个球门，父母先示范将球踢进球门，然后让宝宝试着踢，踢进去要给予鼓励。

• 跑与停

在跑步熟练的基础上，继续练习能跑能停的平衡能力。如对宝宝喊"开始跑，一、二、三停"，要反复练习。注意，父母要站在宝宝的前方，对宝宝易于扶停而不易摔倒。

二 精细动作能力训练

• 穿珠、画画

训练手的精细动作，如用尼龙绳穿珠子，用筷子捡菜，解系按扣等，要边示范边让宝宝学做，反复练习。会正确握筷子后，可以用筷子吃饭。诱导宝宝涂涂画画，如画直线、圆、曲线等。拼图是一种很好的手部精细动作能力的训练，父母可将一幅图如人头像或一个水果剪成两瓣或三瓣，让宝宝试着拼图。父母先示范，然后让宝宝模仿。

• 玩套叠玩具

套碗、套塔、套桶等，是一种按大小次序拆开和安上的玩具。父母可以示范指导宝宝按次序装拆，宝宝会聚精会神地自己尝试，既培养了专注能力，又学会了大小的顺序。宝宝通过用手操作，眼看实物一个比一个大，渐渐体会了数的顺序概念和空间感知能力。

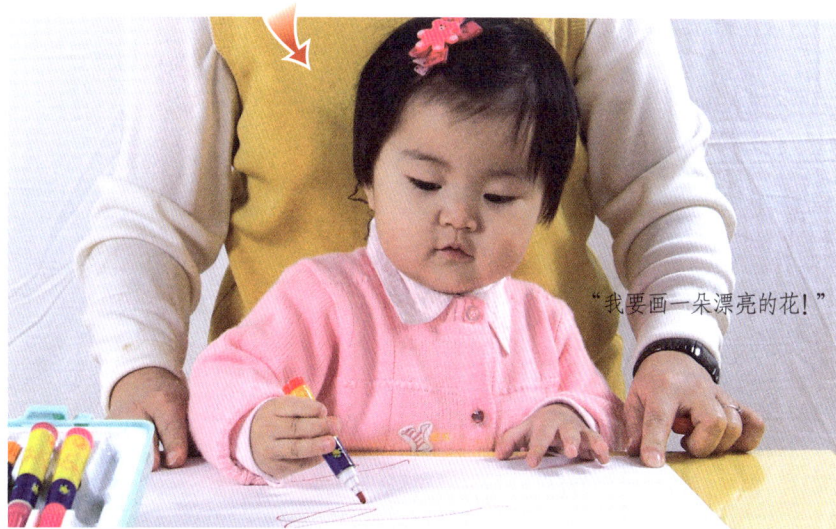

"我要画一朵漂亮的花！"

145

三 语言能力训练

• 记住家人的称谓

教宝宝记住家人的称谓，会说爸爸、妈妈的称谓。可以将家人的称谓写成12厘米见方的字卡，进行认名游戏，认对了，给予鼓励。

在宝宝面前用"你"来提问，用"我"来回答问题，如："这是你的鞋吗？"他可用"我的鞋"或"这是××的鞋"来回答。"你"、"我"是一种相对的概念，宝宝掌握起来有一定的难度，开始时有混淆现象，父母不要着急，一定要用简单的句子和具体的物品在日常生活中练习。这样宝宝就会在轻松的气氛中，无意识地记住。

• 说儿歌 / 听英语歌

教宝宝念儿歌，每首儿歌四句，每句3个字，听起来押韵，读起来朗朗上口，反复练习。要注意宝宝完全会背诵一首后再教新的。这样提高了宝宝的言语能力，增强了韵律感、记忆力，同时也激发了宝宝的学习兴趣。此时的宝宝可以多听英语歌，在戏耍之中锻炼语感。

• 猜声音

让宝宝听周围会发出声音的东西，如窗外的鸟，路上的汽车，家里的小动物或门铃、电话。听到这些声音时，问宝宝是什么东西发出的声音，答不出来就直接让宝宝边看边听，并一一告诉他。父母讲话的声音，走路的声音也可让宝宝辨识。

• 完整句

教宝宝说完整的句子，即包括主语、谓语、宾语的句子，如"我要上街"、"爸爸上班去了"等。并教宝宝学会使用一些简单的形容词，如"我要红色的上衣"、"我要圆的饼干"等。要注意这些形容词一定是简单、形象和宝宝生活中最常见的。

一只小鸟叫喳喳

一只小鸟叫喳喳，
两只青蛙叫呱呱，
三只小猪嘤嘤嘤，
四匹小马呱嗒嗒，
五个娃娃笑哈哈，
分吃一个大西瓜。

星星

一颗星，两颗星，
天上星星数不清。
一盏灯，两盏灯，
地上明灯数不清。
一颗星，一盏灯，
天上神话讲不尽。
一盏灯，一颗星，
地上故事讲不尽。

拉钩钩

你出手，我出手，
小拇指头拉钩钩。
拉钩钩，拉钩钩，
咱们都是好朋友。

放羊

马兰花，开山旁，
我帮爷爷放绵羊。
马兰花，花瓣长，
我采马兰喂小羊。
马兰甜，马兰香，
小羊吃了不找娘。
马兰绿，马兰黄，
秋天小羊变大羊。

四 认知能力训练

• 认识性别

结合家庭成员教宝宝认识性别，如"妈妈是女的，你也是女的"，逐渐让宝宝能回答"我是女孩"。也可以用故事书中图上的人物问"谁是哥哥？"，让宝宝辨认性别。

• 学数数

幼儿对物品大小和数量的认识是在对实物的比较中形成的。搜集大小质地不同的各类小物品，如纽扣、小瓶盖等，尽量让宝宝用眼看，动手摸，张口讲，通过多种感官参与活动，比较认识物品的大小和数量。还可配合教点数，如口读"1"，手指拨动1个物品，读"2"，用手指再拨动1个小物品，读"3"，再拨动一个物品，教点数1~3。学拿实物"给我1个苹果"等。

• 长短与多少

用两支长度不同的铅笔让宝宝分辨哪支长，哪支短。再辨别筷子、绳子、辫子、裙子的长短。结合生活实际，如分苹果，让宝宝懂得多少和大小，和父母比个儿知道高矮，翻书知道厚薄等。

• 前后和上下

让宝宝将两手放在身体前面和后面，或把物品放在身前和身后，使宝宝明白前后。然后让宝宝将物品分别放在桌子上面或下面，练习分辨上和下。

• 学习物品属性

对物品属性的认识，是通过生活实践获得的。宝宝最喜欢认水果、点心的名称，也渐渐学会饭菜的名称，知道这些都能吃。宝宝认识自己的玩具名称，知道玩具不能吃。最后才学会生活用具和衣服的名称，将用的和穿的分开。

妈妈可以根据卡片上的图画，给宝宝讲一讲下雨的样子，告诉宝宝下雨的时候我们要打雨伞，要穿小雨靴，让宝宝把卡片和实际生活联系起来。

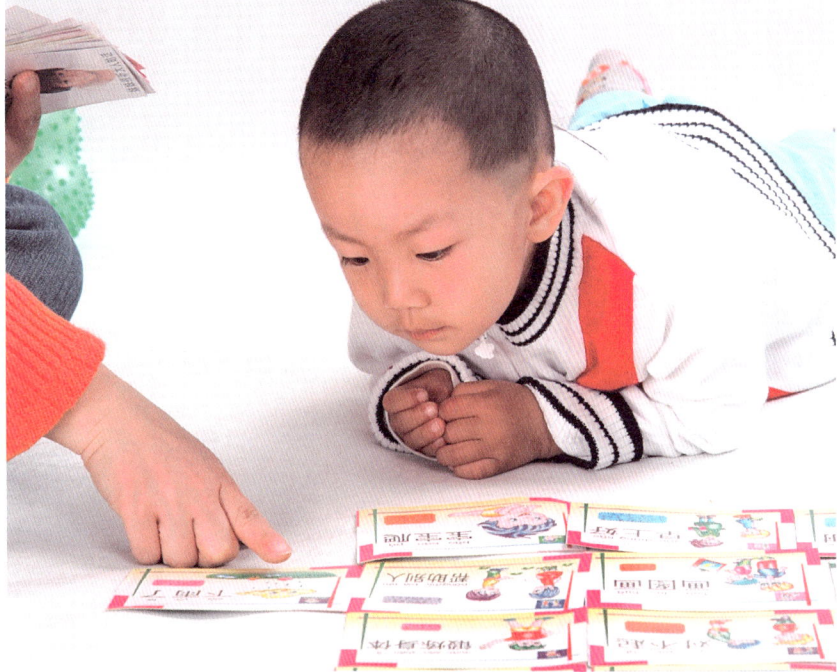

五 情绪和社交能力训练

• 认识环境

继续培养宝宝认识居住的环境。先让他认识家门，再让他熟悉能通向家门的几条道路，逐渐会认门认路，能顺利找到家。认识附近的副食店、百货店、医院及父母常去的地方，再顺利地回家。

• 广交朋友

鼓励宝宝与小朋友交往。选择小朋友团结友爱的童话故事讲给他听，告诉他不打人、不咬人、不哭闹是好宝宝，让他知道和小朋友一起玩时，友好相处才是好宝宝。

六 生活自理能力训练

• 学穿鞋袜

宝宝会穿无跟袜，将袜子套到脚上，但不会拉正后跟。宝宝会将鞋穿到脚上，但分不清左右，需要父母提醒。要鼓励宝宝自己穿鞋袜，父母可以提醒他学习分辨左右，千万不要包办代替。

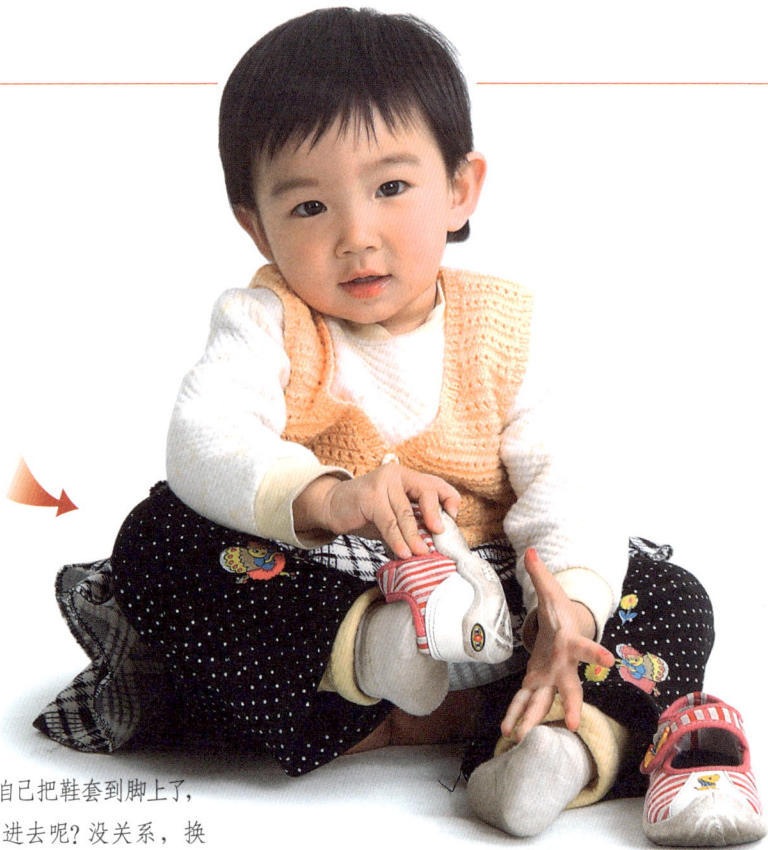

宝宝真棒，都会自己把鞋套到脚上了，不过是不是感觉套不进去呢？没关系，换另一只试试，你肯定能套进去的！

七 智能发展测评

分类	项目	测试方法	通过标准	出现时间
大动作	跳远	给宝宝示范双脚立定跳远，鼓励宝宝跳	双足离地跳远后能站稳	第◯月第◯天
	跑步能停	父母对宝宝喊"开始跑、一、二、三停"	能平稳停止	第◯月第◯天
精细动作	拼图	先示范，然后将拼图打乱，鼓励宝宝自己拼出	可于2分钟内拼出	第◯月第◯天
	夹枣	示范用筷子夹红枣到盘子里，然后鼓励宝宝自己夹	能夹1~2颗	第◯月第◯天
言语	说整句	让宝宝说出包括主、谓、宾语的完整句子，如"我要去动物园"等	会说	第◯月第◯天
	说名字	结合简单的日常生活中的问题，让宝宝具体回答，如"这件衣服是我的"	会说	第◯月第◯天
认知	认性别	结合家庭成员问宝宝，如"妈妈是女的，你也是女的"，然后问宝宝"你是男孩、女孩"	回答"我是女孩"	第◯月第◯天
	相反概念	结合日常生活提问"大小"、"多少"、"高矮"、"长短"等相反概念	会分4组以上	第◯月第◯天
行为	表示喜怒	在适当的场合，观察宝宝的情绪反应	会用声音表示喜怒	第◯月第◯天
生活自理	穿鞋袜	鼓励宝宝自己穿鞋袜	会穿鞋但分不清左右	第◯月第◯天

玩具箱

名称	品质要求与使用方法
笤帚和簸箕	给宝宝笤帚和簸箕，让他帮助你做家事。别忘记热情地表扬他的努力
玩具厨房	把两圈红纸贴到翻转的盒子上，做成一个炉子。用圆的纸筒做成小平底锅，给宝宝小桌子、塑料刀叉、儿童碗及其他塑料器具。为宝宝拼制一个玩具厨房。给他一个塑料碗和一块布，让宝宝"洗碗"
剪刀	2岁多的宝宝可以玩安全剪刀(全塑料制品，不会伤及宝宝手指)，让宝宝试着沿一条线剪，用另一只手移动纸，或从杂志上裁剪下画面

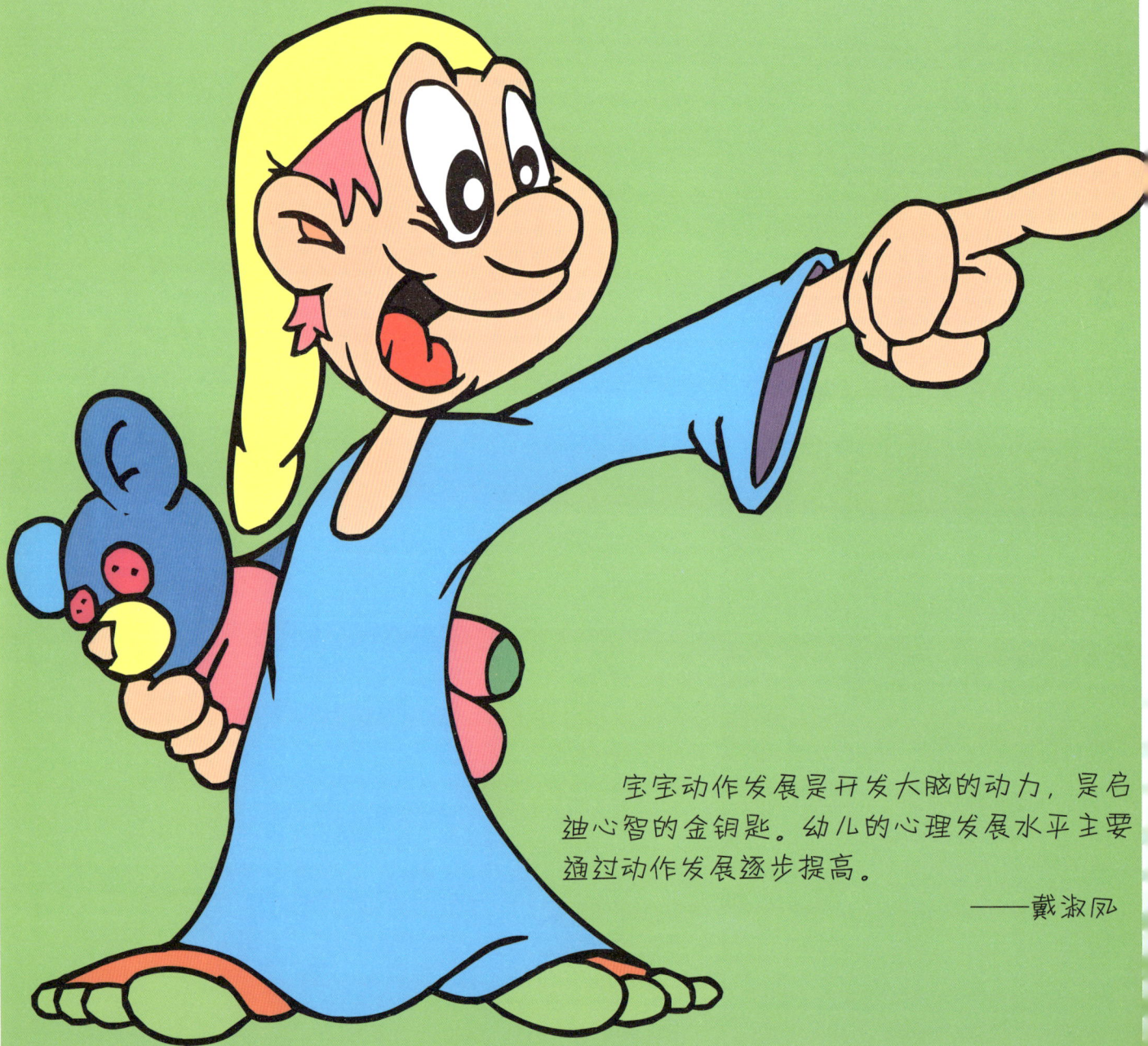

宝宝动作发展是开发大脑的动力，是启迪心智的金钥匙。幼儿的心理发展水平主要通过动作发展逐步提高。

——戴淑凤

2 岁
4~6 个月

◎ 让宝宝有充分做运动的时间，使动作能力更加协调。

◎ 有计划地开展玩泥塑、拼插造型、涂涂画画、摆弄积木等活动，以促进手—眼—脑的协调能力，开发创造性思维。

◎ 教宝宝理解前后、左右、多少、长短、高矮、快慢等概念。

◎ 从听故事到学习故事中的关键汉字，开展"汉字游戏"。

◎ 配合儿歌读数字，结合实物学数数。

◎ 培养宝宝的独立意识、自尊心、自信心、同情心以及自控能力。

◎ 让宝宝广交伙伴，学习与人交往，促进语言发展。

生长发育

男 | 第三十个月的体重 [　　] 千克（正常范围 14.28±1.64 千克）
第三十个月的身长 [　　] 厘米（正常范围 95.4±3.9 厘米）
第三十个月的头围 [　　] 厘米（正常范围 49.3±1.3 厘米）

女 | 第三十个月的体重 [　　] 千克（正常范围 13.73±1.63 千克）
第三十个月的身长 [　　] 厘米（正常范围 94.3±3.8 厘米）
第三十个月的头围 [　　] 厘米（正常范围 48.3±1.3 厘米）

养护

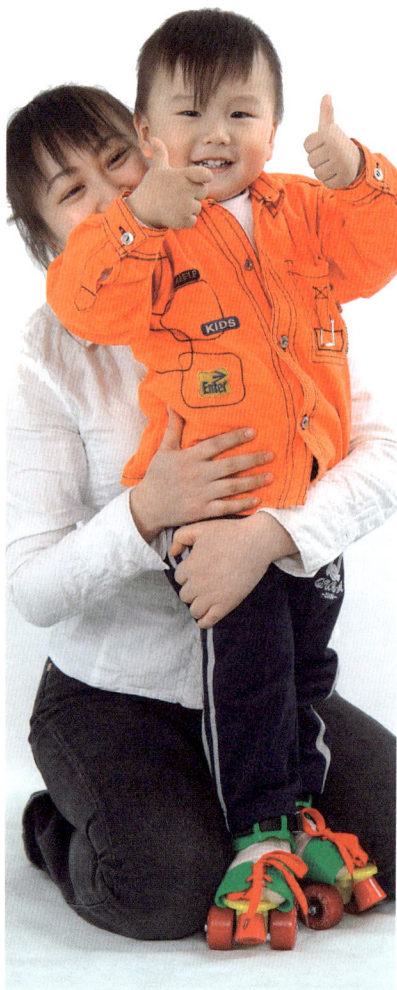

一 表扬宝宝的艺术

表扬是父母与老师常用的一种鼓励宝宝的方法，用这种方法肯定宝宝的优点，鼓励宝宝进步，效果很好。表扬要讲方法，讲艺术，通过表扬使宝宝增强分辨是非的能力，并不断上进。

• 该表扬得表扬

宝宝做出值得表扬的事情才能给予表扬，这样才能给宝宝留下深刻印象。

• 表扬要具体

父母应特别强调宝宝令人满意的具体行为，表扬得越具体，宝宝对哪些是好行为就越清楚。比如，两个小朋友在一起玩耍，一个小朋友摔倒了，爬不起来就哭了，另一个小朋友跑过去把他扶起来，帮他拍净身上的土，把小朋友送回家。如果父母说你今天真乖，宝宝往往不明白"乖"是指什么。你可以这样说："你今天把小朋友扶起来送回家，做得很好，妈妈很高兴，以后和小朋友在一起玩耍，就像这样互相关心、互相帮助。"用这种方法既表扬了宝宝，又培养了宝宝关心别人，助人为乐的良好品德。

• 要及时表扬

如果宝宝做了某一件好事，父母就应立即表扬，不要拖延。否则，时间过长，宝宝对这个表扬不会留下什么印象，更不能强化好的行为。

• 表扬奖励相结合

宝宝表现得好，可以适当地给一些精神奖励和物质奖励，如给宝宝讲一个有趣的小故事，或给一个小玩具、小食品等，以鼓励宝宝继续努力。

二 宝宝胆小、怯懦的原因

在日常生活中经常遇到一些宝宝，见生人就哭，不敢自己去做事，处处需要父母陪着，我们平时称这种宝宝为"胆小鬼"。

• 与家庭环境有关

有些宝宝生活范围很小，平时只生活在自己的小家庭里，从小由爷爷奶奶照看，老人很少带宝宝出去玩，接触外人少，使宝宝依赖性较强，不能独立地适应环境。这样的宝宝一见生人就躲藏，生人一抱他就哭闹，如果送幼儿园，碰上新环境、新老师更是胆小。

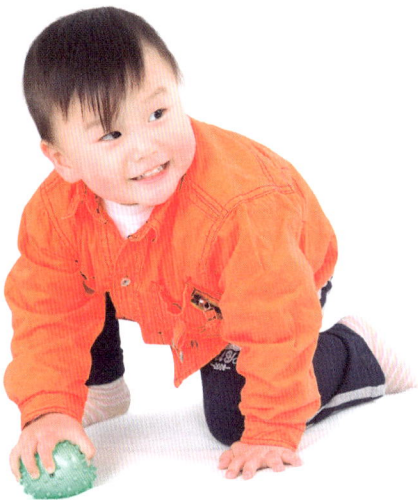

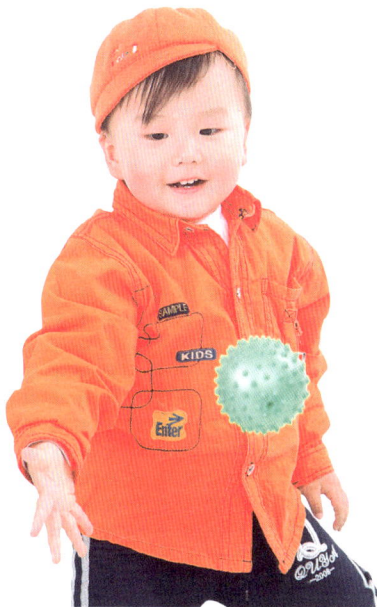

• 家庭教育方法不当

有些宝宝在家里不听父母的话，在哭闹或不好好吃饭时，父母常用宝宝害怕的语言来吓唬他，说"你再哭我把你扔在外面让老虎吃了你"；有的宝宝不睡觉，父母藏在门后学老猫叫；有时宝宝想玩泥，父母怕宝宝弄脏衣服，说"泥里有虫子咬你的手"。用这些方法恐吓宝宝，会使宝宝失去安全感，从而造成胆小怯懦。

• 对宝宝限制过多

如到公园里去玩耍，不让宝宝去爬山，恐怕摔下来；不让宝宝去湖边玩，怕掉下去等等。使得宝宝丧失了从尝试与实践中获得知识、取得经验的机会，这也造成胆小、怯懦。

对于胆小、怯懦的宝宝，随着年龄的增长，只要让他多接触外界的事物，多认识世界，多与小朋友交往，并鼓励他去探索与尝试，就能从实践中培养他的勇敢精神。

• 与触觉防御过度有关

皮肤的神经末梢是触觉感受器官，大脑对来自皮肤的信息的反应达到协调，幼儿才能活泼开朗，善于社交。剖腹产的宝宝和保护过度的宝宝，往往由于触觉防御过度，而表现出胆小怯懦、情绪波动、不合群等。

三 2~3 岁宝宝意外多

幼儿时期年幼无知，缺乏独立生活能力，各种感知及动作能力发育尚未成熟，识别危险的能力差，更没有自身防卫能力，加上好奇心理、活泼好动等，在玩耍和日常生活中，往往由于父母的一时疏忽，而发生意外事故。

这个年龄段宝宝容易发生的意外有：

宝宝在玩耍中很容易摔伤、扎伤面部、口唇、手、膝等部位；

宝宝在玩耍中往往从高处滑落，从阶梯上翻下来，往往造成头面部外伤及四肢骨折；

在水边玩耍，宝宝喜欢玩水，看水中的影子，父母照顾不到，宝宝容易跌入水中，发生溺水；

宝宝好奇心强，在家里喜欢蹬着椅子爬上窗台，看看外面的世界或与楼下的小朋友打招呼，往往容易坠楼；

宝宝容易发生药物中毒，有些剧毒药品，父母存放不当，宝宝易误服引起中毒；

宝宝在白齿未完全萌出前吃整粒瓜子、花生、豆子及带刺、带骨、带核的食物，容易发生气管或食道异物，特别是边吃边玩时极易发生危险；

由于好奇心的驱使，宝宝总想用小手指去摸一下墙上的插座孔，看里面有什么秘密，或者去摸灯泡看为什么发亮，容易发生触电。

☺ 你可以做的

为了防止宝宝发生意外事故，要根据以上原因做好预防工作。

在日常生活当中，父母要照顾好宝宝，尤其是对幼儿时期的宝宝，必须做到放手不放眼，放眼不放心。

2~3岁的宝宝好奇心强，在玩耍时容易摔伤、扎伤，父母要照顾好这个时期的宝宝，防止发生意外。

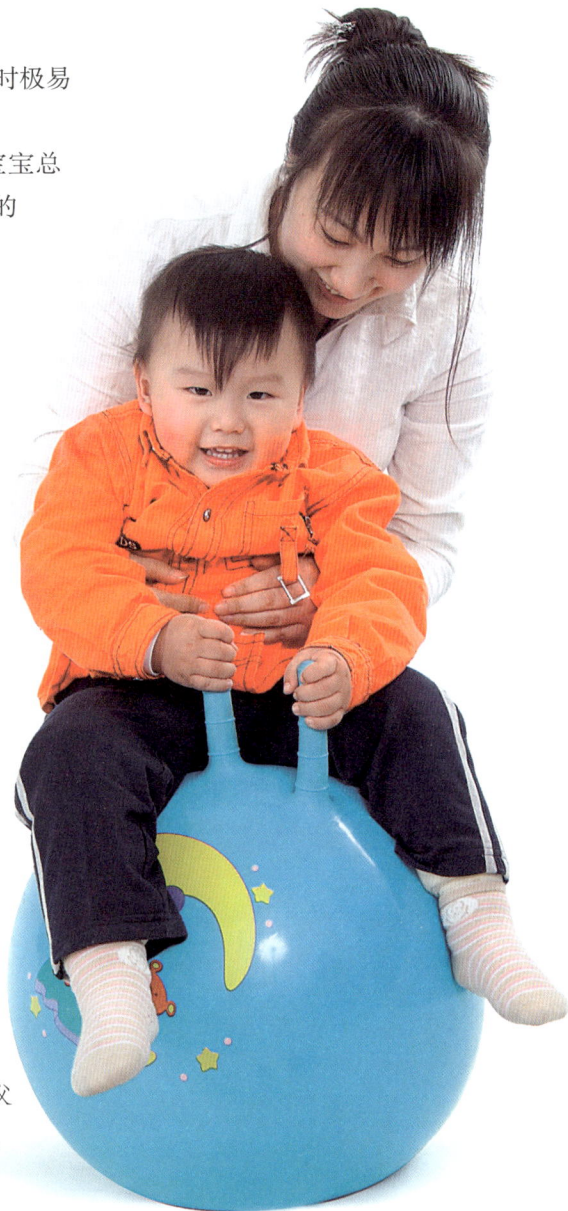

四 宝宝咬人怎么办

宝宝都喜欢和自己年龄相仿的小朋友一起玩耍，然而却往往发生口角和争执，甚至会发生你咬我一口，我抓你一下的事情。

• 玩耍中的争夺

有时自己的宝宝和别的小朋友玩耍时，互相争夺东西，互不相让，急了就咬人，想用这种办法赢得胜利。这是一种不良行为，不论咬伤了谁，都会使宝宝肉体和心灵受到伤害。

在这种情况下，家长首先要立即制止，并要告诉宝宝咬人是不对的，会把小朋友咬伤。

• 受到招惹

有些成人或大宝宝故意招惹宝宝，而宝宝知道自己的力量薄弱无法战胜他们，于是采取咬人的方法来回击，以保护自己。

对于这种情况，父母要更用心地去看护宝宝。

• 缺乏关注

还有些宝宝是心理因素，他可能总是感到达不到父母的要求，或是很少得到父母的关注、支持和鼓励，感觉父母不喜欢他。这种缺

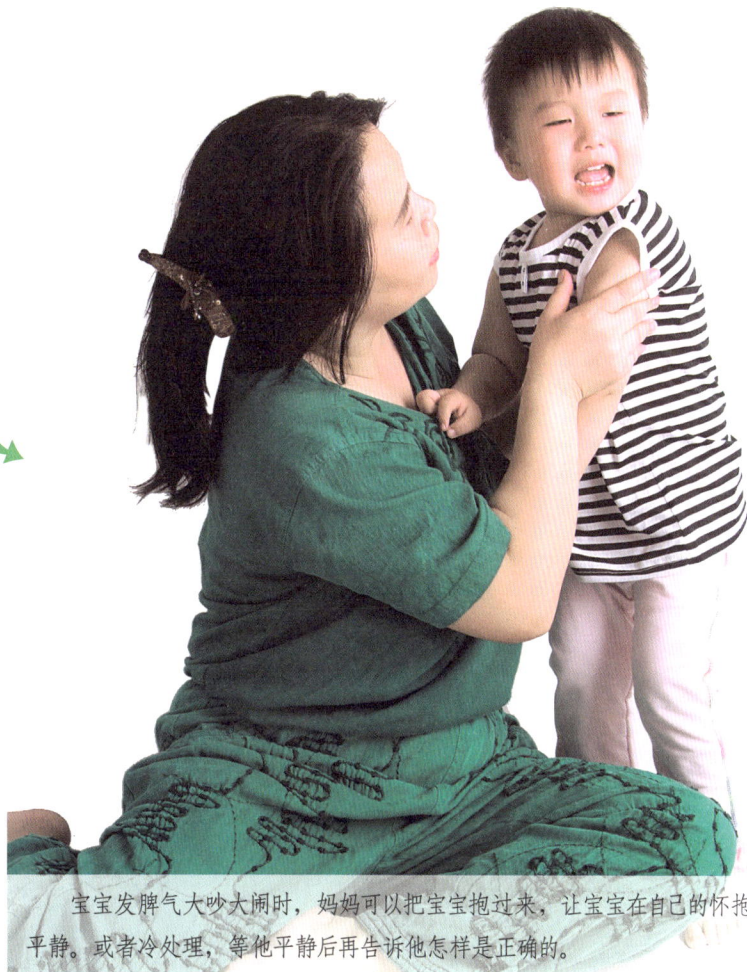

宝宝发脾气大吵大闹时，妈妈可以把宝宝抱过来，让宝宝在自己的怀抱中慢慢平静。或者冷处理，等他平静后再告诉他怎样是正确的。

乏被爱的感觉使他去咬别人，发泄自己的情绪。

遇到这样的情况，父母就要改变自己对宝宝的教育方法，不要过高要求宝宝，根据宝宝的实际情况加以帮助和鼓励，使宝宝树立自信心，解除心理障碍，并使他认识到咬人的不对。

五　注意交通安全

• 马路上的危险

宝宝生理发育不成熟，很难躲避路上飞驰的汽车。交通意外伤害，无论是发生率还是死亡率均为意外伤害中的第一位。

☺ 你可以做的

父母榜样的力量是无穷的，遵守交通规则最重要。

告诉宝宝没有父母带领时不能自己过马路，过马路时必须走人行横道，如果有过街天桥或地下通道，就一定要走过街天桥或地下通道。及早让宝宝认识红、绿灯等交通安全标志。

带宝宝过马路，绿灯时注意左边没有车辆再过马路，注意有无特种车辆（如警车、救护车等）急行通过路口。在横穿马路时不要急跑，宁可多等一会儿，也不要为抢时间而带来毁灭性的灾祸。

千万不要带着宝宝或让宝宝翻越马路中间的隔离栏，或过马路时边走边玩。

• 如果不幸已经发生

最重要的是要沉着应对，立即向110和122报警，并获得120或999的急救。

不要移动受伤的宝宝，尤其不要扭曲宝宝的身体，检查宝宝心跳和呼吸，如无心跳和呼吸要立即进行心肺复苏。如宝宝出血，尽快止血，嵌入玻璃时不能轻易取出。

宝宝受伤后，绝不能把宝宝交给素不相识的司机拉走。

发生车祸时，无论伤势多么轻微，也一定要到医院检查。

• 乘坐公共汽车时应注意

乘坐公共汽车外出方便快捷，可是在公共汽车上常发生宝宝被挤伤、夹伤、摔伤等意外，父母要注意乘车安全，尽量避开安全隐患。

☺ 你可以做的

在出门前计划好乘车路线和时间。车厢内空气质量差，尽量避开上下班高峰时乘坐公共汽车。

千万不要背宝宝上车，否则车门一关，容易将宝宝的头夹在两扇门之间，造成头部夹伤。

上下公共汽车时最易夹伤宝宝的手，尽量环抱宝宝腋下上下车。

上车后让售票员注意到有小宝宝。独自坐在公共汽车座位上，尤其是单独坐在第一排，要让宝宝坐在位子上，扶好扶手。

注意急刹车，避免把宝宝摔伤。

车上不要吃零食。车上吃零食不仅影响环境卫生，还容易被糖、果冻等小食品呛到气管内。

乘车时不要和司机交谈，即使司机是宝宝的亲人。

乘车发生车祸或着火等意外事件时，听从司乘人员指挥。

平时教给宝宝安全乘车的常识，教育宝宝乘坐公共汽车时不要把头、手伸出窗外，不要在车里打闹、攀爬。乘车时也不要忘了常叮咛。

自驾车要配有儿童专用汽车座椅。

• 自行车

父母用自行车带着宝宝外出，有的让宝宝侧坐在横杠上，有的让宝宝坐在后座上，有的甚至让宝宝蹲在车筐里，很容易发生宝宝手被夹伤、脚被绞伤、摔落等危险。

☺ 你可以做的

及早准备好自行车护网，检查座椅的各种螺丝是否安装牢固。

把安全带系上，让宝宝扶着座椅把手，脚放在安全、合适的位置，并提醒宝宝手脚的安全。

骑车时速度不可过快，并要和宝宝说说话，防止宝宝睡着。一旦宝宝出现睡意，要马上回家。

夹手或绞脚后不要责备宝宝，及时用热水敷血肿部位，不要揉脚，避免导致出血加重。

表皮损伤的，可用红药水涂擦，敷上消毒纱布。有青紫的血肿，但皮肤没有破损，应马上用冷水做局部冷敷，使局部毛细血管收缩。

不要让宝宝侧坐在自行车架的横梁上，这样坐着下身稍微扭转，久而久之容易导致脊椎骨扭曲变形。另外，因下肢血管受压，血液流通受阻，会影响宝宝下肢发育，冬季还易冻伤。

自行车行驶时的震动通过脊椎骨迅速传给大脑，会对大脑产生不良影响，所以，太小的宝宝不适合坐自行车，如果不能避免则要注意坐的时间不要太久。

• 飞机

宝宝搭乘飞机外出的机会越来越多，但宝宝因为中耳、耳咽管等比较敏感，易造成耳朵不适、晕机等，飞机上的安全不容忽视。

☺ 你可以做的

如宝宝须独自乘飞机，应在购票时提出申请并填写申请单，交由服务人员办理。

与宝宝同行需要有耐心，先制订好计划并注意安全问题。

提前检查宝宝身上是否带有危险品。

不要抱着宝宝一起系在安全带中，要使用飞机上能够固定的专用宝宝座椅或者为宝宝买单独座位，系好安全带。

经常适量地给宝宝喝水，在起飞和降落过程中让较小的宝宝吸吮奶嘴以减轻宝宝的不适。发生耳朵不适时，父母可引导宝宝鼓气、吞口水等方式适应。

飞机在起飞和降落的时候最易发生危险，因此起飞时应该花几分钟仔细观看安全须知录像或乘务人员的演示，以保证碰到紧急情况时心中有数。意外发生时，要听从乘务人员的指挥。

宝宝其实都不太适合搭乘飞机，不少航空公司规定宝宝必须出生满14天后才能登机，以免呼吸器官无法适应。

喂养

一　家庭应有公用筷和勺

　　为了预防传染性疾病，在我们日常就餐时，餐桌上应有公用的筷子和勺子，以供夹菜、添饭、盛汤时公用。这样可保证宝宝的饮食安全和卫生。

　　家庭实行公用筷和勺的方法简单，就餐时使用公筷及公勺将饭菜盛在自己的碗和盘中，要求每人都要把自己碗和盘中的食物吃干净。给宝宝盛饭菜时不要太多，以免剩在碗里。鼓励宝宝自己洗干净自己用的碗筷和盘子，养成从小自己清理自己东西的习惯，同时也避免交叉感染。

　　在家庭中实行公用筷和勺，是预防各种呼吸道及消化道传染病的好方法，应该推广。

给宝宝盛饭菜时不要放得过多，鼓励宝宝自己用自己的碗筷，自己清理自己的剩菜剩饭。

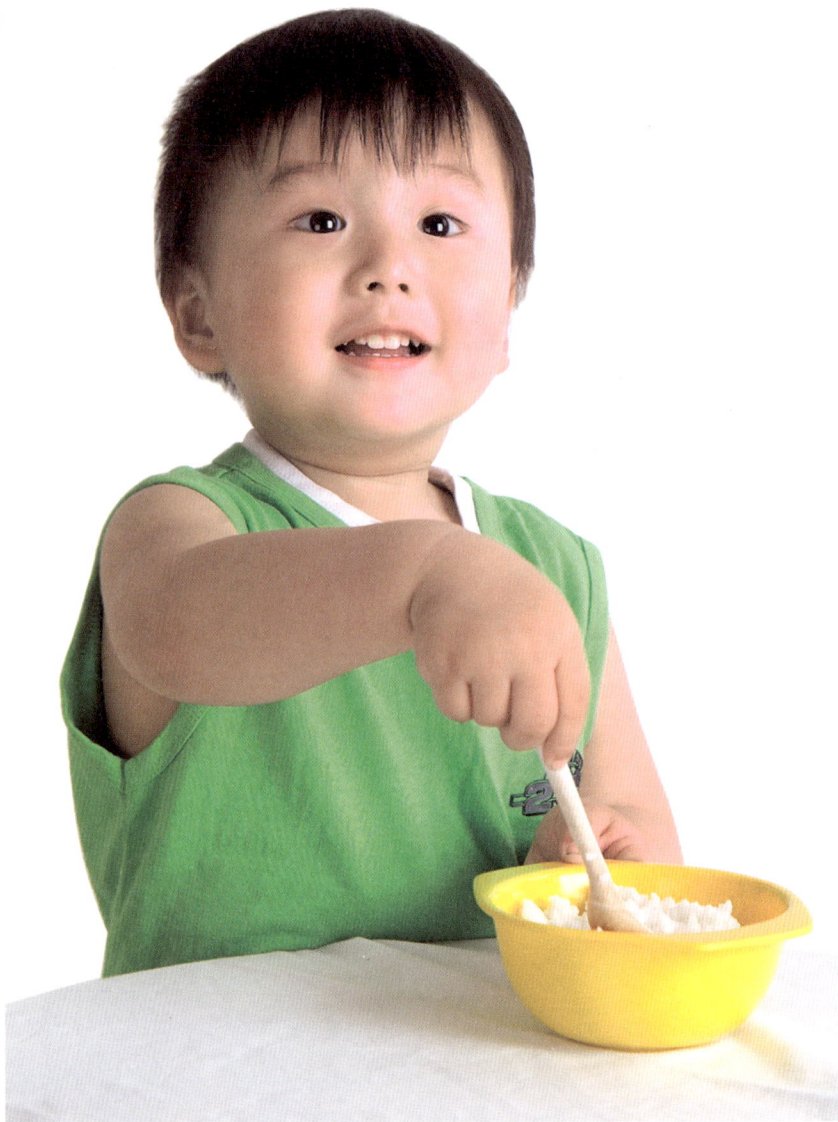

☺ 你可以做的

• 让宝宝练习用筷子

宝宝开始拿筷子吃饭，小手动作可能不太协调，操作起来较困难，父母可以先让宝宝做练习。方法是：父母给宝宝准备一双小巧的筷子、两个小碗作为玩具餐具，父母坐在桌子旁边和宝宝一起做"游戏"，开始让宝宝用手练习握筷子。用拇、食、中指操纵第一根筷子，用拇、中和无名指固定第二根筷子，同时父母也拿一双筷子在旁边做示范。

• 游戏练习

练习用筷子夹起花生和纸包的巧克力豆。可以将花生和纸包的巧克力豆放在一个小碗里，让宝宝用筷子把它们夹到另一个小碗中，夹在碗外的不算，把夹到碗中的作为奖品，以提高宝宝练习的积极性。

经过多次练习，基本熟练以后，在吃饭时给宝宝准备一双筷子，让他同爸爸、妈妈一样都用筷子吃饭。

但用餐时要注意，不要让宝宝拿着筷子到处跑，以免摔倒扎伤宝宝的嘴。

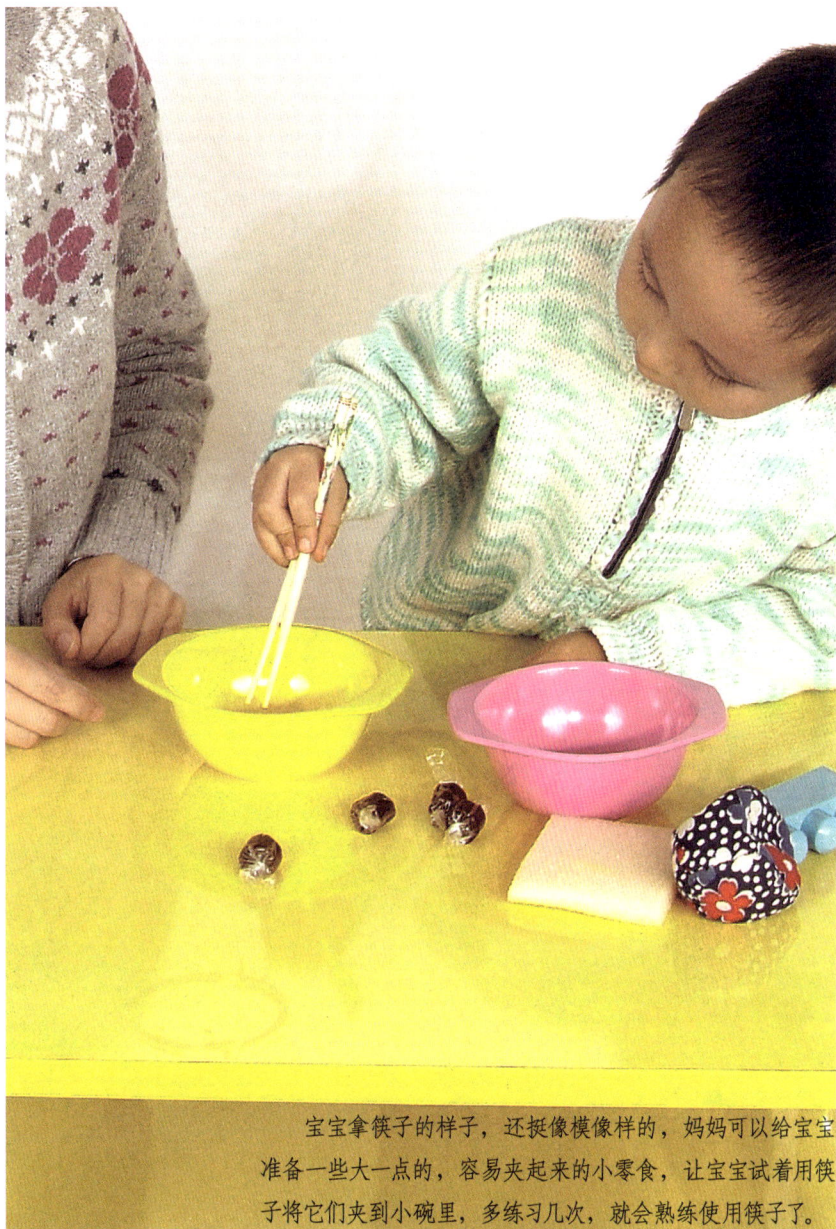

宝宝拿筷子的样子，还挺像模像样的，妈妈可以给宝宝准备一些大一点的，容易夹起来的小零食，让宝宝试着用筷子将它们夹到小碗里，多练习几次，就会熟练使用筷子了。

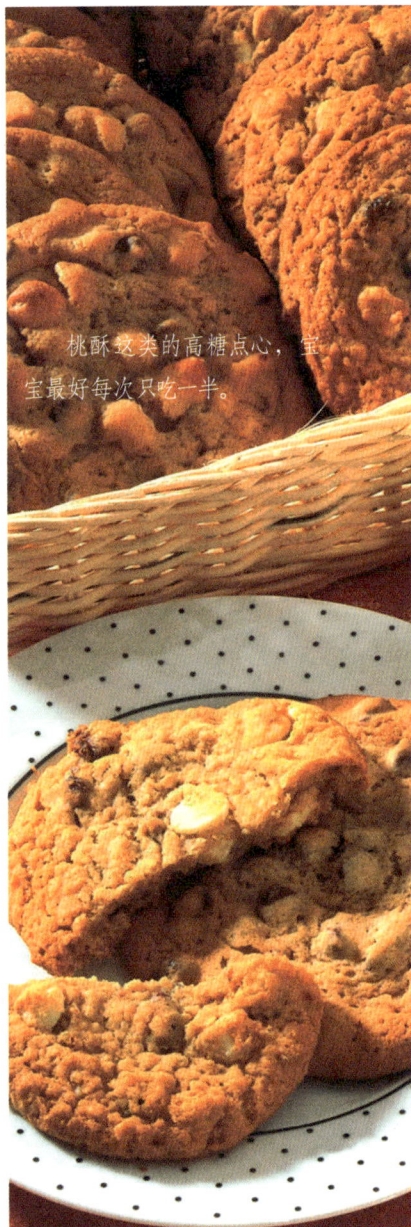

桃酥这类的高糖点心，宝宝最好每次只吃一半。

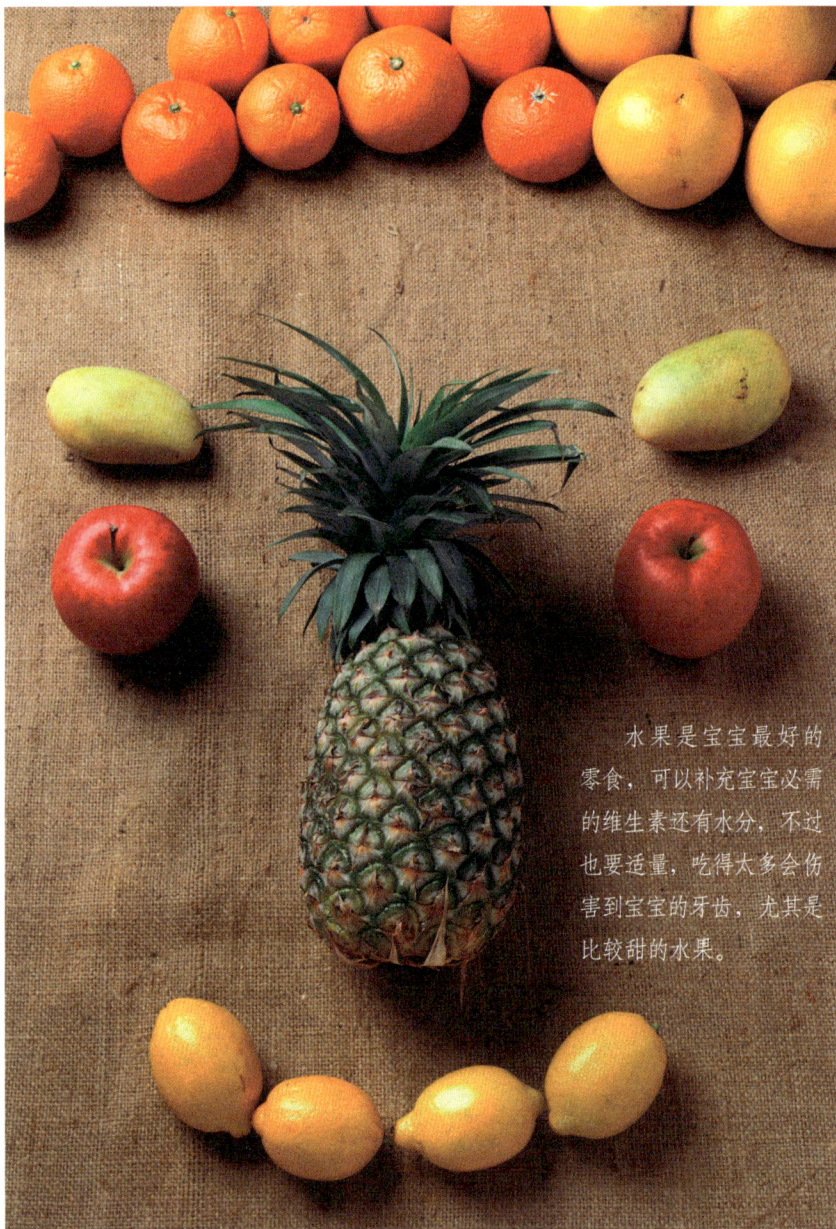

水果是宝宝最好的零食，可以补充宝宝必需的维生素还有水分，不过也要适量，吃得太多会伤害到宝宝的牙齿，尤其是比较甜的水果。

二 零食的选择

零食是指正餐以外的一切小吃，是宝宝喜欢吃的小食品，如小饼干、蛋糕、水果等。多数医生和儿童保健专家认为，适当的零食是必要的。因为幼儿胃容量小，而新陈代谢旺盛，每餐进食后很快被消化，所以要适当补充一些零食。但零食选择不当或过多，会扰乱宝宝正常的消化活动和规律，引起消化系统疾病和营养失衡，影响宝宝的身体健康。因此，选择零食还要掌握好零食的种类和时间。

• 选择零食的种类

零食可选择各类水果、面包、全麦饼干等，但量要少，质要精，花样要经常变化。

• 掌握好吃零食的时间及合适的数量

可在每天午餐与晚餐之间或午睡后，给宝宝一些点心或水果，但量不要过多，约占每日总热量的10%~15%。切勿在饭前吃零食，否则影响正餐进食。少吃高糖、高脂肪、生冷的零食，太甜、太油腻的糕点。糖果、水果罐头和巧克力不宜经常作为宝宝的零食，因为它们热量高，油脂多，不易被宝宝消化，且经常食用可引起肥胖。冷饮和碳酸饮料不宜作为零食，更不能让宝宝多喝，因为它们易引起宝宝消化功能紊乱。

• 选择零食要有计划、有控制

父母不可用零食来逗哄宝宝，不能宝宝喜欢吃什么就买什么。选购零食时还要注意清洁卫生、新鲜，未过保质期。

• 彩色食品不宜多吃

市场上有许许多多色彩鲜艳、外形新颖的儿童食品，吸引了不少父母和宝宝，以致不知不觉中常常给宝宝挑选一些彩色食品，这样食用后久而久之将会影响宝宝的健康。

彩色食品所用色素虽少，但如食用过多，时间过长，就会使色素慢慢地蓄积在体内，可表现为：

消耗体内的解毒物质，干扰体内正常代谢功能，从而使糖、脂肪、蛋白质、维生素和激素等的代谢过程受到影响，宝宝可出现腹胀、腹泻及消化不良等症状。

导致慢性中毒，如合成色素附着在胃、肠壁黏膜上，易发炎或形成溃疡；附着于泌尿系统器官，易诱发尿路结石，损害肾功能。

宝宝神经系统发育未完善，对化学物质尤为敏感，如过多食用合成色素，影响神经冲动，容易引起好动或多动症。

为了宝宝的健康，父母最好不要给宝宝购买彩色食品。

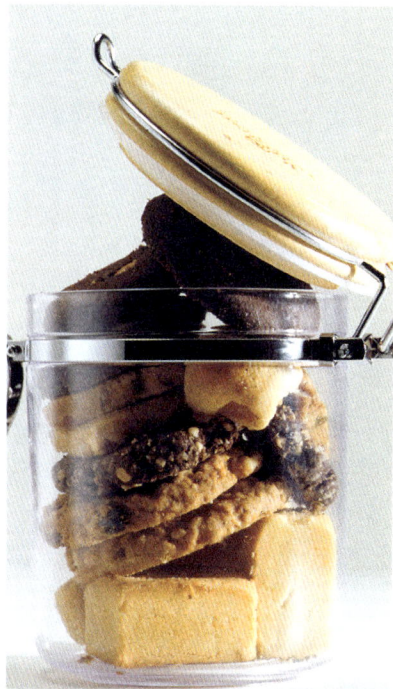

异常情况 ·· O

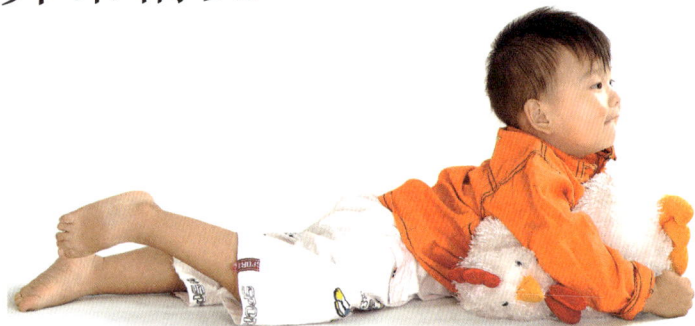

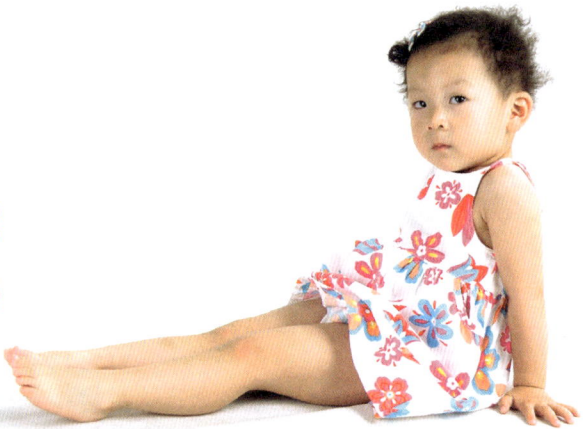

一 为什么上感时腹痛

上感是急性咽炎、急性扁桃体炎、急性鼻咽炎的统称，医学全名为"急性上呼吸道感染"。有些宝宝患上感时除发烧、流涕、咽痛、头痛、咳嗽外，经常伴随着腹痛症状。

上感肠胃功能紊乱

上感腹痛多在病初出现，常以脐周为主，呈阵发性发作。疼痛程度轻重不一，发作后一切正常。当给这些宝宝体检时，腹部平坦，无固定性压痛或仅脐周围有轻度压痛，这是因为上感引起了胃肠功能紊乱，肠蠕动增强所致肠痉挛症。这种腹痛常伴有恶心、呕吐，少数宝宝还有轻度腹泻。

上感并发肠系膜淋巴结炎

如急性扁桃体炎时肠系膜淋巴结也同时发生炎症。典型症状为腹痛、发烧、呕吐，有时出现腹泻或便秘。腹痛可在任何部位，因主要病变常为回肠末端的一组淋巴结水肿、充血，故以右下腹痛多见，常易误诊为阑尾炎。与阑尾炎的区别是压痛部位靠近中线偏高，不如患阑尾炎时那么固定，少见腹肌紧张，偶尔能摸到小结节样肿物。

肠道蛔虫症

当上呼吸道感染发烧时，肠道内温度也随着升高，蛔虫不能适应生存的环境，引起蛔虫骚动，发生阵发性腹痛，严重的可引起蛔虫性肠梗阻。胆道蛔虫症，发作时疼痛剧烈，常伴有呕吐，询问病史有排虫史。用解痉药治疗后可使腹痛缓解，腹部检查缺乏阳性体征。目前随着生活水平的提高，卫生条件的改善，本病较少见。

二 厌食的原因与预防

厌食是当前宝宝中较常见的一种症状，使父母十分烦恼。

主要原因

不良的饮食习惯：过多地吃零食是造成厌食的主要原因之一，经常吃零食使胃肠不停地工作，打乱了消化活动的正常规律，长久下去就会使宝宝没有食欲。吃饭时不专心，食物的色、香、味对感觉器官的刺激作用减弱，使大脑对进食中枢的支配作用减弱，消化系统功能降低，对进食缺乏兴趣和主动性。

饮食结构不合理：主副食中的肉、鱼、蛋、奶等高蛋白食物多，蔬菜、水果、谷类食物少；冷饮、冷食、甜食吃得多，血液中糖含量高，没有饥饿感，就餐时没有胃口。餐间再次饥饿，又再以点心、糖果充饥，形成恶性循环。

父母态度不当：有的父母采用强迫、催促、许愿，甚至打骂等方法勉强宝宝进食，也可造成宝宝精神性厌食。

疾病的影响：如反复感冒或反复腹泻、佝偻病、缺铁性贫血、锌缺乏等疾病，因病未愈或服用药物也影响胃口。

你可以做的

要少吃零食，定时进餐，吃饭时保持安静，心情愉快。

要提供营养均衡的膳食，预防营养性贫血、佝偻病的发生。增强体质，减少疾病。

服药时改变方法，如抗生素饭后服用，可减少药物对胃肠的刺激。

三 幼儿为什么易患肺炎

肺炎是幼儿期最常见的一种疾病，也是导致幼儿死亡的主要原因之一。肺炎是由多种细菌或病毒引起的炎症，其大部分继发于上呼吸道感染，多发生于冬春寒冷季节及气候骤变时。

主要原因

幼儿气管、支气管管腔狭窄，黏液分泌少，纤毛运动差，所以排出入侵微生物和痰的能力差，经呼吸道较易向下蔓延，引发肺炎。

免疫系统发育不健全：宝宝从母体中获得的免疫物质，即免疫抗体，随着年龄的增长而逐渐消失，自身合成能力尚不足。如免疫球蛋白 IgG 出生后 3~4 个月的水平仅相当于成人的 35% 左右，1~3 岁才能达到成人的 60%，13 岁才能达到成人水平。免疫球蛋白 IgA 出生后 4~6 个月的水平相当于成人的 9.3%，1 岁时仅为 20%，3 岁时仅为 22%。免疫功能差是幼儿期易患肺炎的主要原因之一。

幼儿生长发育快：各种营养物质摄入不足，会影响宝宝的身体健康，特别是蛋白质及各种维生素的缺乏，易发生营养不良、佝偻病、贫血等疾病，这些内在因素不但使幼儿易患肺炎，而且病情严重，能够威胁幼儿生命。

为预防肺炎，必须预防幼儿上呼吸道感染，只有加强对幼儿的护理及营养，增强体质，才能减少肺炎的发生。

多元智能开发与情商培养

一 大动作能力训练

• 足尖走路

继续训练宝宝走路能力，如在地面上画一条"S"形曲线，让他用足尖走在线上，完成得好，给予奖励。

• 走"平衡木"

把8块长方形的砖放平，上面铺上15厘米宽的木板做成平衡木，让宝宝在上面行走。开始可扶手保护，反复练习，至行走自如。

• 做"模拟操"

在唱儿歌的基础上，配合手臂及双腿动作。如儿歌"早晨空气真正好，宝宝练习跳一跳"。唱第一句时，两臂上举左右摆动两次，唱第二句时，两手叉腰双脚原地跳两次，训练边唱边跳。

二 精细动作能力训练

• 手的操作

在宝宝真正形成大小、多少概念的基础上，再教宝宝给物品配对。先配形状大小的同类物，如塑料瓶和瓶盖，即大瓶配大盖，小瓶配小盖，以及为两只鞋、袜、手套配对，动物亲子配对等。

• 按顺序套桶

按大小顺序套上6~8层的套桶，能分辨一个比一个大的顺序，而且手的动作协调，能将每一个套入，并且摆好。

• 倒米和倒水

用两只小塑料碗，其中一只放1/3碗大米或黄豆，让宝宝从一个碗倒进另一个碗内，练习至完全不洒出来为止。再学习用两个碗倒水。

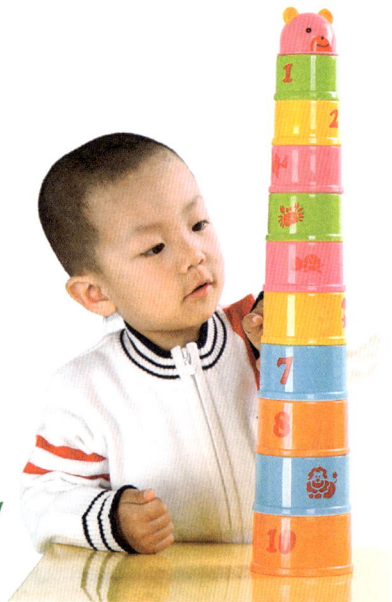

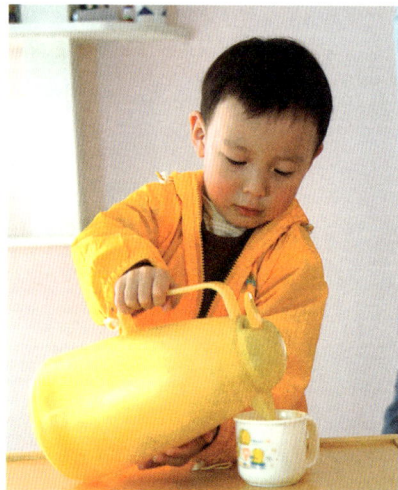

三 语言能力训练

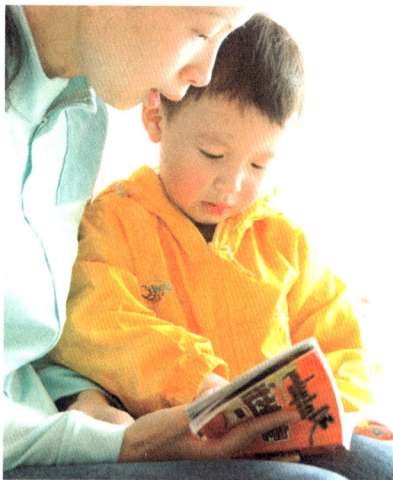

• 看画、说话

与宝宝一起看生活日用品的图片，边看画片边讲各种物品的特点及用途。让宝宝模仿父母的语言，边指画边练习说，每天练习2~3次。

• 念 3 个音节的儿歌

由3个音节的儿歌学起。妈妈带着表情教唱儿歌，宝宝跟随着一句句地学唱，并学会边唱边打拍子，边唱边以动作配合，增强韵律和快乐感。

• 左和右

学过拿筷子的宝宝会很快分清拿筷子的手是右手，拿碗的手是左手。父母同宝宝练习分左右时要和宝宝在同一个方向，不宜在对面教。因为左右也是相对的，宝宝分辨时有一定难度。

• 练习表达

和宝宝一起看动物的画册，让宝宝回答"这是什么动物"，并能用言语表达"这个动物在干什么"。

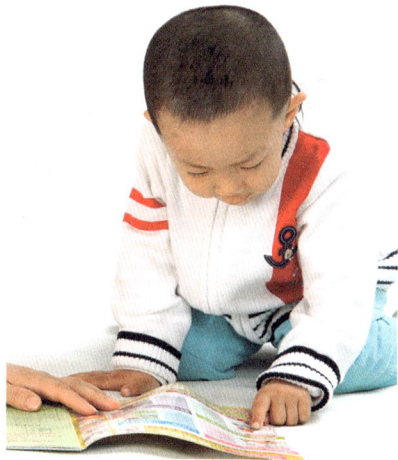

做早操	洗手歌	怎么走	小猫咪
小朋友，起得早， 一二三四做早操。 先学鸟儿飞， 再学马儿跑， 天天做操身体好。	排好队，向前走， 做什么，去洗手。 小肥皂，擦擦手， 自来水，冲冲手， 小毛巾，擦干净。 小手洗得真干净， 我们大家拍拍手。	兔子走路蹦蹦跳， 乌龟走路爬呀爬， 鱼儿走路游呀游， 宝宝走路快快快。	小猫咪，真调皮， 要上桌，蹬翻椅， 不吃饭，要吃鱼。 小猫咪，别淘气， 我拿纸，我拿笔， 画条鱼，来喂你。

四 认知能力训练

- **认识数字"1、2、3"和若干个汉字**

　　宝宝容易以形象区分事物，如"线条1""鸭子2""耳朵3"。汉字近似图形，较容易分辨。

- **知道该怎么办**

　　口渴时要喝水，肚子饿了要吃饭，困了要睡觉，冷了要穿衣，热了要脱衣，病了要上医院。

- **容量多少**

　　用一大一小的塑料瓶，让宝宝用水将小瓶装满，再倒入大瓶里，再从大瓶倒入小瓶，以建立容量大小的概念。

- **辨图形和颜色**

　　识记圆形、三角形、正方形、长方形等几何图形，在认识红、黄、黑的基础上，学认绿、白、蓝等颜色。要反复练习。

- **去动物园**

　　让宝宝观察日常生活中的动物，懂得鱼在水中游，鸟在空中飞，狗在地上跑等。

　　宝宝可以看图识字了，先教给宝宝一些简单的汉字，逐渐再过渡到难的。

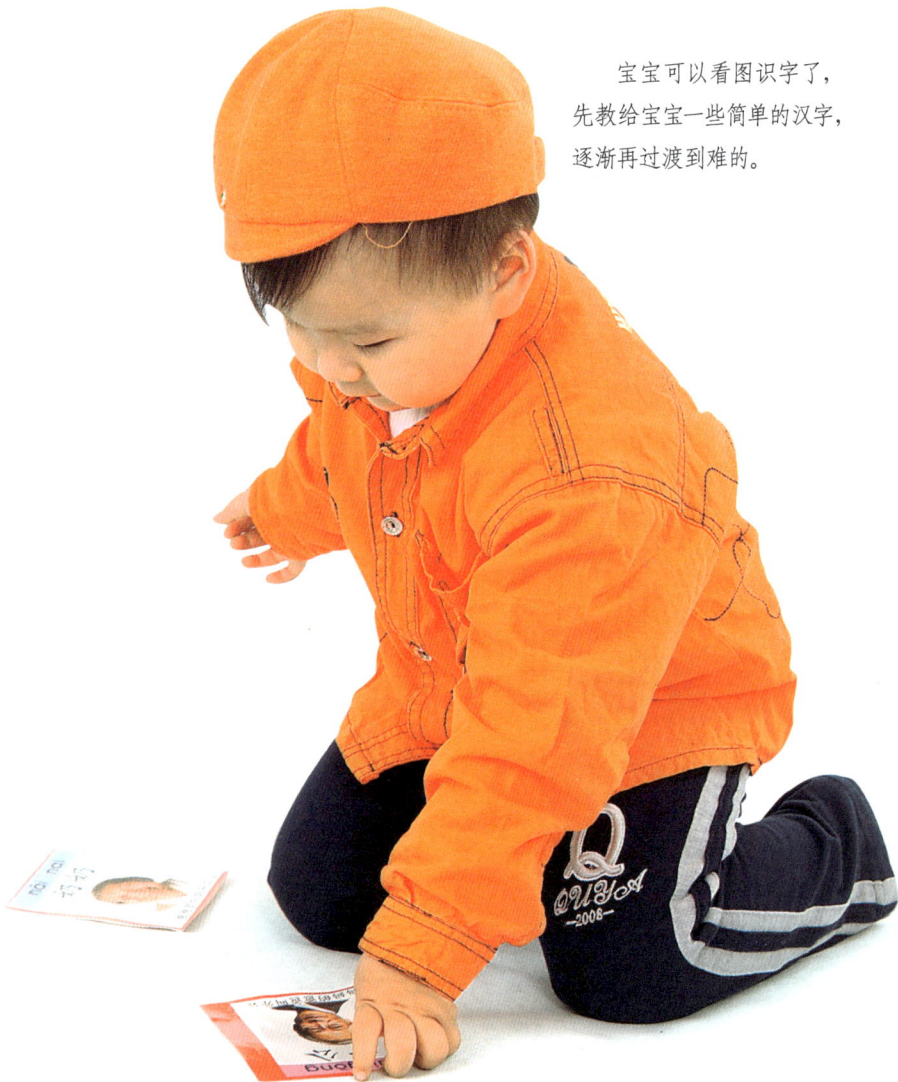

五 情绪和社交能力训练

• 帮做家务

培养宝宝帮父母做事的习惯，如扫地、擦凳子、洗玩具等，完成得好时，给予表扬。

• 文明用语

父母与宝宝对话，或与他人交往中，应注意使用文明用语，如"您好"、"谢谢"、"晚安"、"再见"、"请您"等。宝宝在潜移默化中也就自然而然地学会了礼貌待人的品德和相关用语。

• 服从命令

告诉宝宝在什么情况下说"请""谢谢"，在宝宝面前，父母要经常使用这些语言，为宝宝做示范。宝宝接受礼物时，要说"谢谢"。睡前说"晚安"。

• 交往

继续培养宝宝的交往能力，提供跟同龄宝宝一起玩的机会，为宝宝准备活动场所和玩具，如沙坑、积木、捏面团、水盆等，让他和几个宝宝一起玩。和伙伴玩时，玩具数量要充足，以免发生纠纷。

• 判断是与非

在宝宝与他人交往中，继续教他是非观念。如他出现打人、咬人的行为时，父母要用语言、手势、眼神批评他，帮助宝宝增强控制力，且终止这种行为。对宝宝不良行为的制止要及时，态度要坚决，但不要打骂，更不能庇护、娇纵。

• 与大孩子们一起玩"过家家"

与大哥哥大姐姐一起玩"过家家"。在宝宝们玩"过家家"时，小的宝宝常常帮助打下手，如帮助搬凳子、拿东西等。有时充当这个小家的宝宝，让大孩子充当爸爸、妈妈。能参与大孩子们的游戏，能与别人合作，听从指挥，比过去的平行游戏和协同游戏进了一步，称为合作性游戏。

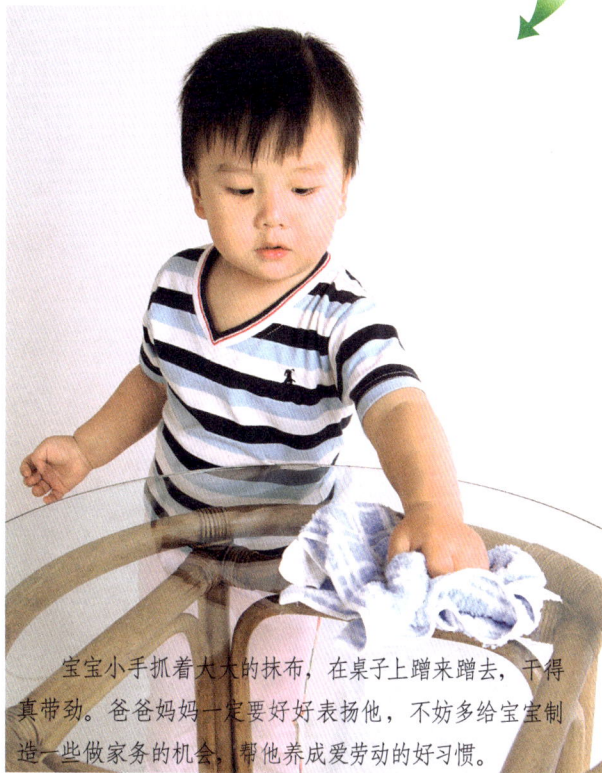

宝宝小手抓着大大的抹布，在桌子上蹭来蹭去，干得真带劲。爸爸妈妈一定要好好表扬他，不妨多给宝宝制造一些做家务的机会，帮他养成爱劳动的好习惯。

六 生活自理能力训练

• 会正确地洗手

宝宝拧开龙头将手冲湿，擦肥皂时要双手搓手掌、手背和手指，然后将手各处冲净，关上龙头，使用自己的毛巾将双手擦干。

• 学习擦屁股

培养宝宝大便时自动解开裤子蹲在便盆上大便，便后学习自己擦屁股。开始练习时，父母在旁监督，但不要包办代替，若擦不干净，再给一张纸，再擦一遍，直到擦干净，并表扬宝宝"真能干"。

不要光顾着冲手心，小手背也要好好冲冲啊，别忘了洗完手要关水龙头，我们要节约用水！

把手泡在水里面就能洗干净了吗？妈妈可以给宝宝示范一下正确洗手的方法，并教会宝宝怎样用毛巾把手擦干。

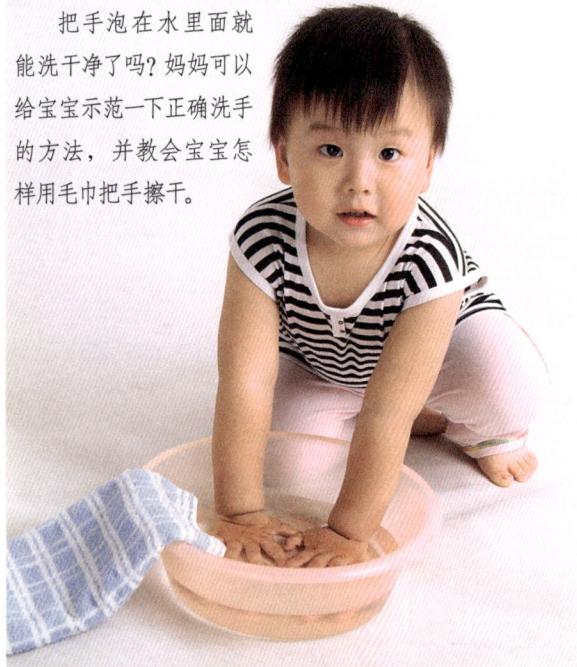

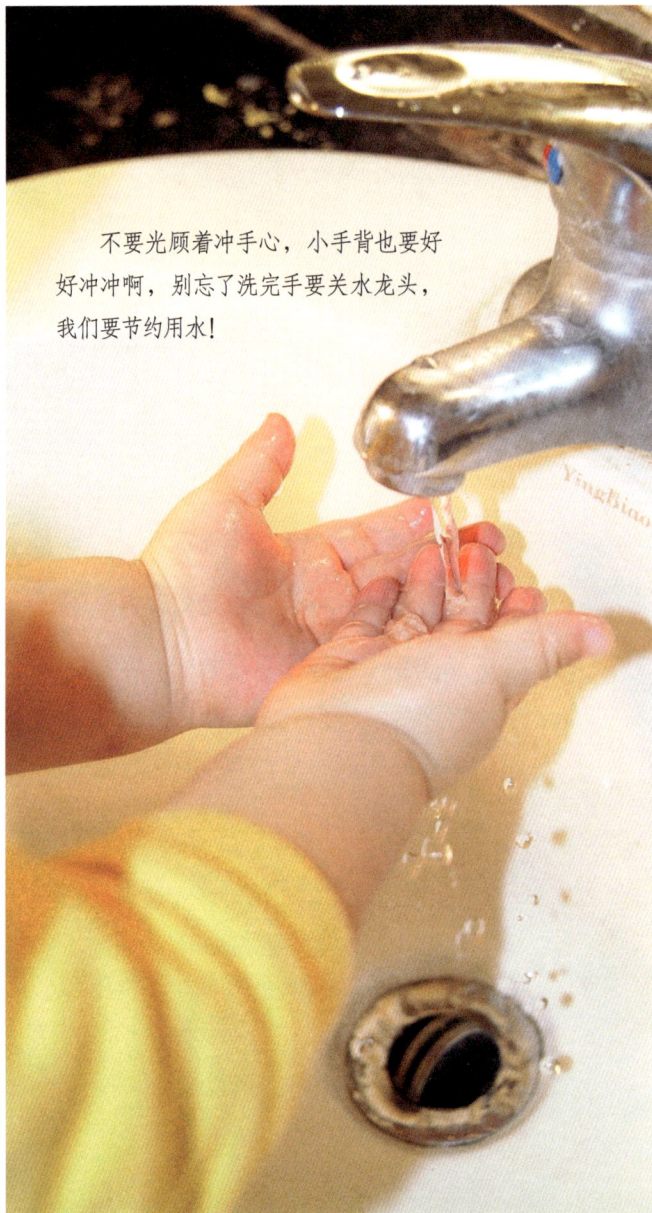

七 智能发展测评

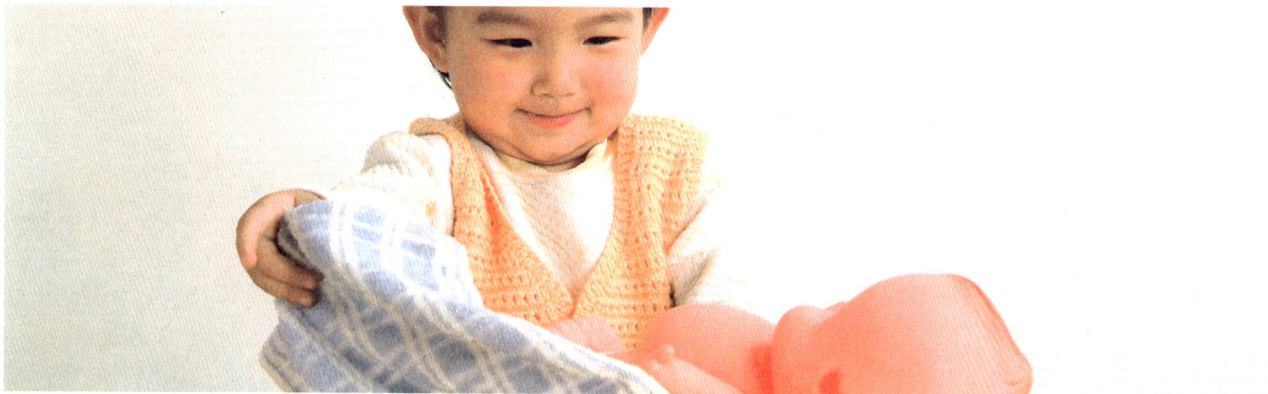

分类	项目	测试方法	通过标准	出现时间
大动作	接反跳球	先示范接反跳球的动作，鼓励宝宝接	接中2次以上	第 ___ 月第 ___ 天
精细动作	捏面塑	先示范将面团捏成盘子、碗、苹果等，让宝宝模仿	能捏2~3件	第 ___ 月 第 ___ 天
言语	回答故事中的问题	给宝宝讲一个他熟悉的故事，如《拔萝卜》，然后提问老爷爷先去拔什么，谁最后拔出来的	能准确回答	第 ___ 月第 ___ 天
认知	认颜色	提供几种不同颜色的物品，让宝宝按指令拿出对应颜色的物品	拿对5种以上	第 ___ 月第 ___ 天
	认几何图形	拿出各种几何图形放于桌上，让宝宝按指令挑出	能准确挑出4种以上	第 ___ 月第 ___ 天
行为	学会等待	观察宝宝在适当场合的表现，如排队买东西或排队坐碰碰车	知道要排队耐心等待	第 ___ 月第 ___ 天
生活自理	做家务	分配宝宝一些力所能及的家务，如擦桌椅、收拾玩具、放好拖鞋等	能愉快完成	第 ___ 月第 ___ 天

玩具箱

名称	品质要求与使用方法
娃娃家玩具（娃娃及衣服、家具、厨具等生活用品模型）	颜色鲜艳、造型逼真，树脂或塑料制品，可以清洗。让宝宝给娃娃穿衣服、布置房间、玩做饭等游戏
玩具车	造型逼真，树脂或塑料制品，可以清洗

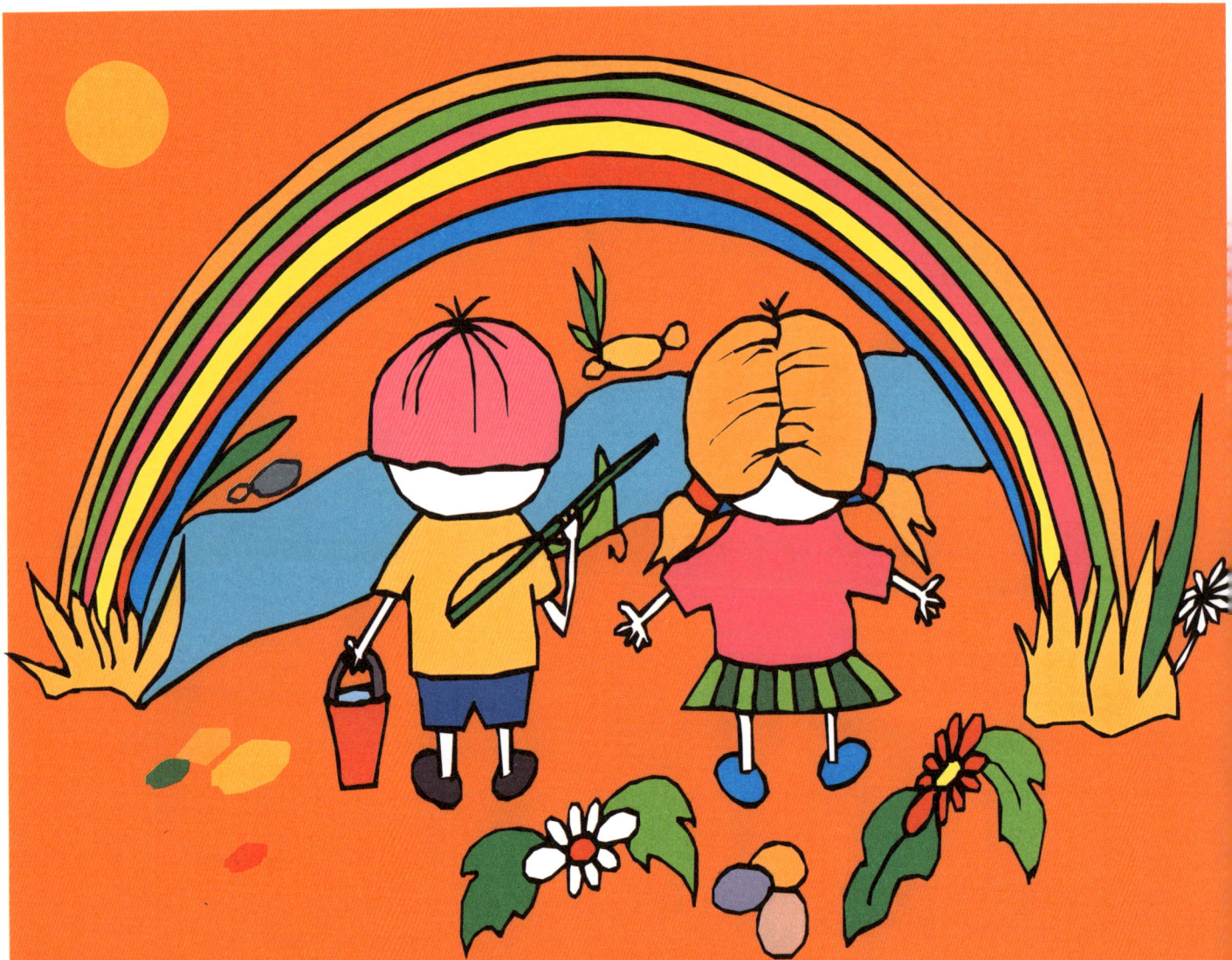

宝宝只有在感到有人爱他的情况下，他的语言才会得到充分发展。
——施莱珀

2岁
7~9个月

育儿要点

☺ 鼓励宝宝接球、踢球、攀登、玩沙、玩泥等各项运动，提高动作协调能力。

☺ 教宝宝穿珠子、剪纸、折纸、发展手的精细动作。

☺ 和宝宝一起进行拼插造型、看图找错、看图配对、看图找对应关系，发展观察力和想象力。看图讲故事并提问，让宝宝讲述故事中发生的事情经过的情节，激发阅读兴趣。

☺ 口手一致数数，背数 20 以上。

☺ 建立规矩，理解时间概念。

☺ 参加家务小劳动，学习购物。

生长发育

第三十一至第三十三个月，宝宝的生长发育变化不大，可以参照前后数据来衡量。

养护

一　鼓励参加家务劳动

宝宝最初接触的劳动就是家务劳动，他可以从小在这些平凡的劳动中学习一些劳动技能，养成劳动习惯，有利于将来宝宝独立能力的培养。

• 培养兴趣

2~3岁的宝宝对周围的事物已经认识了不少，他的两只手已很灵活，所以，父母可以让他参加适当的家务劳动。最初的家务劳动当然就是自我服务，比如自己吃饭、穿衣、洗手等，慢慢过渡到为家人服务，如给洗衣服的妈妈拿肥皂。

2~3岁的宝宝能学会做家务了，勤快的宝宝都是在这个时期培养出来的，父母积极鼓励宝宝就会让他越来越勤劳。

这个年龄的宝宝会对很多事情感兴趣，喜欢帮助家人扫地、擦桌子、洗菜。但是，刚开始时很多事情做不好，父母一定要耐心教，不要嫌麻烦而不让他做，使他失去做家务劳动的兴趣，当然更谈不上养成劳动的好习惯了。

• 在游戏中学习

在游戏中学习会更增加宝宝的兴趣，比如玩具太乱要让他收好，父母可以说"天晚都该回家了，玩具们也要回家休息了"，和宝宝一起把玩具放回原来的位置。宝宝喜欢上街，当你去超市购物时，可以带他去做"助手"，让他帮忙抱东西，排队交款时让他看看计算器如何显示数字，可以引起他学习数学的兴趣。

• 不要把劳动当奖罚手段

鼓励宝宝参加家务劳动时，切忌把劳动当成惩罚的手段，也不要用糖或钱去刺激，否则时间一长，你会把他爱劳动的好习惯变成索取的坏毛病。

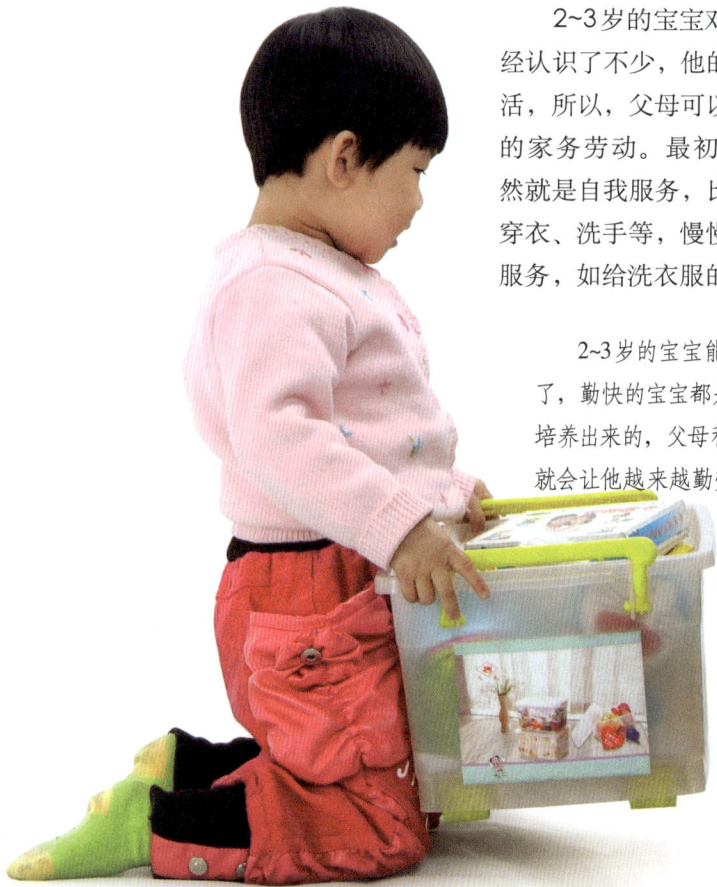

二 学习遵守纪律

现在的宝宝在家里都是独生子女，想要什么就有什么，想做什么就做什么，但将来他总要进入学校，步入社会，不管在哪里都会有纪律的约束。2岁多的宝宝已经很喜欢与周围小朋友玩耍，初步具有了判断是非的能力，懂得对与不对了，这时就应该培养他遵守纪律的习惯。

学习遵守一些日常生活中的规矩和一些游戏规则。比如节日里一家人聚会吃饭，饭菜已经上桌，要等人齐了开饭，宝宝很可能不愿意等，想自己先抓吃某些喜欢的食物，这时候就要告诉他应该等一等的道理，并且可以让他帮忙请长辈们入座，他一定会很乐意去做。在游乐园中玩滑梯、坐碰碰车、坐飞机等都要排队等候，有时还要排很长的队买票，要教导宝宝不能自己想玩就挤到前面去，要排队等候，排到时再玩才能感受到玩的快乐。

慢慢地宝宝会懂得凡事都有需要遵循的规矩，在集体和社会中要遵守纪律。比如，在幼儿园里要做到遵守幼儿园的作息制度，遵守游戏的规则，听老师的话。

靠纪律的约束可以养成宝宝良好的习惯，也是对宝宝性格培养不可缺少的一步。

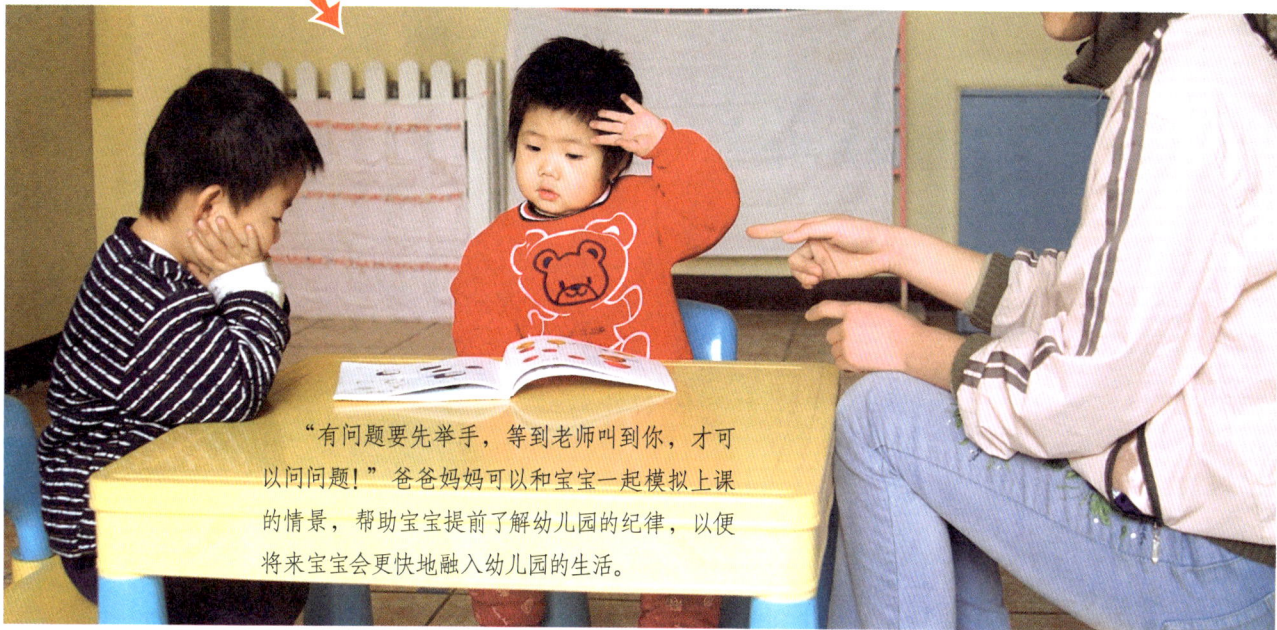

"有问题要先举手，等到老师叫到你，才可以问问题！"爸爸妈妈可以和宝宝一起模拟上课的情景，帮助宝宝提前了解幼儿园的纪律，以便将来宝宝会更快地融入幼儿园的生活。

三　注意给宝宝检查视力

妨碍儿童视觉正常发育的眼疾很多，如眼睛屈光不正（包括近视、远视和散光）、弱视、斜视及其他眼球疾病。

弱视如果发现太晚会造成终身残疾，最好的治疗时间在4~6岁以前，学龄以后尤其12岁以后治疗效果很差。所以，应尽早发现宝宝的视力异常，以便及时加以治疗。

宝宝视力异常不像成人会诉说，这就要依靠父母仔细观察才能够发现。

☺ 你可以做的

• 观察宝宝的视物姿势

如果宝宝看书、玩玩具、看电视时常常靠得很近或歪着头看东西，或眯起眼睛看东西，则要注意宝宝是否有视力异常。

• 视力表试验

2岁多的宝宝不会看视力表，父母可以做以下试验：分别遮住宝宝的眼睛，让他单眼看0.5~1米处的一张画片，如果两眼分别看时都能讲出画片内容，说明两眼视力相似，无明显的视力下降。如果用某一只眼看画片时说错画片的内容，或者宝宝很烦躁，急于想打开被遮盖的眼睛，这可能提示未遮盖的眼睛视力有异常。当然画片的内容必须是宝宝熟悉的，在宝宝高兴配合时反复多做几次才行。假如几次试验结果一致，应该请眼科医生进一步检查。

• 定期检查视力

快满3岁的宝宝可以耐心地教他认识视力表，满3岁应当进行第一次视力检查。最近几年儿童保健已普遍对4岁以上宝宝每年普查一次视力。如果父母对自己宝宝的视力有怀疑，也可以提前请保健医生检查，事先教会宝宝认识视力表"E"的开口是怎么回事，效果会更好。

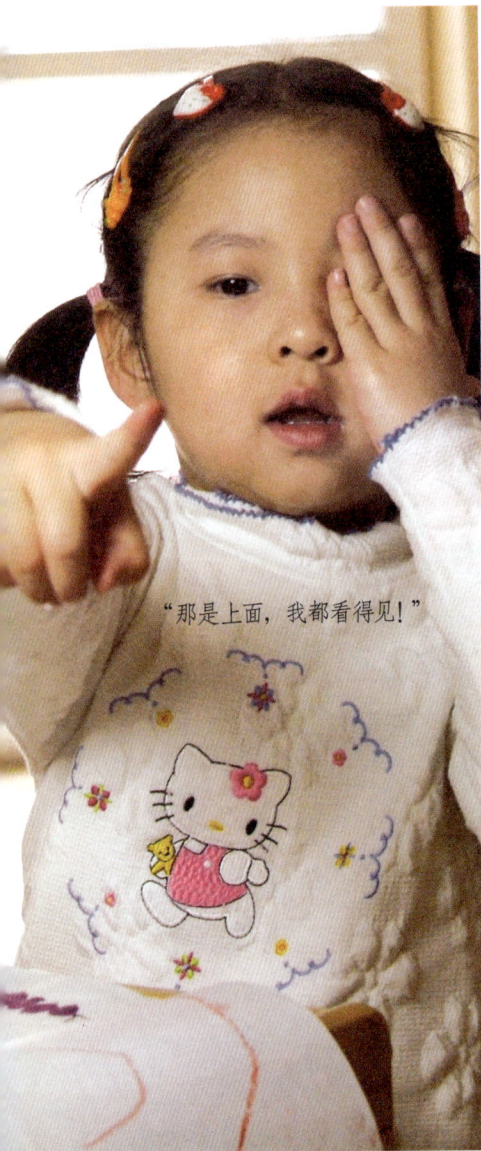

"那是上面，我都看得见！"

四 异性装扮有害无益

男孩和女孩由于性别不同会有不同的气质。如果父母根据自己的喜爱和心理需要把男孩打扮成女孩，他就会养成女孩的气质，长大了也可能办事考虑问题都像个女人，严重地扭曲了宝宝的性格和心理。而女孩当男孩养也会这样，影响宝宝的正常发育和成长。

• "性别自认"倒错

更严重的是可能会出现"性别自认"倒错或"同性恋"。"性别自认"倒错就是一个人明明是男人但总以为自己是女人，气质、动作、习惯、服装等都要做得和女人一样，他认为自己的灵魂是女人，只是投胎时所投的躯壳错了。产生这种现象多是儿时父母长期把他当女孩对待，这时大脑正处于迅速发育时期，许多事情会给大脑皮质留下深刻的烙印，甚至终身难以消除，结果使宝宝的性心理发生扭曲，长大出现"性别自认"倒错现象。

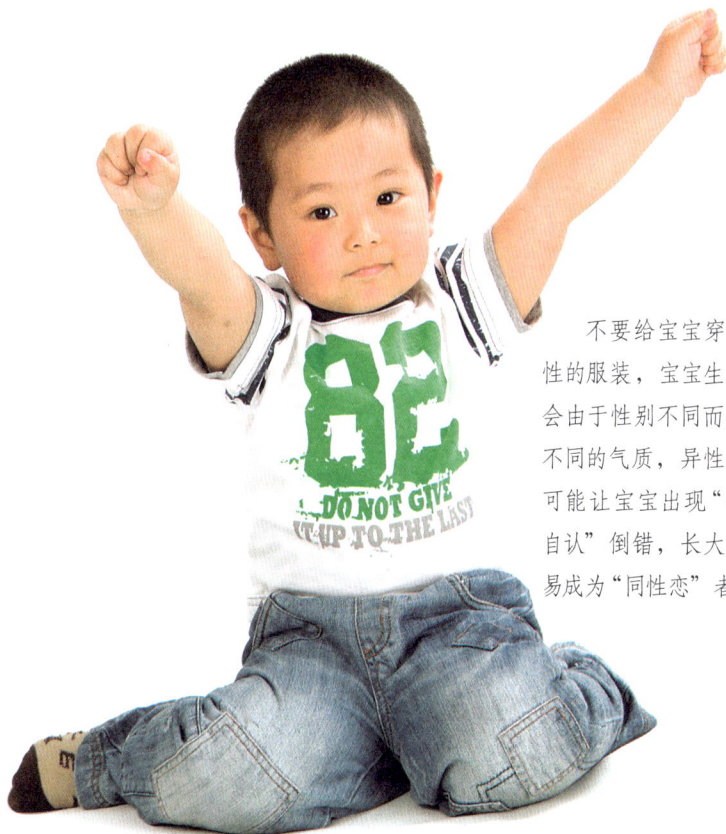

不要给宝宝穿着异性的服装，宝宝生来就会由于性别不同而具有不同的气质，异性装扮可能让宝宝出现"性别自认"倒错，长大后容易成为"同性恋"者。

• 容易成为"同性恋"者

如果男孩呈女孩气质或女孩呈男孩气质，那么在青春期"异性相吸"阶段，他（或她）就可能从同性那里感受到吸引力（因为同性和他的气质相反），从而成为"同性恋"者。这种"心理定式"一经产生则很难消除，使宝宝一生都处于矛盾、痛苦、彷徨、扭曲的状态。虽然男孩打扮成女孩或女孩打扮成男孩不一定就会出现以上严重的后果，但这种可能是存在的，因此千万不要给宝宝异性装扮。

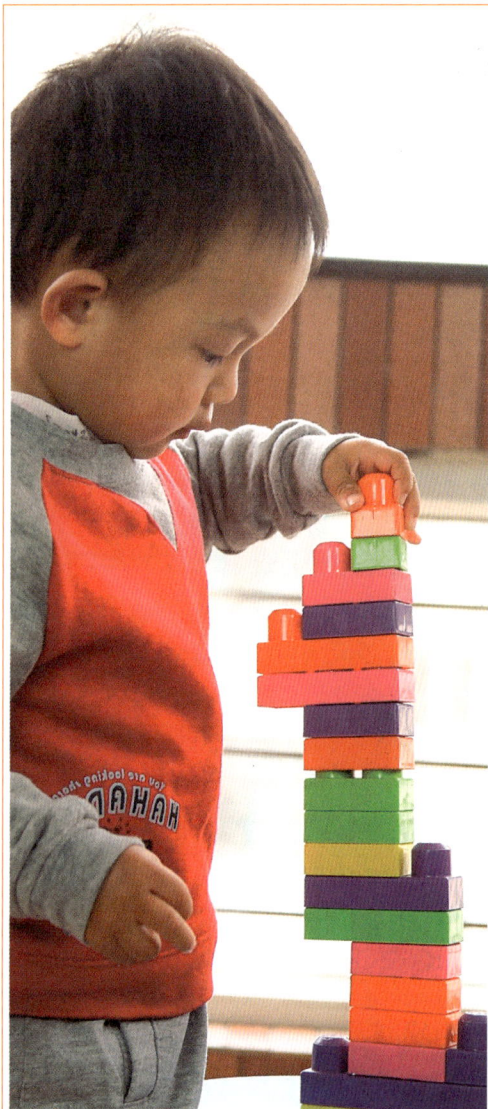

积木是宝宝必备的玩具，一套积木可以让宝宝尽情发挥，创造出很多让你惊喜的小模型。

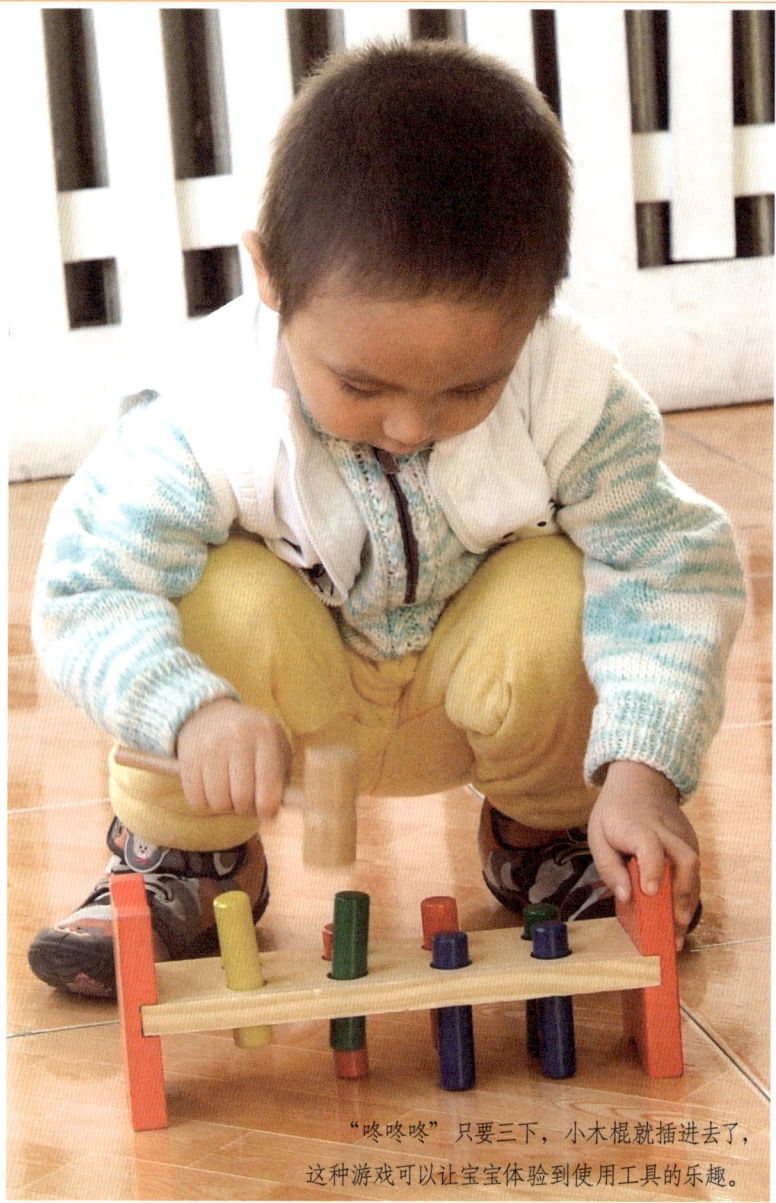

"咚咚咚"只要三下，小木棍就插进去了，这种游戏可以让宝宝体验到使用工具的乐趣。

五 玩具与智力开发

宝宝的能力是随着年龄阶段而变化的，要尽量选择能促进该年龄发展所需的玩具，这样才能更好地促进智力的开发。

• 为 2~3 岁的宝宝选玩具

为宝宝选择玩具时首先要了解这一阶段宝宝在生长发育方面达到了什么水平，具有什么能力，以便选出更适合他成长进步的玩具。

运动：2~3岁的宝宝，走路已经很稳当，初步学会了跑，能双脚一起跳起，上下楼梯，抛球。

语言：能背诗和唱儿歌，也能用语言与人交往。好奇心和求知欲不断增长，常向父母提出"这是什么呀"、"它怎么啦"等问题。

认知：从认识红、黄两种颜色逐渐能认识四五种颜色(红、黄、蓝、绿、黑)。会认识一些几何图形，如圆的、方的、三角形的，会数数(手口一致对物数出1~5)。

自理能力：自我服务的能力也很强，可以自己穿鞋袜、穿脱衣服、系扣子、洗手、洗脸、洗脚等。

根据以上特点，可以选择进一步发展宝宝运动、语言和认识能力的玩具。

运动玩具：比如皮球，宝宝会对抛球、踢球很感兴趣；要是有小三轮车，就更会提高宝宝的运动能力。

认知玩具：垒砌积木，学习图形，简单的塑料镶嵌板可以让宝宝对学习图形有兴趣；穿珠、彩色圆轮、简单的拼图可以帮助宝宝学习颜色，彩色图片可以教宝宝认识名称、配对，扩大知识面；数数，可以练习手的精细动作，学习观察，培养耐心。

培养自理能力的玩具：能穿脱衣服的大娃娃在这个年龄也是必不可少的玩具，宝宝可以与娃娃对话，帮娃娃喂饭、穿衣。

其他：这个年龄的宝宝喜欢玩水玩沙，可以准备一些洗净的沙子、水上漂浮的小船等等，让他们充分发挥想象力，感受大自然。

• 选购要点

安全：给宝宝选择玩具时，不仅要注意宝宝的年龄及适用性，还要注意是否有隐患。有的玩具，宝宝玩起来容易相互伤害，如较锐利的剑、带子弹的弓、小刀等。还要注意玩具的光滑程度，不要有毛刺扎到宝宝的皮肤。

无毒：塑料玩具都是用聚氯乙烯塑料制成的，为了保持绚丽多彩的颜色经久不退，往往加入金属镉。镉的毒性很强，可侵犯人的神经系统。所以，不要选添加了有毒物质的玩具。

小心油漆：还有一些玩具表面上涂有油漆，而油漆中含有铅、砷、苯等有毒物质，如果宝宝经常放在嘴里啃或玩完玩具不洗手吃东西，有毒物质就会慢慢经口摄入体内，引起慢性中毒，从而发生各种疾病。

六 纠正宝宝对父母的依赖

宝宝在出生后的头一两年生活不能自理，吃、喝、拉、撒、睡都需要父母照顾，此时对父母的依赖性是正常现象。宝宝随着年龄的增长，身心发育日趋完善，表现出越来越强的独立意识。大部分宝宝想尝试着自己做些事情，从这时开始父母就要注意宝宝独立性的培养。

☺ 你可以做的

● 不要包办

纠正宝宝的依赖性应从一点一滴做起。凡是宝宝自己能做的事情，父母要放手让他自己去做，不要怕他做不好，做坏了不要去责骂他，父母要加以引导，比如训练宝宝自己穿脱衣服、洗脸洗脚、刷牙漱口、收拾整理玩具等。父母可以在一旁指导或示范，鼓励宝宝有始有终地把事情做好。只有这样接触实际，增加感性认识，才能使宝宝的思维得到发展，锻炼独立生活的能力，逐步克服依赖心理。

● 送去幼儿园

如果在家里不易纠正，可以把宝宝送到幼儿园，最好送全日制幼儿园，通过和小朋友在一起生活，互相学习，逐渐纠正宝宝对父母的依赖性。

纠正宝宝的依赖性应从一点一滴的小事情做起，比如让宝宝自己穿脱衣服、拉拉链、洗漱等。

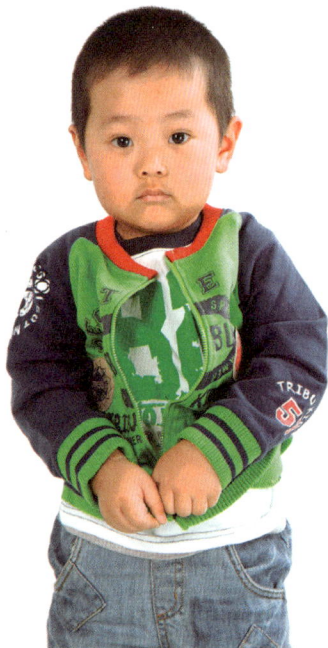

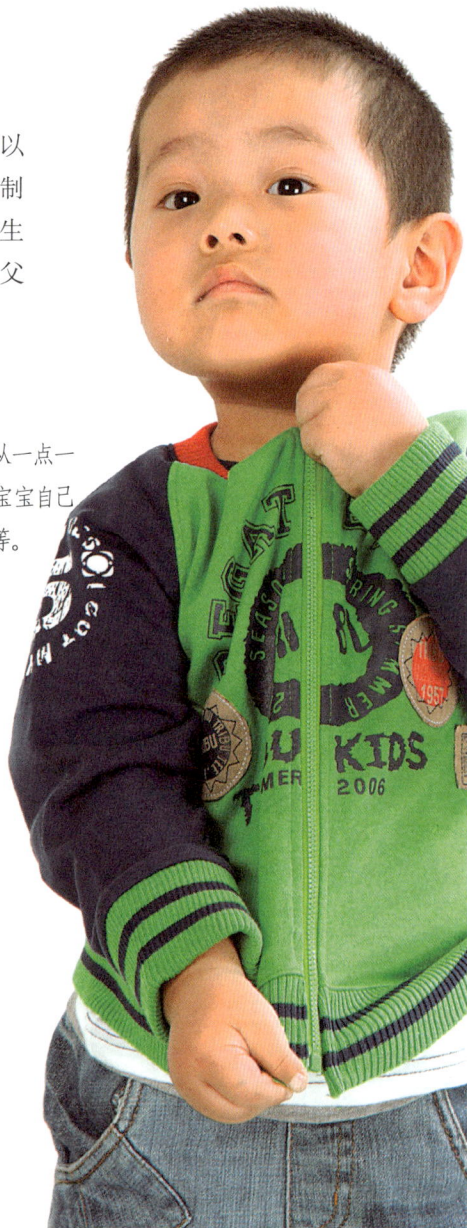

七 让宝宝广交小朋友

宝宝随着年龄的增长，语言的发展，活动的增多，逐渐掌握了交往的工具和能力，就不愿意待在家里，喜欢让父母带着出去和小朋友一起玩。这个时期是培养宝宝与别的小朋友交往的大好时机。

• 一起游戏

幼儿时期，很多宝宝都爱玩"过家家"，2岁多的宝宝最喜欢参与，如帮助摆放东西、洗菜、拿碗等等。这时宝宝乐于服从年龄大的宝宝的安排，乐于打下手，也喜欢在宝宝们这个家庭中当个小角色。如年龄大的宝宝当爸爸、妈妈，他自己当宝宝，这样玩起来很高兴，不但锻炼了宝宝的生活能力，还能学会与小朋友友好相处。

• 及早上幼儿园

目前很多家庭都是独生子女，在家中很少有与小朋友接触的机会，陪他玩耍的几乎都是父母和玩具，与父母做游戏时父母迁就，在家庭中他们习惯独占东西。为了使宝宝不养成这种习惯，2岁多时最好把宝宝送到幼儿园，将家庭生活扩大为集体生活。小朋友的增多，生活范围的扩大，生活内容的丰富，尤其在老师的教育和小朋友的影响下，宝宝会更快地学会"社交"的能力。

让宝宝广交朋友，是社会交往能力的早期锻炼。宝宝同小朋友互相交往能学到不少生活知识，如关心别人、互相谦让、遵守纪律等，这样使宝宝将来能更好地适应社会发展。

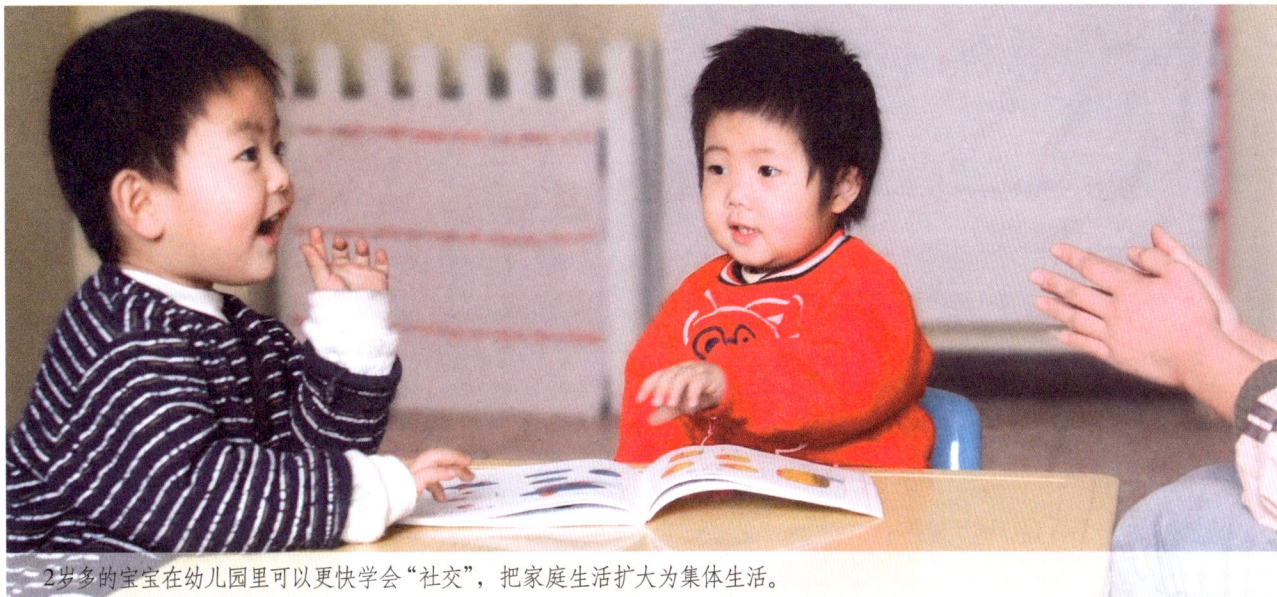
2岁多的宝宝在幼儿园里可以更快学会"社交"，把家庭生活扩大为集体生活。

喂 养

一 按需喂养

绝大多数宝宝在2岁半时，乳牙就已出齐（20颗），咀嚼的功能已经很好，能吃的食物花样增多，常会吃得过多。父母看到自己的宝宝这么香地吃东西，感到非常高兴，只要宝宝不出现消化不良，从不限制宝宝的食量。岂不知这些都是高热量的食物，摄入过多会使宝宝体重骤增，再不限制则会开始发胖。

• 宝宝应该吃多少

不同的宝宝食量各不相同，总体说来，宝宝吃到成人普通食量的一半就已经足够了。体重轻的宝宝可以在食谱中多安排一些高热量的食物，配上西红柿鸡蛋汤、酸菜汤或虾皮紫菜汤等，开胃又有营养，有利于宝宝体重的增加。

• 已经超重的宝宝

食谱中要减少吃高热量食物的次数，多安排一些粥、汤面、蔬菜等占体积的食物。包饺子和包馅饼时要多放菜少放肉，减少脂肪的摄入量，而且要皮薄馅大，减少碳水化合物的摄入量。对吃得太多的宝宝要适当限量，超重的宝宝要减少甜食，不吃巧克力，不喝含糖的饮料，冰淇淋也要少吃。食谱中下午3点的小点心可以减少，或用低热量、低脂肪的水果代替，以减少热量。

很多宝宝不爱吃蔬菜，尤其是绿叶蔬菜，妈妈们可以尝试着把蔬菜切碎煮菜粥喝，或者做成馅，让宝宝先逐渐习惯蔬菜的味道。

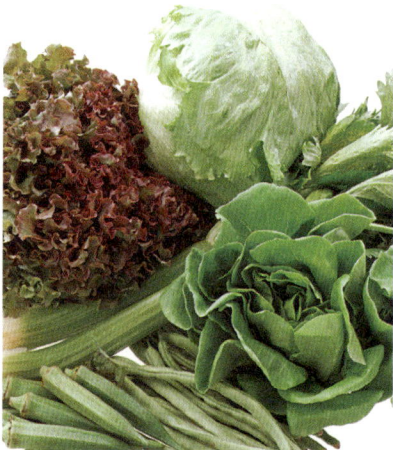

• 保证营养

但无论宝宝体重过轻还是超重，食谱中的蛋白质一定要保证，包括牛奶、鸡蛋、鱼、瘦肉、鸡肉、豆制品等轮换提供。蔬菜、水果每日也必不可少。

鸡蛋是宝宝长得壮的小帮手，不过每天也不能多吃，最多不能超过2个，而且妈妈要经常换换花样，总是水煮鸡蛋，宝宝会吃腻的！

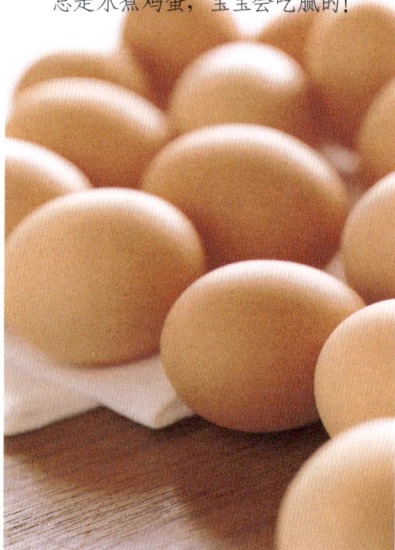

二 吃得多还长不胖

食物的营养功能是通过它所含有的营养素来实现的。宝宝吃的食物多，摄入的营养素多，就应该长胖，这是有一定道理的。但是，宝宝的生长发育所需的营养素不仅数量要充足，而且质量必须符合机体的需要，同时还要有正常的消化系统功能，否则会出现吃得多还长不胖的现象。

• 消化道功能差

食物的消化、吸收差，吃得多，拉得也多，食物的营养素未被人体吸收、利用，这样宝宝就长不胖。

• 食物质量差

主要营养素蛋白质、脂肪含量低，如果长期食用这样的食物，摄入量虽多，但体重却不增加。

• 消化道寄生虫病

如蛔虫、钩虫、绦虫等，摄取和消耗了肠道内的营养物质，使机体处于饥饿状态，宝宝根本不能长胖。

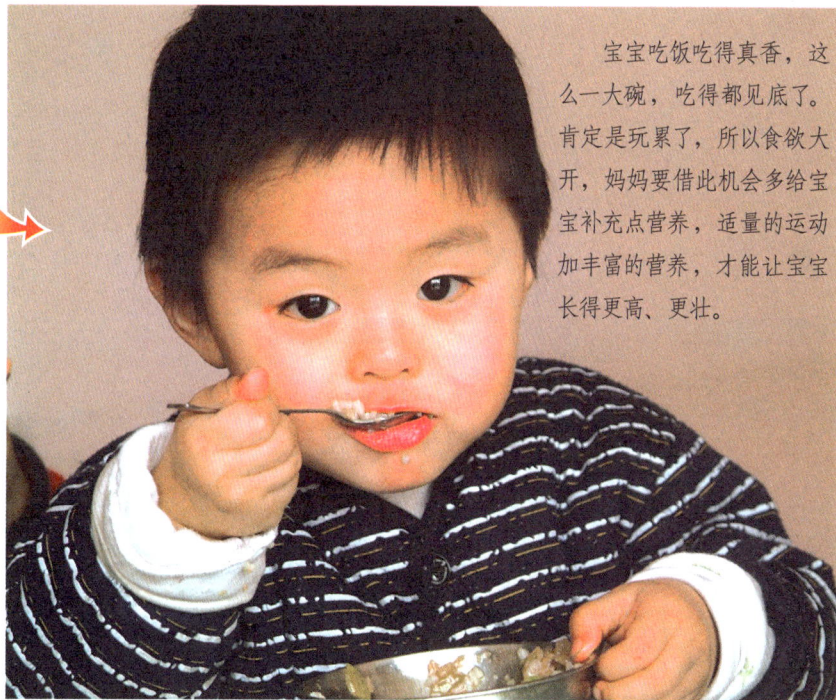

宝宝吃饭吃得真香，这么一大碗，吃得都见底了。肯定是玩累了，所以食欲大开，妈妈要借此机会多给宝宝补充点营养，适量的运动加丰富的营养，才能让宝宝长得更高、更壮。

• 活动量大

个别宝宝性格活泼、好动，一会儿也闲不住，活动量极大，所摄入营养素跟不上运动量的需要，宝宝也长不胖。

• 内分泌系统疾病

当宝宝患有某种内分泌系统疾病时，也可表现为吃得多，体重下降，体质虚弱。

☺ 你可以做的

改善食物的营养、质量。

对于活动量大的宝宝，适当增加食物，及时调整营养结构。

带宝宝去医院做全面体检，查找原因，诊断明确后，及时治疗。

三 单纯性肥胖的原因

• 营养过剩

宝宝过食，又缺乏适宜的体育锻炼，结果摄入的热量超过消耗量，剩余的热量就转化成脂肪堆积在体内，引起肥胖。

• 遗传倾向

如果父母双方都肥胖，其子女有2/3出现肥胖。

• 疾病

内分泌异常、神经系统疾病和代谢异常也可引起肥胖症，这与单纯性肥胖完全不同，要经过医生仔细鉴别。

• 运动不够

不少家庭把子女视为珍宝，而又缺乏科学的育儿知识，一味让宝宝多吃、吃好，再加上居住楼房，宝宝活动空间少，运动不够，小胖子越来越多。

• 体重多少算肥胖

对于宝宝来说，每个年龄段都有标准体重，如果宝宝体重超过标准体重10%则为超重，超过20%则为肥胖，超过40%为过度肥胖。本书附有每个年龄段的生长发育生理指标范围，供父母查阅。

四 肥胖对儿童成长的危害

肥胖不是什么"富态"，恰恰是不健康的表现，对宝宝成长危害极大。

• 健康隐患

过量饮食引起肥胖，体重增加无疑增加了心肺负担，影响心肺功能，甚至由于肺炎就可导致心肺功能不全。肥胖儿在取血化验、静脉点滴时都会遇到一些困难，在病情危重时难免影响抢救和治疗。很多肥胖儿还潜在有高血压、高血脂和动脉硬化的隐患。据统计，肥胖儿约有半数以上到成年时也患肥胖症，且有心血管病早发的趋势，而糖尿病患者中82%属于肥胖症。青少年高血压患者中至少有50%是肥胖儿。有糖尿病基因的肥胖儿常诱发糖尿病。

• 影响智力发展

肥胖儿因为胖而肺活量减小，肺泡换气不足，二氧化碳潴留，很容易感到疲乏、嗜睡。学龄儿童上课精力不集中，学习成绩下降，有时会出现思维迟钝，智力评分偏低。

• 心理自卑

肥胖再加上动作笨，相貌不美，常会成为同龄儿童的取笑对象。一般讲，这样的宝宝心理上常常容易受到伤害，产生怕羞或自卑感，怕见人，怕出门，不仅影响了正常的生活，久而久之会进一步影响身体健康。

五 肥胖的防治

• 控制饮食和增加运动

宝宝控制饮食与成人不同，控制饮食使摄入量不超，肥胖不再发展。而运动可增加皮下脂肪消耗，使肥胖逐渐减轻，增强体质。肥胖儿由于体重增加，心肺负担加重，体力较差，运动不能急于求成，要注意循序渐进，持之以恒。

• 合理喂养

从新生儿起母乳喂养，至4个月时合理地添加辅食，使1岁以内维持正常体重。因为1岁以内肥胖不仅脂肪细胞体积增大，而且脂肪细胞数目也会不断增加。据统计，1岁内的胖宝宝，36%长大后体重超过标准。2~3岁的宝宝因为食谱搭配不合理，吃油腻的食物太多，会使体重骤增。因此，我们提倡科学合理安排膳食，以减少肥胖症的发生。

六 肥胖儿的饮食

单纯性肥胖的主要原因是营养过剩，即每日吃得太多，因此控制饮食是很关键的。宝宝与成人不同，他们正是长身体的时候，饮食安排必须兼顾基本营养需要和生长发育的需要。另外，肥胖儿食欲旺盛，多习惯于每餐吃到十一二分饱，让他吃到八九分饱比成人困难得多。

☺ 你可以做的

• 调整饮食结构

多选用一些热量少而体积大的食物以满足宝宝的饱腹感，比如富含纤维素的芹菜、韭菜，还有萝卜、黄瓜、西红柿，适量的粗粮等。

宝宝生长发育所需的优质蛋白质必不可少，如鱼、瘦肉、鸡、蛋、奶、豆制品等。为了减少热量的摄入，最好以鱼和豆制品代替肉，以脱脂牛奶（脱脂牛奶中脂肪的热量明显降低）代替普通牛奶。

脂肪的热量是最高的[1克脂肪燃烧释放9卡（1卡≈4.2焦耳）热量，而1克蛋白质或碳水化合物燃烧只释放4卡热量]，因此肥胖儿要少吃油腻食物，不吃肥肉。快餐食品热量非常高，尽量少吃。

要少吃或避免吃甜食，不吃巧克力、冰淇淋，一些含糖饮料也尽量少喝，口渴喝白开水是最好的。

• 改掉不良饮食习惯

肥胖儿常有一些不良的饮食习惯，比如经常吃零食，睡前吃东西等，最容易让脂肪堆积在体内，增加肥胖。父母要督促宝宝改正，不要让肥胖儿吃零食、睡前吃东西，而且晚饭也应少吃，晚餐应占全天食量的30%以下。吃饭不要过快，应细嚼慢咽，吃到八九分饱即可。

对于肥胖儿来说，膳食每天供给的热量是否合适，请参考下面指标范围（1卡≈4.2焦耳）：

< 5岁：热能限制在每天600~800千卡

> 5岁：热能限制在每天1000千卡左右

更大的儿童可加至每天1200~1500千卡

100克米饭提供127千卡热量，100克馒头提供226千卡热量，100克瘦猪肉提供330千卡热量，100克牛肉提供144千卡热量，100克鸡肉提供111千卡热量，100克带鱼提供139千卡热量，100克鸡蛋提供170千卡热量，200毫升牛奶提供138千卡热量

异常情况

一 切勿滥用"消炎药"

"消炎药"医学上称为抗生素，它的作用是杀死细菌或抑制细菌的生长，但它不是退烧药，也不能"包治百病"，它只能对细菌感染引起的疾病有效果。而且一种抗生素只对一定种类的细菌起作用。

主要危害

使细菌产生耐药性：细菌是"聪明的小魔鬼"，由于经常使用某种抗生素，细菌为了生存就会改变代谢方式。细菌变异的变种还能把耐药基因遗传给后代甚至无关的其他细菌，使抗生素失去了杀灭或抑制细菌的作用。

造成"二重感染"：正常情况下，人体内存在着多种细菌和霉菌，它们相互制约，处于"平衡"状态。长期使用抗生素，体内的某一类细菌就会被消灭或抑制，其他类细菌和霉菌就会大量繁殖，一些致病细菌也可能乘虚而入。

引起副作用或中毒：由于宝宝的肝、肾等器官代谢功能差，易发生不良反应或中毒现象。抗生素的毒性多种多样，例如，不少抗生素可引起恶心、呕吐及腹部不适等。庆大霉素、卡那霉素可引起听神经损害，发生耳鸣、耳聋，而且是不可逆转的。

二 宝宝脱肛的防治

症状

宝宝的骶骨弯尚浅，直肠呈垂直位，如果腹部向下压力增加，直肠没有骶骨有效的支撑，容易下滑。支撑直肠的组织较软弱，营养不良者尤甚，且肛门括约肌群的收缩力弱，直肠易从肛门口脱出。另外肠炎、痢疾等引起的较长时间的腹泻也会造成脱肛。

脱肛的主要表现是在排大便时黏膜自肛门脱出，看似一团红色的囊，便后可以自动缩回。如果反复发作，时间一长，便后不能自动缩回，需要用手托回。时间再长，不仅排便时脱肛，在宝宝哭闹、咳嗽等情况下也会脱肛，如果不及时托回，则脱出的黏膜会发生充血、水肿甚至溃疡。脱肛有时会出现嵌顿，用手托不回去，需要及时去医院治疗。

预防

增加营养，纠正宝宝营养不良现象，加强支撑直肠的组织。

定时排便，从小养成好习惯，以免出现便秘造成腹压增加。及时治疗慢性咳嗽、腹泻等疾病，去除腹压增加的诱因。

轻症不用特殊治疗，只需解除增加腹压的原因即可。如果经常脱出则可用纱布厚垫压住肛门，用胶布贴在臀部，卧床 1~2 周即可。

排便时不使直肠脱出的关键是髋关节尽量不要屈曲，可以卧床排便或给小宝宝把尿时大腿伸直，大宝宝坐盆时尽量高一些，比如坐盆时把便盆放在凳子上，这样在坐盆时，髋关节可以减少屈曲。如此坚持 1~2 个月，一般可以痊愈。

用上述方法治疗不好，可配合中药、针刺疗法。均无效者可去医院接受治疗。如出现嵌顿，必须马上去医院求治。

多元智能开发与情商培养 ························○

一 大动作能力训练

• 自如地走、跑、跳

父母与宝宝玩"你来追我"游戏，可与宝宝互相行走追逐，躲闪，边跑边说："你都追上我了，我快跑。"练习自如地走、跑、跳，以及长距离走路。

• 走"平衡木"

继续练习走"平衡木"。父母领着宝宝一只手，让他在15厘米宽的木板上走，或在"马路牙子"上走。

• 上攀登架

父母带宝宝去儿童乐园，鼓励宝宝从攀登架下往上爬，但要在一边保护。

• 骑"三轮车"

父母让宝宝练习骑小三轮童车，必要时可用小绳拉着，帮助他用力，逐渐使宝宝能独立骑"三轮车"往前走。

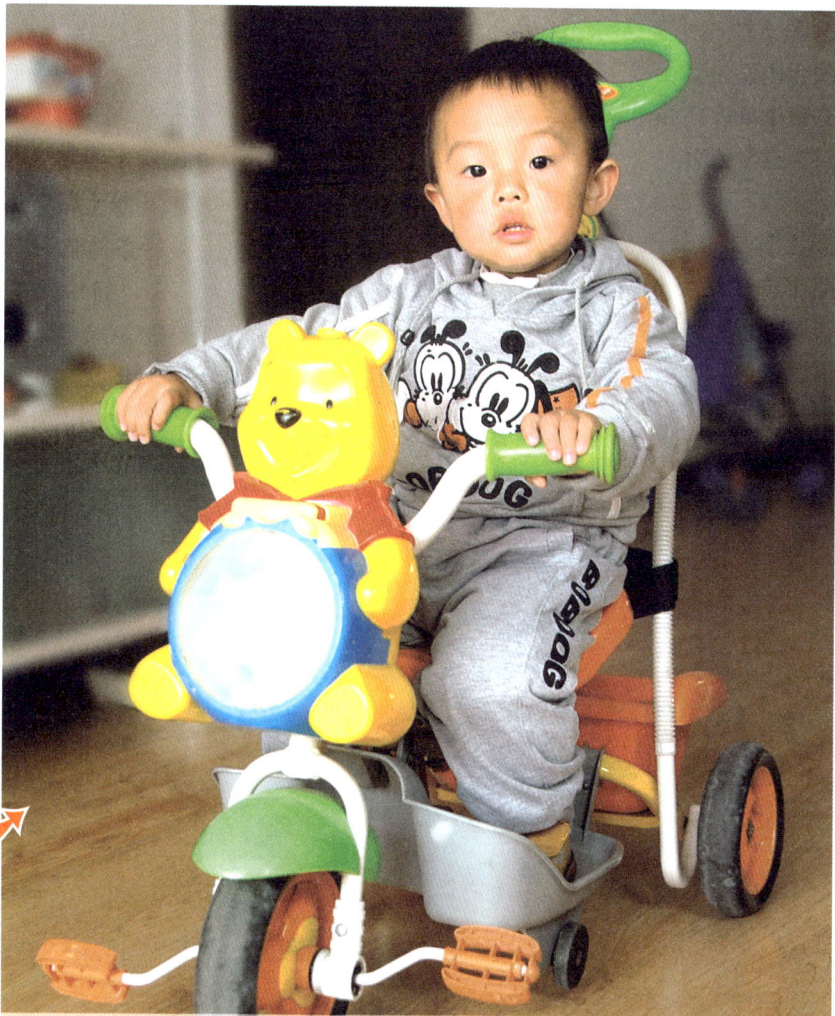

"这是我的私家车，看我酷吧！"宝宝学会骑三轮车之后，爸爸妈妈更要特别注意宝宝的安全，如果条件允许，最好在家中给宝宝清理出一条跑道，让宝宝可以无障碍行驶。

二　精细动作能力训练

• 手的操作

继续练习手的精细技巧，如用面团示范捏成盘子、碗、勺等，鼓励宝宝模仿去做。

• 定形撕纸

用缝纫机把纸扎出一定形状，按照针孔撕纸，使之出现圆形、三角形、正方形、长方形，让宝宝学做。

• 拼出 4~6 块切开的图

父母利用一图一物的美丽图片裁成4~6块，让宝宝自己拼上。拼图能锻炼宝宝从局部推及整体的能力，又可练习手的敏捷准确能力。

三　语言能力训练

• 表达

在宝宝熟知家庭成员名字、职业的基础上，训练宝宝回答成人提出的与此相关的问题。如提问"你爸爸叫什么名字"、"干什么工作"，锻炼宝宝的表达能力。

• 听词模仿动作

不断地说出各类能表现动作、表情的词，让宝宝模仿，如"洗衣服"、"开汽车"、"笑"、"哭"、"唱"等，也可以父母做动作，让宝宝说词语。

• 说物品的用途

选择一些宝宝熟悉的物品，如"茶杯"、"梳子"、"刀"、"剪"、"牙刷"等，让宝宝逐个说出它们的名称和用途。

• 说出反义词

父母先举例，如父母说"大"，宝宝答"小"，跟着说出上、高、长、瘦、前、左、里、黑、软、深、远、快等的反义词。如果答不上来，可以替他说出答案，然后再解释词义。也可以让宝宝当老师提问，父母作答，或者父母和宝宝3个人玩，轮流提问和回答。

瞌睡来

月光亮亮照窗台，
打个哈欠瞌睡来。
踏板叫我先脱鞋，
枕头叫我倒下来。
席子叫我伸长腿，
被子叫我别冷腿。

马虎鬼

小猴子，马虎鬼，
拿着褂子伸进腿。
拿着书包当帽子，
拿着袜子擦擦嘴。
鞋子刚刚穿一只，
提着竹篮去打水。
来到河边照一照，
自己差点笑咧嘴。

起床歌

大公鸡，喔喔啼，
小宝宝，早早起。
衣服鞋袜自己穿，
小小被子叠整齐。
左看看，右瞧瞧，
整整齐齐心欢喜。

蒲公英

蒲公英，开黄花，
花儿落了打把伞。
小白伞，长长把儿，
风儿一吹上天了。
落到哪儿哪安家，
明年春天又开花。

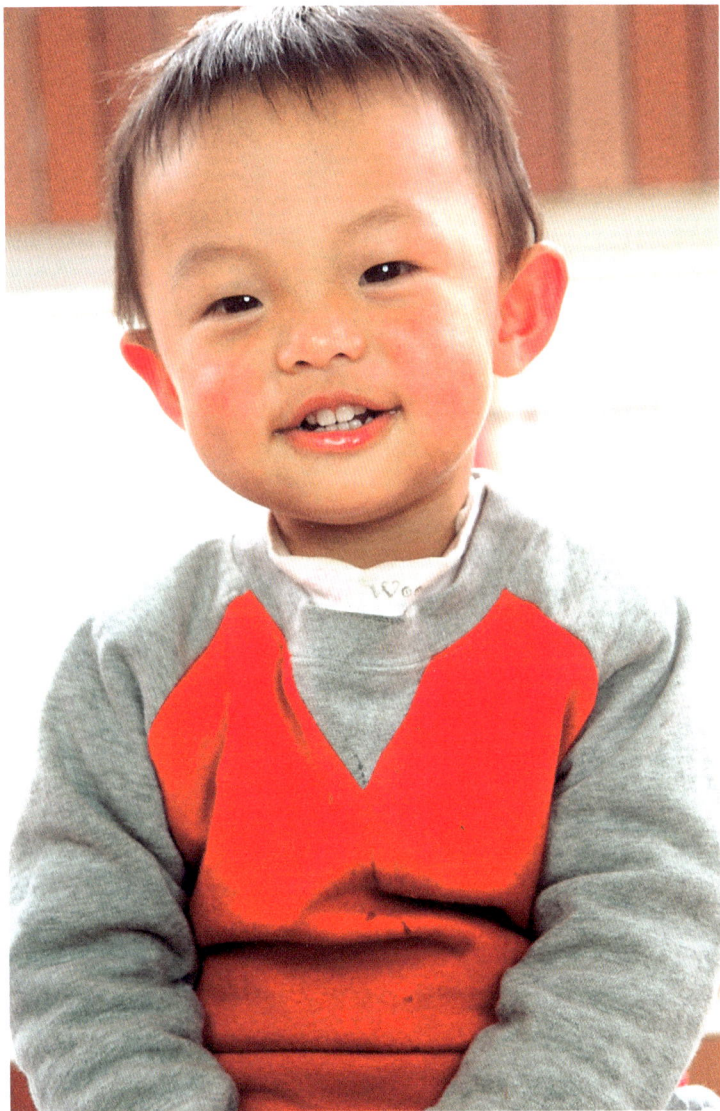

有些宝宝比较害羞，不喜欢在很多人面前说话，爸爸妈妈要用提问的方式引导宝宝说话，多做一些练习，宝宝往往会表现出更多的自信！

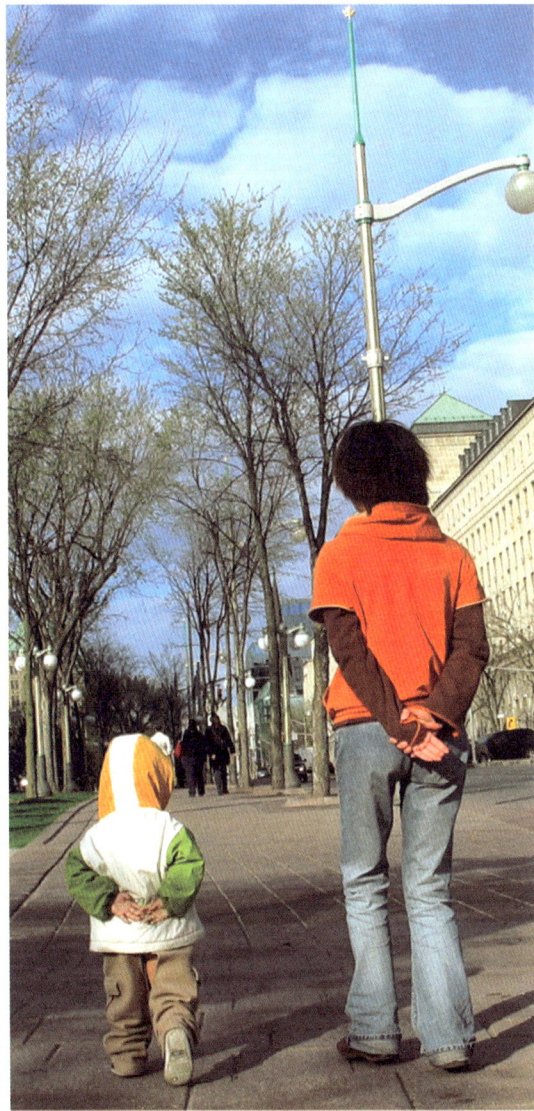

现在的宝宝最喜欢模仿大人的动作，他甚至会连你的走路姿势都要模仿。

四 认知能力训练

• 写数字和简单汉字

教宝宝学习写数字。先学写近似的数字，如会写"1"，再学写"4"，然后再学写"2"和"3"。也可以写简易汉字，如一、二、工、土、人、大等。

O像鸡蛋圆又圆，用这种形象的语言引导，让宝宝了解数字的形状，会让宝宝更好地掌握数字的写法。

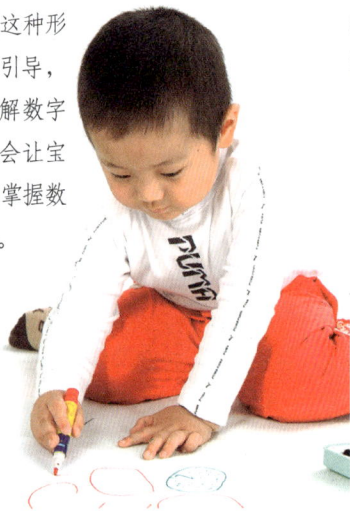

• 认职业

让宝宝懂得人的不同职业，如医生、护士、售票员、司机、老师、邮递员、炊事员、演员等，并知道他们在什么地方，干什么工作。

• 取放物品

训练宝宝收拾自己的玩具和物品。宝宝的玩具、衣服、鞋袜等，要放在固定的地方(玩具要放在宝宝容易取放的地方)，并让宝宝知道这些东西放的位置。宝宝要玩具时，开始要与宝宝一起去拿，玩完后，教他放回原处，逐渐让他自己取放。

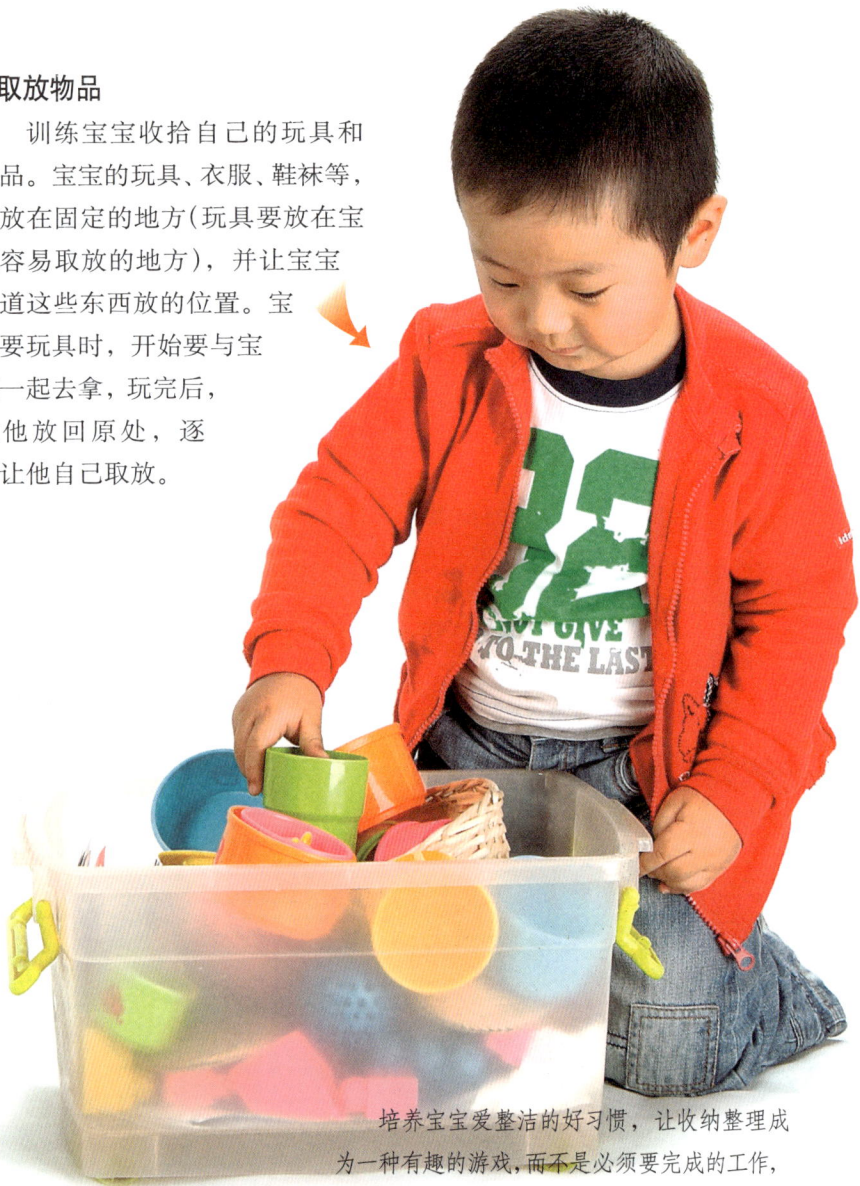

培养宝宝爱整洁的好习惯，让收纳整理成为一种有趣的游戏，而不是必须要完成的工作，宝宝会玩得更起劲!

- **认时间**

　　"吃过早饭可以到院子里玩耍"、"等爸爸下班回家"、"吃过晚饭该睡觉"、"等睡醒后再……"

- **学习数数**

　　继续教宝宝口头背数，顺序背1~10，反复练习熟记后，再背11~20。

- **食指点数**

　　幼儿数数口手不一，所以，应教宝宝用食指点着数字或实物点数。先训练从"1"到"3"点数，示范按数取1~2件物品，如"给我一块糖""拿2块积木给爸爸"。更重要的是教宝宝分类、比较等数的概念。

- **辨认方向**

　　继续培养宝宝的分辨力，如把玩具放在桌子上、椅子下、抽屉里、盒子外等。父母和宝宝一同站在大镜子前玩分左右的游戏，按口令摸自己的"右眼睛"、"左耳朵"、"左肩膀"、"右膝盖"、"右胳膊肘""左眉毛"、"右耳垂"等，使宝宝进一步认识身体部位和分清左右。

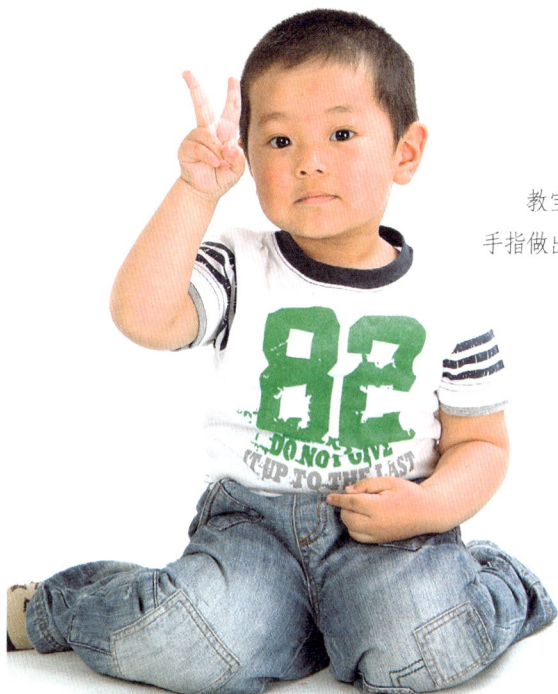

教宝宝数数可以一边教一边用手指做出手势让宝宝模仿。

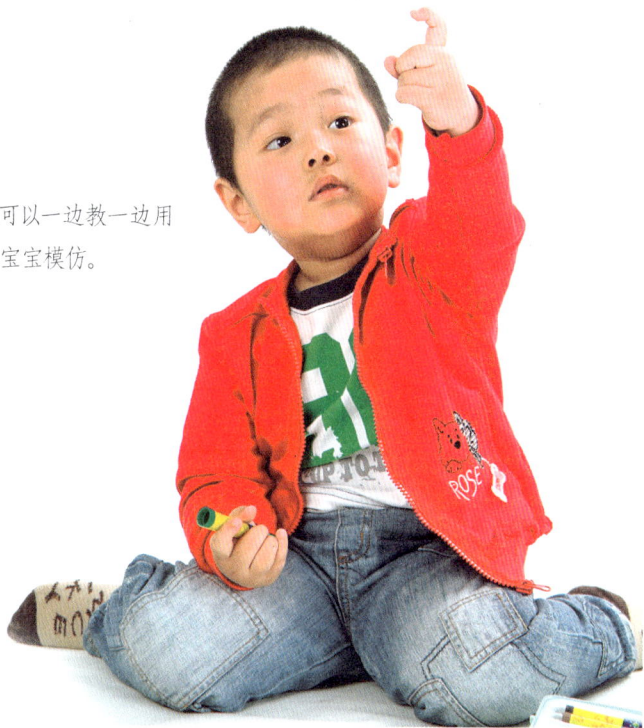

五　情绪和社交能力训练

• 购物

与宝宝一起去商店买东西，边买边讲所购物品的用途，让宝宝摸、闻及拿稳买到的东西，并能准确回答所购物品（如盐、肉、水果等）的名称和用途。

• 等待

继续培养宝宝独自玩，并让他知道"等待"。如说："宝宝自己玩会儿飞机，等会儿妈妈给宝宝热牛奶，然后再跟你一块玩游戏。"让他逐渐学会等待。并且懂得在游乐园里坐飞机要排队买票、排队等候上飞机等。

六　生活自理能力训练

宝宝起床后，可以让他自己穿袜子和鞋，提醒他拉正后跟，看看他是否穿鞋能分清左右，穿对了要表扬，不对就让他调整。

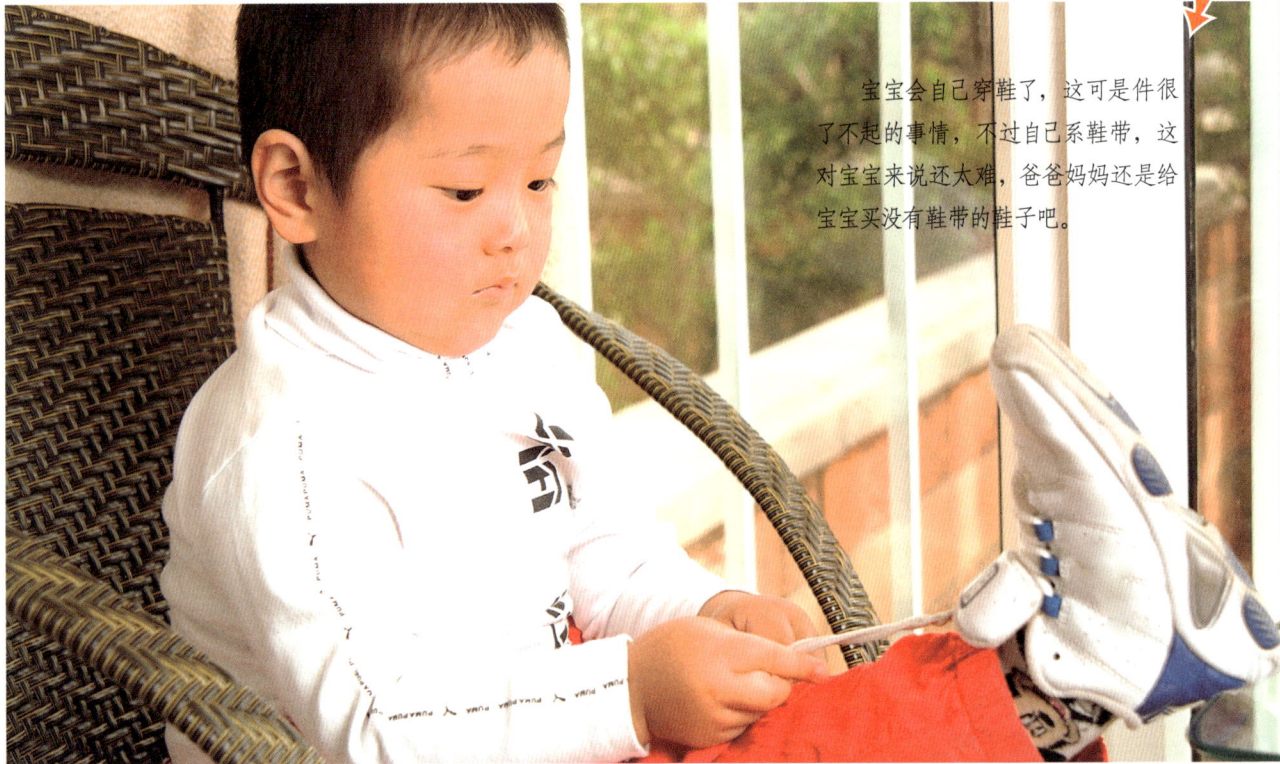

宝宝会自己穿鞋了，这可是件很了不起的事情，不过自己系鞋带，这对宝宝来说还太难，爸爸妈妈还是给宝宝买没有鞋带的鞋子吧。

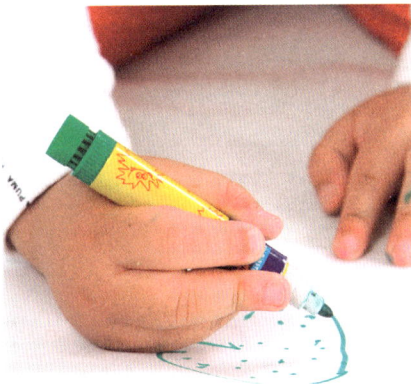

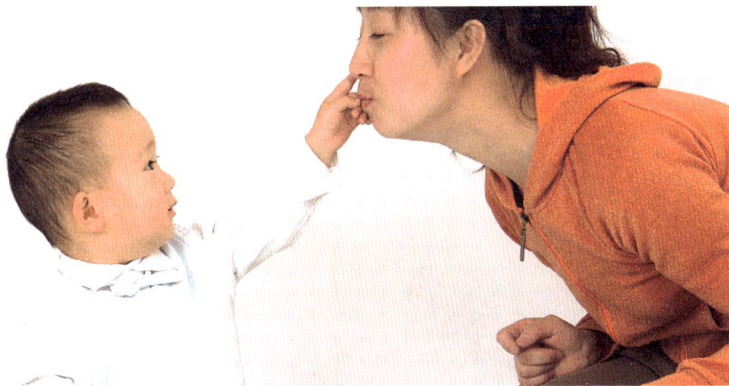

七 智能发展测评

分类	项目	测试方法	通过标准	出现时间
大动作	攀登	父母在游乐场鼓励宝宝上攀登架，宝宝自己向上爬	爬3层	第⬭月第⬭天
精细动作	穿珠子	用塑料绳穿木珠或扣子，看一分钟能穿上几个	穿10个以上	第⬭月第⬭天
	折纸	父母将正方形折成长方形，再折成小正方形等，让宝宝模仿	会折2种	第⬭月第⬭天
言语	复述故事	父母讲图片中的故事给宝宝听，再让他按故事的顺序复述	能复述	第⬭月第⬭天
认知	挑错	给宝宝一些存在错误的图片	能挑出错误	第⬭月第⬭天
	分类	将一些大小、颜色、形状不同的物品放在一起	基本会区分	第⬭月第⬭天
行为	玩"包剪锤"	父母先示范，与宝宝同玩	知输赢	第⬭月第⬭天
生活自理	学刷牙	父母示范正确刷牙过程	会模仿	第⬭月第⬭天

玩具箱

名称	品质要求与使用方法
帐篷	将一床毯子搭在两把椅子上，当做帐篷。在帐篷中放入垫子、玩具熊和书，让宝宝充分发挥自己的想象力来充实他的帐篷
自己的故事书	把废旧图书中造型或内容完整的部分剪下，贴在白纸上，或单页观赏，或让宝宝重新编撰成自己的故事书，画好封面，装订好，拿给其他小朋友看

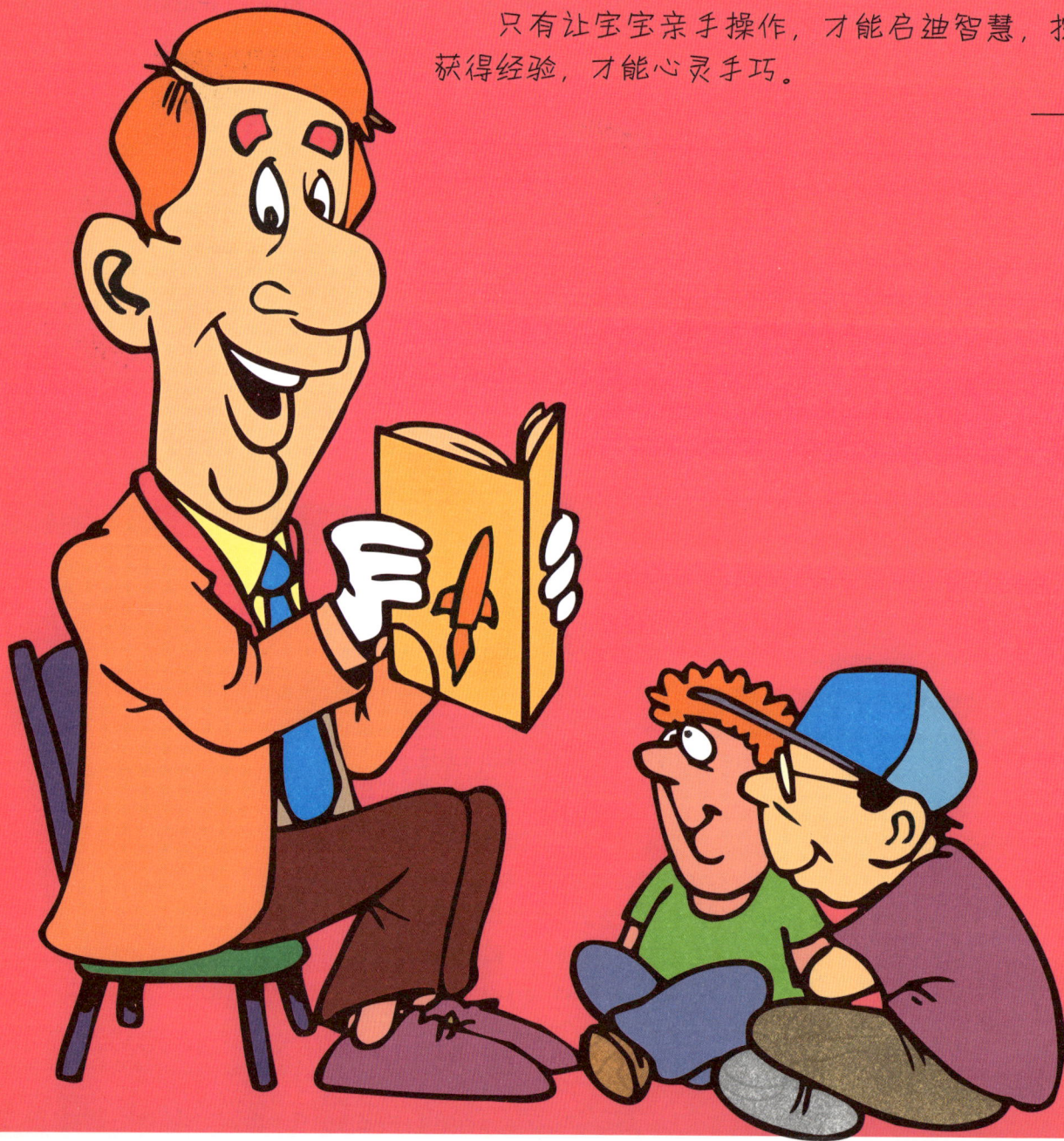

只有让宝宝亲手操作，才能启迪智慧，挖掘潜能，获得经验，才能心灵手巧。

——戴淑凤

2 岁
10~12个月

育儿要点

☺ 创造条件让宝宝参加较复杂的运动游戏,如亲子单脚蹦、亲子拍球赛、
亲子"保龄球赛"、踢球入门、越障碍、走"S"形线等。

☺ 学用剪刀、按画好的线剪纸。

☺ 让宝宝复述经历、学习较复杂用语表达,鼓励提问、激发回答问题。

☺ 教宝宝交往用语、交往技巧,了解一些行为规则。

☺ 加强宝宝自理生活能力的培养,切忌过度保护,包办代替。

☺ 3 岁宝宝会表现明显的个性和兴趣,要因势利导。

☺ 及时做入幼儿园前的心理准备,以免入托后宝宝不适应。

生长发育

男　第三十六个月的体重　　　　千克 (正常范围 15.31±1.75 千克)

第三十六个月的身长　　　　厘米 (正常范围 98.9±3.8 厘米)

第三十六个月的头围　　　　厘米 (正常范围 49.8±1.3 厘米)

女　第三十六个月的体重　　　　千克 (正常范围 14.8±1.69 千克)

第三十六个月的身长　　　　厘米 (正常范围 97.6±3.8 厘米)

第三十六个月的头围　　　　厘米 (正常范围 48.8±1.3 厘米)

养 护

一 养成良好的生活习惯

3岁以前是培养宝宝好习惯的重要时期，因为这时建立一定的条件联系比较容易，一旦形成了习惯也比较稳固。

● 睡眠

2~3岁的宝宝每天睡眠时间要保证在13个小时左右，避免大脑过度疲劳。晚上8点睡到第二天清晨6点半至7点起床（10个半小时左右），午餐以后再睡2个半小时午觉。晚上让宝宝自己上床睡，父母可以讲故事或播放催眠曲，但不能又哄又拍让宝宝入睡。睡眠的环境要舒适温暖，光线要暗。定时睡眠养成了习惯，宝宝到时就很容易入睡。有些宝宝要抱娃娃睡觉是可以的，但不要养成吮手指、吃被角、蒙头等坏习惯。

● 进餐

2~3岁的宝宝每日应该有四餐，除了早中晚三餐外，午睡后下午3点左右可以加一次午点。每两餐中间都要注意喝水和提醒宝宝排尿。良好的饮食习惯也是在这个阶段形成的，比如要固定位置自己吃饭，不挑食、不偏食、不暴食、不吃零食等。

● 卫生习惯

除了吃饭睡眠养成好习惯以外，还应该有好的卫生习惯，如饭前便后洗手，吃水果要洗干净削皮，不随地大小便等。

制定了合理的作息制度，就要宝宝认真执行。每天都坚持按要求去做，宝宝就会习惯成自然。

培养习惯不能破例也不能许愿，否则宝宝会觉得父母的要求可以不执行，良好的习惯则难以养成。

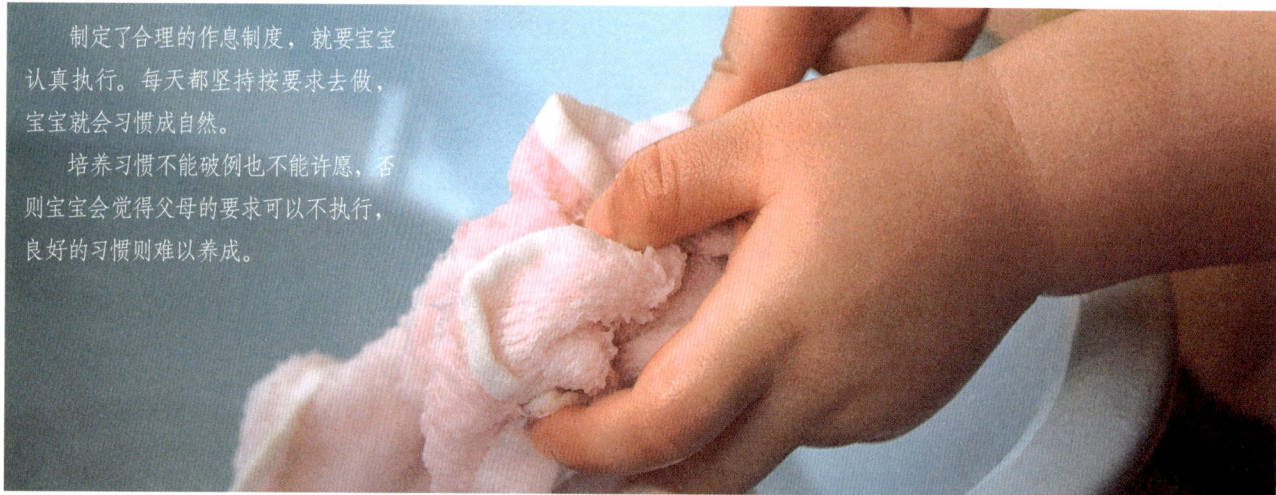

二 给宝宝健美的牙齿

宝宝从6个月出牙，至2岁半时，20颗乳牙就出齐了。牙齿稀疏或有龋齿会影响咀嚼，引起宝宝营养不良；而牙齿排列不整齐、缺齿、咬合不良会影响颌面部的发育，也会影响将来恒牙的萌出。

☺ 你可以做的

• 保证孕期营养

妈妈在孕期就要开始注意，保证足够的营养，保证钙质的摄入，尽量以食补钙，不吃药或少吃药。

• 正确的哺乳方式

在母乳喂养时注意保持正确的喂奶姿势，人工喂养时注意奶瓶、奶嘴的正确位置，不要让宝宝整天含着空奶头玩儿。

• 合理地添加辅食

给予一定量的富含纤维素的食物让宝宝练习咀嚼，以促进牙齿和颌骨的发育。

• 保护乳牙

少吃甜食，尤其在睡前不要吃糖。睡前如果喝奶，一定要在喝奶后再喝些水，或漱漱口，以防龋齿的形成。

• 纠正不良习惯

预防和纠正各种口腔不良习惯，如吐舌、咬唇、吮指、偏侧咀嚼，注意口腔卫生。

• 刷牙

宝宝2岁时大部分乳牙已经萌出，成人可以用牙刷帮助宝宝刷牙，让他逐渐习惯使用牙刷。

• 及时治疗

发现乳牙有龋齿、排列不齐、缺齿等要及时去口腔科治疗，不要认为乳牙早晚要换掉而不去管它，那样会影响恒齿的萌出和颌面部的发育。

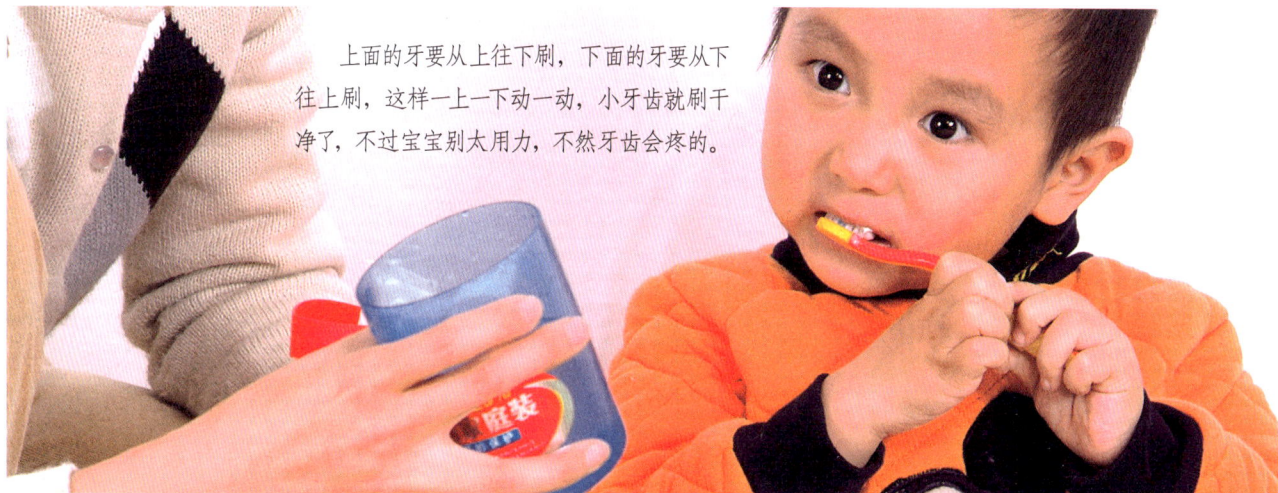

上面的牙要从上往下刷，下面的牙要从下往上刷，这样一上一下动一动，小牙齿就刷干净了，不过宝宝别太用力，不然牙齿会疼的。

三 让宝宝乐意接受父母的要求

宝宝进入3岁就到了第一反抗期，他想做的事如果父母不答应就表示反抗。他有了自己的小朋友，有了一定的社会交往，这种独立行为的欲望就更加强烈，一旦想做某件事就表现得非常任性，不愿服从父母的安排。

☺ 你可以做的

• 说服诱导

要仔细分析宝宝的意图，然后区别对待。如果宝宝只是想自我服务或者帮助父母做家务，父母就不要一味地限制，正确的方法是帮助和指导他，把他想做的事做好。如果是不合理的要求，父母可以用他感兴趣的东西转移他的注意力，或者耐心地讲清道理，告诉他为什么不可以做。合理的限制还是需要的，但宝宝的感情可以让他表现出来，不能强行压抑。

• 了解和尊重宝宝

父母应该经常和宝宝一起玩耍、交谈，了解和尊重他的意志和兴趣。要让宝宝知道你对他很在意，这样宝宝容易变得顺从。

• 回馈技法

比如宝宝在游艺场没完没了地玩滑梯不回家，父母可以先对他说"再玩两次就回家"，让宝宝有个思想准备，玩完两次以后就坚决领他走。这时宝宝肯定会生气甚至哭闹，父母可以对他说："我知道你不高兴，玩得正高兴被打断，要是我也会生气，但是我们总不能今晚不回家吧？"让宝宝知道你很同情他的感受，但做任何事都会有一定的限制。

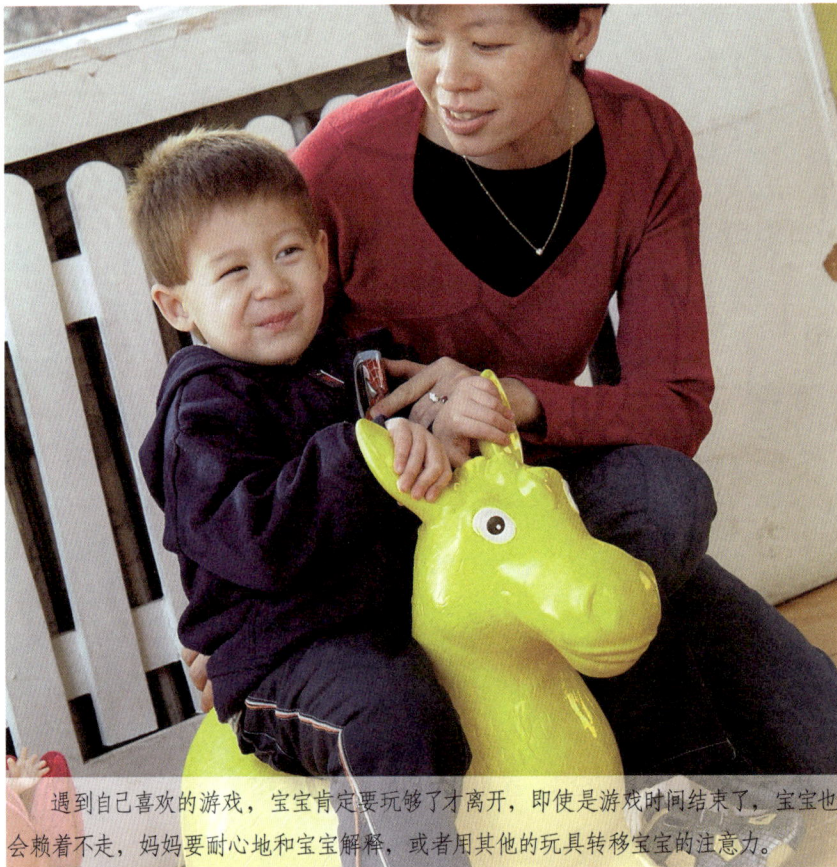

遇到自己喜欢的游戏，宝宝肯定要玩够了才离开，即使是游戏时间结束了，宝宝也会赖着不走，妈妈要耐心地和宝宝解释，或者用其他的玩具转移宝宝的注意力。

四 宝宝"脾气大"怎么办

发脾气是宝宝发泄不高兴的一种方式，有时也是用来威胁成人的反抗手段。

☺ 你可以做的

• 力所不能及时

宝宝有时要做自己力所不能及的事情，结果当然很不顺心，做不好就发脾气，用哭闹来宣泄不满情绪。遇到这种时候，父母不要训斥宝宝，要耐心地帮助他完成。如果事情的确做不到，父母可以引导宝宝玩他喜欢的游戏，转移注意力。

• 提出不合理要求时

如果宝宝发脾气是为了让父母答应他不合理的要求，如果迁就宝宝，他会觉得用发脾气达到了目的，下次还会用同样的手段威胁父母，久而久之会使宝宝变得极端任性。最好的办法就是不理睬他，当宝宝看到哭闹没有用时，他会哭声减小或停止，这时候父母可以亲近他，告诉他哭闹不是好宝宝。

• 单独处理法

如果宝宝大哭大闹乱踢乱喊，一点儿没有缓解的迹象，父母可以离开房间，离开时把房间里有危险的物品移到宝宝够不到的场所，让他一个人哭闹。这样宝宝会慢慢懂得哭闹是没有用的，父母不喜欢发脾气的宝宝。时间长了，宝宝发脾气的次数会逐渐减少。

• 态度要一致

在对待宝宝发脾气的态度上父母要一致，如果一方采取不理睬的态度，另一方赶快抱起宝宝满足他的要求，就达不到教育的目的，宝宝会越来越任性。

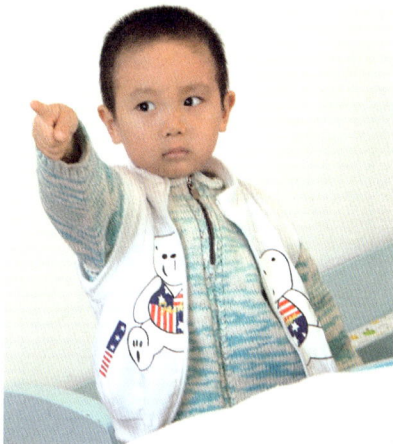

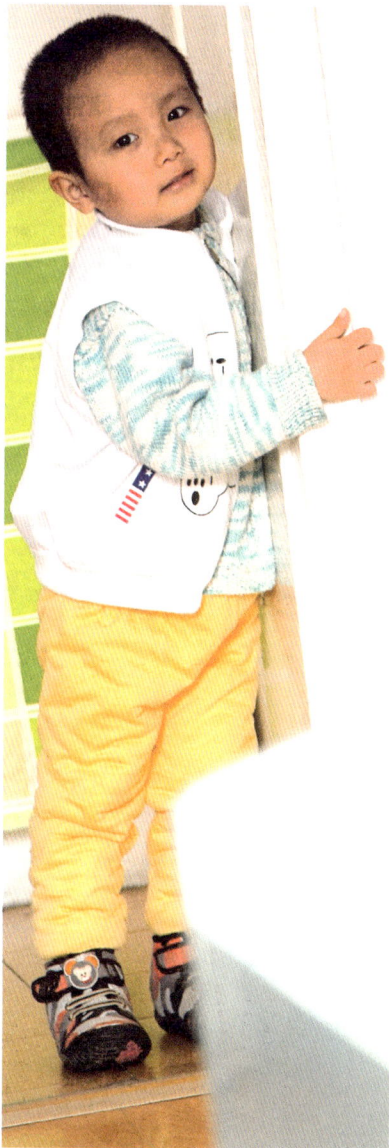

五 宝宝要上幼儿园了

为了培养宝宝良好的社会适应能力，尽早学会与人相处，提高言语能力和思维能力，让宝宝参加集体活动是非常必要的，宝宝到了3岁就应该上幼儿园了。

宝宝初去幼儿园时，由于环境的生疏，常会在生理和心理上产生一些不适应，如饮食减少、睡眠不安、情绪不稳定、不说话，甚至拒绝进食。

☺ 你可以做的

日常生活中多与邻居接触，与邻居的宝宝玩耍，让宝宝学会和别人相处，为过集体生活做准备。

加强宝宝独立生活的能力，如学会自己洗手、吃饭、穿脱衣服、独立睡眠等。这样，宝宝上幼儿园后可少碰到一些生活上的困难。

了解一下幼儿园的作息制度和要求，入园前就让宝宝在家照这个作息制度生活一段时间，入园后会更快地适应新环境。

上幼儿园前几天多带宝宝去幼儿园玩，熟悉幼儿园的环境，和幼儿园的小朋友交朋友，一起做游戏，唱歌跳舞，让宝宝喜欢和向往集体生活。家里的谈话要围绕幼儿园的优点说，也要和宝宝讲讲入园的道理，鼓励宝宝自己愿意去幼儿园。

按照幼儿园的要求准备好毛巾、牙刷、衣服和被褥等等。

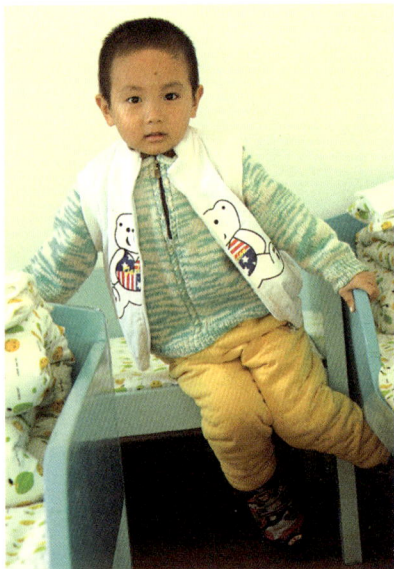

• 态度要坚决

有些宝宝不愿意上幼儿园，总是哭闹甚至拒食，父母怕委屈了宝宝，结果是送送停停，三天打鱼两天晒网，致使宝宝长期不能适应集体生活。遇到这种情况，必须坚持将宝宝天天送幼儿园，并且态度要坚决，要告诉宝宝"明天该去幼儿园了"，不要说"明天去幼儿园好不好？"也不要哄骗宝宝或者答应宝宝的不合理要求，即使宝宝天天哭闹也不能动摇。

把宝宝送到班里立刻转身走，班里老师是有办法安慰宝宝的。父母不要两眼泪汪汪，一步三回头，这种焦虑不安的情绪会感染宝宝，使他更感到害怕和孤独。实际上，宝宝哭几天就会好的。

• 和活泼的小朋友玩

如果宝宝比较胆小、内向，可以先向老师介绍一下宝宝的性格特点，请老师给宝宝介绍一个活泼外向的小朋友一起玩耍，宝宝会更容易适应。

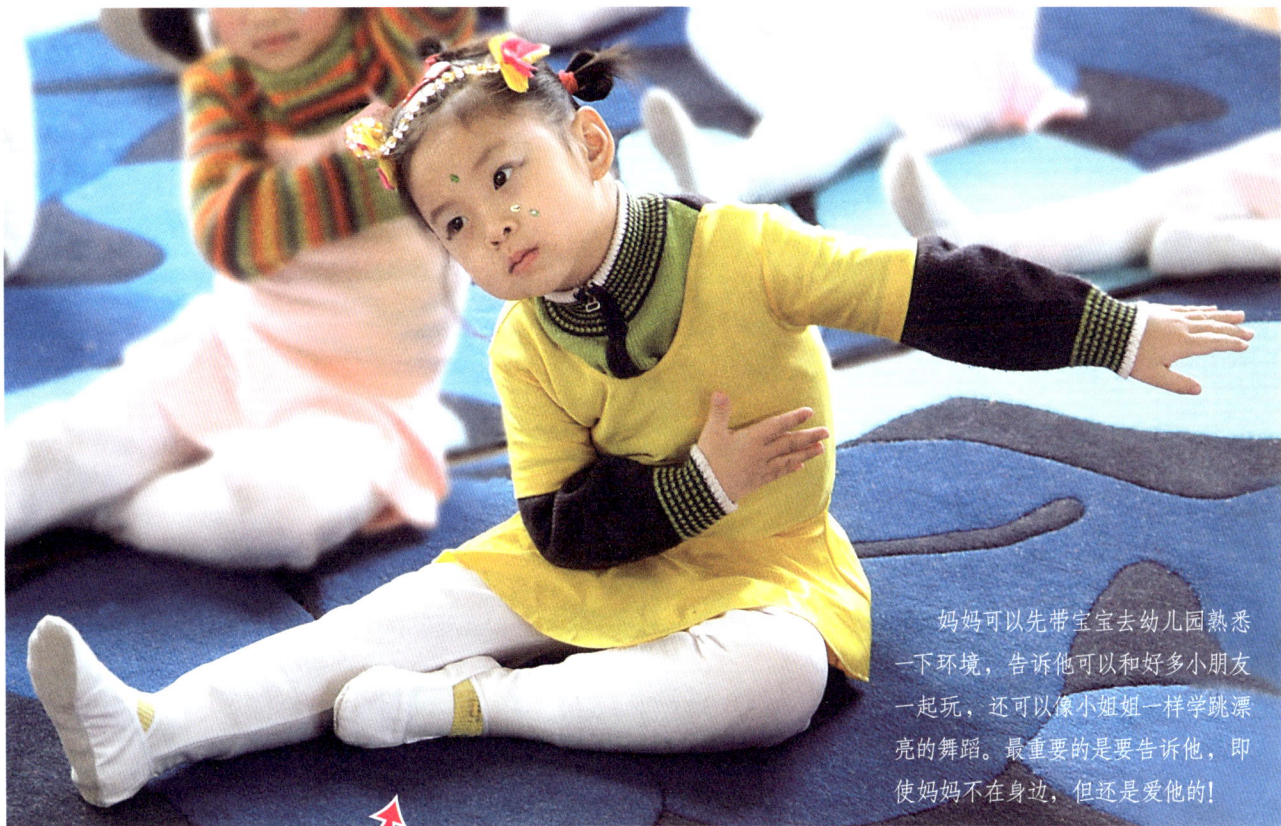

妈妈可以先带宝宝去幼儿园熟悉一下环境，告诉他可以和好多小朋友一起玩，还可以像小姐姐一样学跳漂亮的舞蹈。最重要的是要告诉他，即使妈妈不在身边，但还是爱他的！

• 多了解幼儿园生活

若有可能，开始几天您可以稍早一点接宝宝，以免只剩下1~2个人时，增加宝宝孤单、想家之情。

向老师了解宝宝一天的表现，有微小的进步都要给予表扬，这对宝宝是一种精神安慰。

从幼儿园接回家后多与宝宝谈谈幼儿园的生活，让他表演在幼儿园学的儿歌舞蹈，从正面引导宝宝对园里生活的美好回忆。

切记不要以送托儿所或幼儿园作为对宝宝的威胁，这样会加深他对托儿所或幼儿园的反感。

现在的宝宝大部分是独生子女，有条件的最好送去托儿所或幼儿园，让他们过一过集体生活，同龄儿童相互之间有一种天然的亲和力，很快他们就会和谐愉快地生活在一起。

六 到大自然中去

空气浴、日光浴，玩水、玩沙是上天赐予宝宝的最好礼物，快带宝宝去享受吧！

• 空气浴

利用空气锻炼简便易行而又灵活，不受地区、季节和物质条件限制的优势。

增加户外活动本身就是一种空气浴，但要到空气新鲜环境绿化好的地方去。

空气浴锻炼是利用气温与人体体温之间的差异形成刺激，反复作用后引起身体的适应。寒冷的空气可以使交感神经更趋于活跃，促进新陈代谢，增强呼吸系统抗病的能力。

• 日光浴

日光中的红外线可使人感到温暖，血管扩张，血液循环加快，新陈代谢增强。而紫外线有杀菌作用，并且可以促进维生素D的合成，促进机体的钙磷代谢，预防和治疗佝偻病。

在进行日光浴锻炼时，要注意尽量使宝宝裸露皮肤，但要避免强烈阳光直射头部，可以给宝宝戴凉帽，炎热的夏季也可以选择在树荫下。

日光浴在上午9~10点钟进行比较合适，每次15~20分钟。

• 玩水

所有的宝宝都喜欢玩水，可利用这一特点进行水浴锻炼。冷水刺激可使皮肤血管收缩，但很快由于体内剧烈产热复又扩张，锻炼了血管舒缩功能及体温中枢的调节功能，也可以增强呼吸及循环系统的功能。用冷水擦身刺激比较

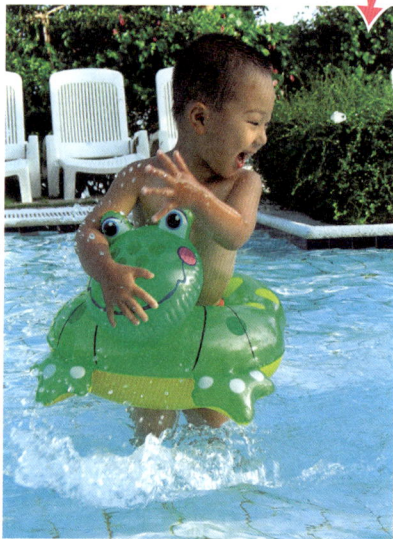

温和，对体弱儿可以采用，开始水温30℃左右，每3天降1℃，直至与室温相近(15~17℃)。先用冷水摩擦，然后立即用干毛巾摩擦，使身体产生温暖感觉。

可用冷水冲淋，但水温不低于26℃。时间以5~10分钟为宜。

最佳水浴锻炼是游泳，有条件的可以让幼儿学习游泳。

• 玩沙

沙子在宝宝心目中有它独特的魅力，光脚在沙地上走会使宝宝感到极度惬意，而细沙从手中缓慢地流下对宝宝也是一种独特的享受。

玩沙可以充分发挥宝宝的想象力，锻炼手的精细动作的能力。

可以用湿沙做"点心"，可以在沙地上建桥梁、大山、公路，可以在铺平的沙面上写字、作画，可以在沙滩上奔跑、嬉戏。

要允许和支持宝宝玩沙，但要禁止他们用沙子互相打闹，以免迷眼。

宝宝可以轻松地爬上爬下了，不过还是要注意安全，要穿防滑的鞋，避免宝宝摔跤。

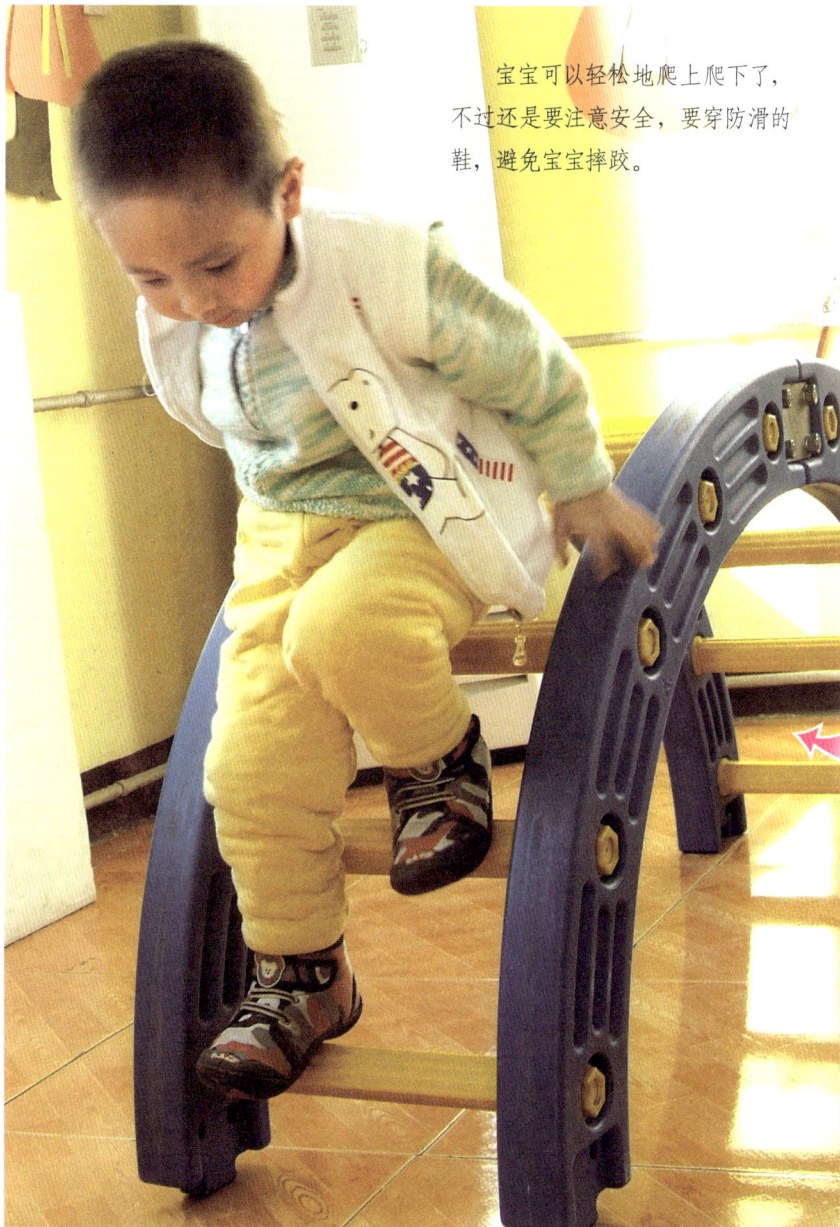

七 运动玩具促进动作发展

多项运动性玩具能使宝宝灵巧、勇敢，适应高空平衡，促进动作的发展，发展了身体的平衡能力和灵活性，从而促进了大脑和小脑之间的机能联系，促进了脑的发育。

• 滑梯

满1岁的宝宝，会走、会爬上小椅子和小桌子，可以爬上3级的小滑梯，由父母扶着滑下。到2岁时，他会走上滑梯，规矩地坐滑梯，愿意在父母面前大显身手。

• 攀登架

可锻炼宝宝左右足交替攀登，使上下肢肌肉发达、灵巧。攀登使宝宝瞬间"长高"了，培养自信、向上、勇敢的性格，还使宝宝体察到自己的能力，获得情绪上的满足。

• 蹦床、荡秋千

在一次次地尝试到成功的喜悦之后，他又会去体会其他运动性玩具的乐趣，在蹦蹦床上翻、滚、爬、跳；在钻洞时低头、弯腰；在秋千上能摆得很高，锻炼平衡。

喂 养 ·····

一 提倡平衡膳食

为了取得必需的各种营养素，宝宝就要摄取多种食物。食物大体分为下面几类：谷物类，豆类，动物性食品类，果品类，蔬菜类，油脂类。要使膳食搭配平衡，每天的饮食中必须有上述几类食品。

• 谷物

包括米、面、杂粮、薯等，是每顿的主食，提供热量的主要食物。

• 蛋白质

主要由豆类或动物性食品提供，是宝宝生长发育所必需的。人体所需的20种氨基酸主要从蛋白质中来。不同来源的蛋白质所含的氨基酸种类不同，每日膳食中豆类和不同的动物性食品要适当地搭配，才能获得丰富的氨基酸。

• 蔬菜和水果

蔬菜和水果是提供矿物质和维生素的主要来源。每顿饭都要有一定量的蔬菜才能符合身体需要。蔬菜和水果是不能相互代替

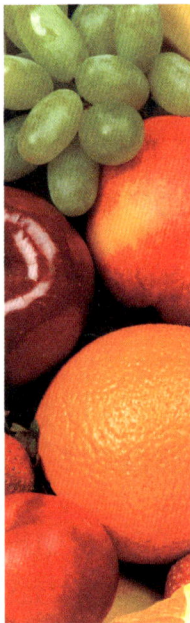

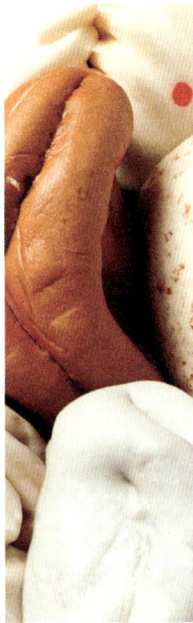

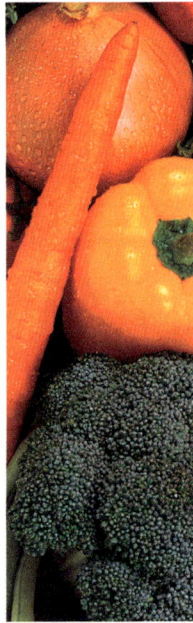

的。有些宝宝不吃蔬菜，父母就以水果代替，这是不可取的。因为水果中所含的矿物质一般比蔬菜少，所含维生素种类也不一样。

• 油脂

油脂是高热量食物。在我国，人们习惯使用植物油。有些植物油还含有少量脂溶性维生素，如维生素E、维生素K和胡萝卜素等。

幼儿每天的饮食中也需要一定量的油脂。

有些家庭早餐吃牛奶、鸡蛋而没有提供热量的谷类食品，应该添加几片饼干或面包。另一些家庭早餐只吃粥、馒头、小菜，而未提供可利用的蛋白质，这也不符合幼儿生长发育的需要。

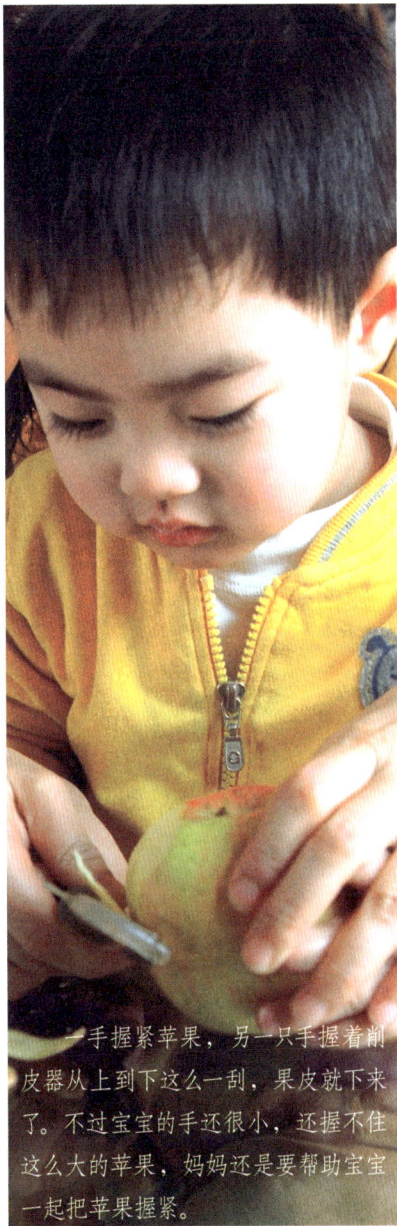

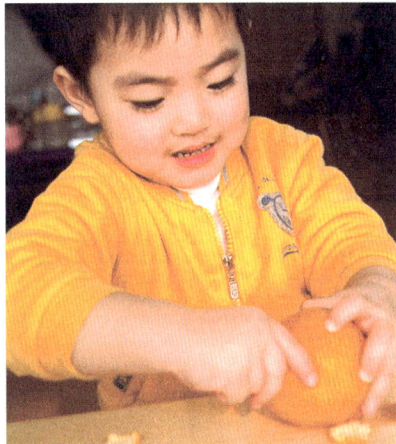

小家伙的袖子都撸了起来，看来是不把橙子皮剥下来不罢休了，妈妈可以告诉宝宝一些技巧，比如先把橙子在桌子上滚一滚，这样会更容易剥皮。

手握紧苹果，另一只手握着削皮器从上到下这么一刮，果皮就下来了。不过宝宝的手还很小，还握不住这么大的苹果，妈妈还是要帮助宝宝一起把苹果握紧。

再用清水冲洗干净。桃子表面有细绒毛，需要用盐水刷掉毛才能把果皮洗净。葡萄和杨梅、草莓要用洗涤灵浸泡，然后再用清水洗净。菠萝要洗净削皮，切成片用盐水浸泡后才能吃，以免菠萝的蛋白酶伤害人体。

二 吃水果的卫生

• 洗干净再吃

在水果、蔬菜的种植过程中，农民为了防治病虫害，也为了其更好地生长和结果，几乎都喷洒了农药。这些农药会长期残留在果皮和蔬菜上，如果没有洗净或不削皮，食入后对人体是有害的。由于农药是有机化合物，用水不易冲洗干净，最好先用洗涤灵洗一遍，

• 多样化

不同水果的维生素含量是不一样的，如果你想让宝宝得到大量的维生素C，吃橘子、山楂最合适了。咳嗽有痰吃梨就比较好。宝宝腹泻恢复期什么水果都不敢让他吃，但可以吃些煮熟的苹果，因为它含有少量鞣酸对肠道有收敛的作用。水果要随着季节变换花样来吃。

• 吃水果的量要适中

有些水果不能多吃，比如杏，它强烈的酸性可以分解体内的钙、磷，也会引起消化不良。橘子吃多了也会"上火"，引起舌头和大便干燥。荔枝吃得过多会使正常饮食量大减，可能会出现低血糖(荔枝病)。

异常情况 ⬤

一 长"针眼"不要挤

症状

　　"针眼"医学上称麦粒肿或睑缘疖，是睫毛毛囊附近的皮脂腺或睑板腺的急性化脓性炎症，多由金黄色葡萄球菌感染所致，是儿童常见的一种眼病。

　　麦粒肿又分为内外两种。外麦粒肿是睫毛根部的皮脂腺或毛囊发炎，表现为眼睑局限性红肿，有小硬结，自觉疼痛或触痛，几天后在睑缘睫毛的根部可看到黄白色脓头，切开排脓或自行破溃脓流出后很快痊愈。内麦粒肿是睑板腺发炎，症状与外麦粒肿相似，只是疼痛较重，在眼睑结膜面（眼皮里头）出现脓头。

你可以做的

　　长了"针眼"可以热敷，滴消炎的眼药水，炎症较重时可以口服抗生素。

　　当"针眼"有脓头时应及早切开排脓，千万不要自行挤压。如果挤压，脓性分泌物（含大量细菌）可以随血液进入海绵窦，引起海绵窦栓塞，甚至出现败血症或脑膜炎。

二 眼睛进了沙子的紧急处理

　　空气中有很多尘埃，特别是在干燥刮风的天气，稍不注意，灰尘、沙粒甚至小飞虫就可能进到眼睛里，也就是我们常说的"迷眼"。这些灰尘沙粒等等我们可称之为"异物"。一旦异物进入眼睛，马上会感到疼痛，流泪，睁不开眼。

　　由于眼睛很难受，宝宝常用手揉。这样做很不好，因为进入眼睛的异物可能表面不光滑，用力揉眼睛就可能损伤角膜（黑眼珠），同时尘埃是不洁净的，揉眼的手也会带有大量的细菌，用手揉眼睛可能造成眼部感染。

迷眼后正确的处理办法

　　先安慰宝宝不要惊慌，然后让宝宝自然闭眼，或用手轻提上眼皮，异物可随大量眼泪流出来。一次不行，可以重复再做。

　　如果靠眼泪冲不出来，异物可能在上眼皮内，可以轻轻把上眼皮翻过来，用蘸凉开水的湿棉签或干净的手绢轻轻地把异物沾出来。

　　如果仍然找不到异物，宝宝疼痛较严重，要考虑异物可能沾在角膜上。在角膜上的异物不要自己取，这样做很容易损伤角膜，造成感染、溃疡等严重后果，应立即到医院请医生诊治。

多元智能开发与情商培养 ⚬

一 大动作能力训练

• 玩球

继续玩球的游戏。让宝宝学接抛球，父母站在宝宝的对面，把球直接抛到他预备好的双手当中，反复练习后，增加抛球距离，锻炼宝宝手臂抬高或略弯腰动作，渐渐将球接住。同时训练宝宝能举手过肩的抛球动作，并比赛看谁投得远。

• 荡秋千

带宝宝到儿童游乐园荡秋千，跳蹦蹦床，扶宝宝从跷跷板的这一边走到那一边，或坐在跷跷板的一头，父母压另一头，训练平衡能力及控制能力。

• 跳高

练习跳跃动作。将10厘米高的小纸盒放在地上，让宝宝跑到近前双足跳过去。反复练习，要注意保护他。

• 跳远

带宝宝去儿童游乐园，示范双足立定跳远，鼓励他学跳。让宝宝与小朋友一同练习，边跳边说："看谁跳得远。"

• 跳格子

在单足站稳的基础上，训练单足跳，也可以教宝宝从一个地板块跳到相邻的地板块，熟练后玩跳格子游戏。

• 踢小球

父母与宝宝一起玩球，拿小方凳当做球门，在距球门1米处示范踢球入门。鼓励宝宝学踢球入门，成功了，给予奖励。

• 骑三轮车

在会骑三轮车的基础上，熟练掌握骑三轮车的技能，如会骑轮车走直路，会拐弯，遇到障碍物会停车等，以锻炼平衡及协调能力。

"妈妈接住我，我要跳过去了！"

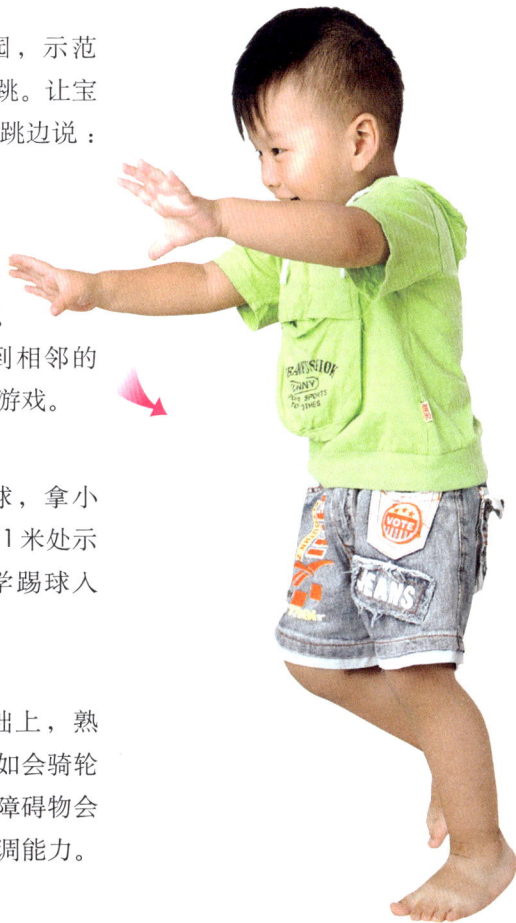

二 精细动作能力训练

• 日常生活中的训练

训练宝宝用钝餐刀将馒头片切开，用勺吃饭不洒在外面，用手拿小杯子喝水或把一个水杯中的水倒入另一个杯子时不洒不溢，以及学拿儿童剪刀剪纸条，与小朋友进行穿珠子比赛等。

• 训练手指的精细动作

示范用正方形的纸对折成长方形或三角形，鼓励宝宝自己动手模仿。练习用筷子夹花生米并放到盘中；添补图画中缺少部分（例如给图画中缺头发的女孩画上头发，给缺鼻子的男孩添上鼻子等）。

• 拣豆粒

将花生米、黄豆、大白芸豆混装在一个盘里，让宝宝分类挑拣出来。开始训练时，父母用手帮助他拣黄豆，以后熟练了，应让他独立挑拣。

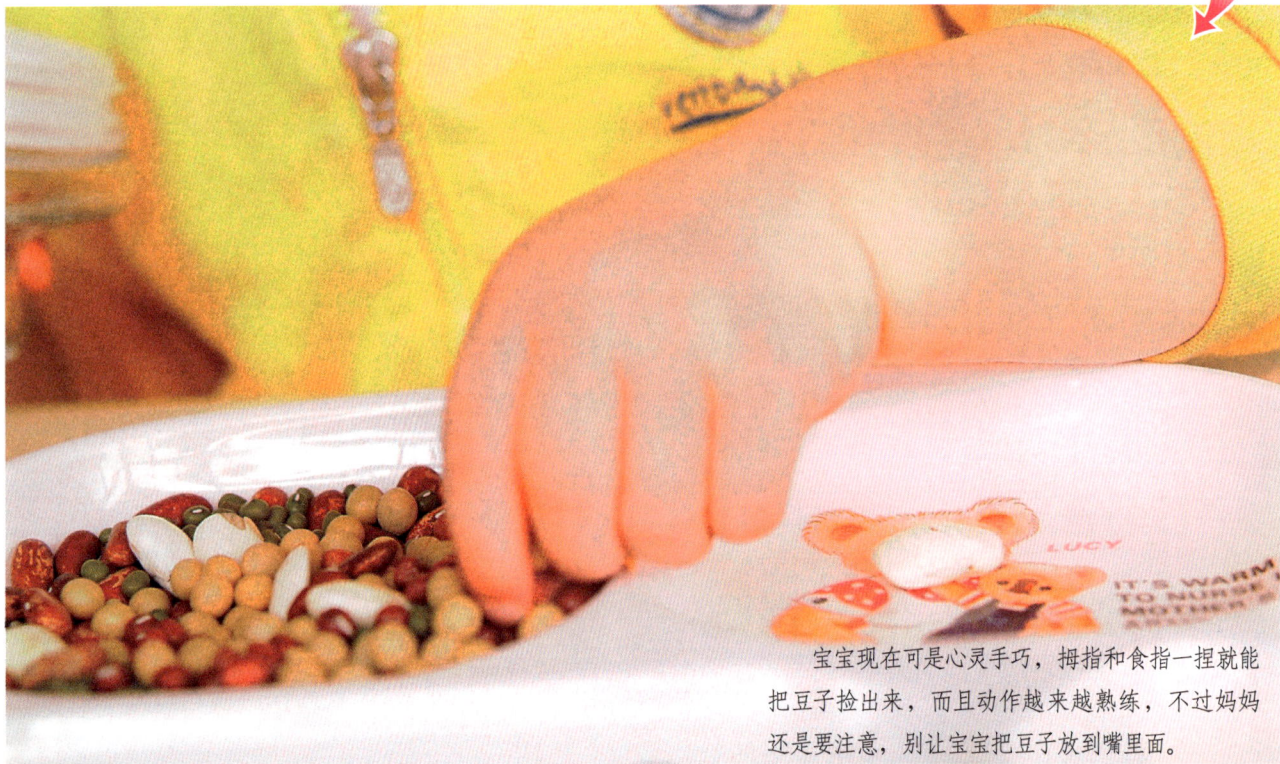

宝宝现在可是心灵手巧，拇指和食指一捏就能把豆子捡出来，而且动作越来越熟练，不过妈妈还是要注意，别让宝宝把豆子放到嘴里面。

三 语言能力训练

• 复述故事

教宝宝看图说话。开始最好由妈妈讲图片内容给他听，让他听并模仿妈妈讲的话，逐步过渡到提问题让他回答，再让宝宝按照问题的顺序练习讲述。

• 讲述自己的印象

以问答的形式，引导宝宝说出他自己的见闻。向宝宝提出的问题要具体，最好是能激发宝宝兴趣的问题。尽量让他讲自己经历的事情，例如，今天上街买了些什么、遇见谁、看到哪些趣事等。

• 如果……

与宝宝面对面坐下讲故事或讲动物画片，不断提问并引导宝宝回答"如果"后面的话。例如，龟兔赛跑时，如果小兔不睡觉就会怎样？小兔子乖乖如果以为是妈妈回来把门打开就会怎么样？通过这样的训练使宝宝学会初步推理。

• 丰富词汇量

当宝宝自言自语或与他人交谈时，要注意丰富其词汇量。可以用进一步提问的方式使宝宝词汇量丰富。例如，宝宝讲到发烧打针时父母问："发烧时妈妈带宝宝上哪儿去"、"谁给宝宝看病"、"谁给宝宝打针"、"宝宝哭了没有"、"针打在什么地方"、"现在还痛不痛"等。如果答不上来就帮他说出。这些经历过的事，有了可联系的词汇就不容易遗忘。

• 表达

继续训练表达能力。如带宝宝去公园玩，边欣赏景色边讲大自然中的植物、鸟、兽、鱼、虫、四季变化、彩云、夜晚星空等。然后，让他用自己的话讲述去新地方的经历，以提高语言表达水平。

• 反义词配对

与宝宝一起看画片或实物，教大小、冷热、高低、胖瘦等反义词，鼓励他结合日常生活中遇到的事物，反复练习。如"爸爸的鞋是大的，我的鞋是小的""爷爷很胖，妈妈很瘦"等。

• 背诵古诗

继续教宝宝古诗，一首首背诵，鼓励他自己能背诵2~4首古诗和4首儿歌。

• 说英语

继续教宝宝英语单词、英语歌，主要是名词、动词和礼貌用语，反复练习。教唱英语歌是幼儿学英语的好方法。

• 猜谜语

与宝宝玩猜谜语游戏，注意用物品的特征编谜语，先让宝宝熟悉物品及特征，然后再让他猜谜。

"妈妈，这是恐龙！"

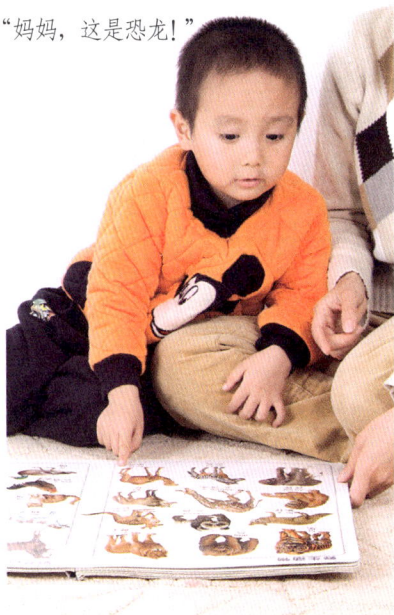

四 认知能力训练

• 认识职业

继续教宝宝识别工人、农民、解放军、学生、警察等不同职业，并理解他们是干什么工作的。复习家庭照片，看看家庭成员们是从事什么职业的，在什么地方工作，有什么特殊的业绩。

• "包剪锤"游戏

先让宝宝理解布包锤、锤砸剪、剪破布的关系，同宝宝边玩边讨论谁输谁赢。然后让宝宝自己判断，让他学会鉴别包、剪、锤游戏中的输与赢。

• 认住址

教宝宝记住自己家的楼号、单元门号、楼层和门牌号，巩固宝宝记数据的本领。如3号楼2单元405室，即3-2-405。进一步让宝宝学习居住的街道名称、胡同或里弄的名称，使宝宝能记住自己的家庭住址。如果家中有电话，也可让宝宝记住电话号码，学习在电话亭同妈妈打电话。这是一种十分必要而有效的安全教育，可以在宝宝3岁前后让他学会。

• 点数

继续结合实物练习数数。宝宝能手口一致地点数1~3后，继续训练按数拿取，如"给我1块"、"给我2块"或"给我3块"等。反复练习，如确实无误再练点数拿取4块糖、5块积木等。

• 常识

懂得冬天冷，穿大衣，该吃涮羊肉。夏天应穿单衣，该吃冰棍和西瓜。能准确辨认4~6种颜色及3~4种几何图形。

• 数数

当宝宝能背数1~10之后，要养成记物数数的好习惯，以巩固数的概念。并开始训练序数，如数"1"时，放1块积木，数"2"时，放2块积木，提问"1和2相比哪个多"，启发宝宝说出"2"比"1"多，"2"比"1"大，照此训练到5。还应教他复述5位数（如27058、45296）。

拿出来两块积木，盒子里还剩多少块呢？妈妈可以和宝宝一起数，一直到盒子里面的积木全都拿出来为止。

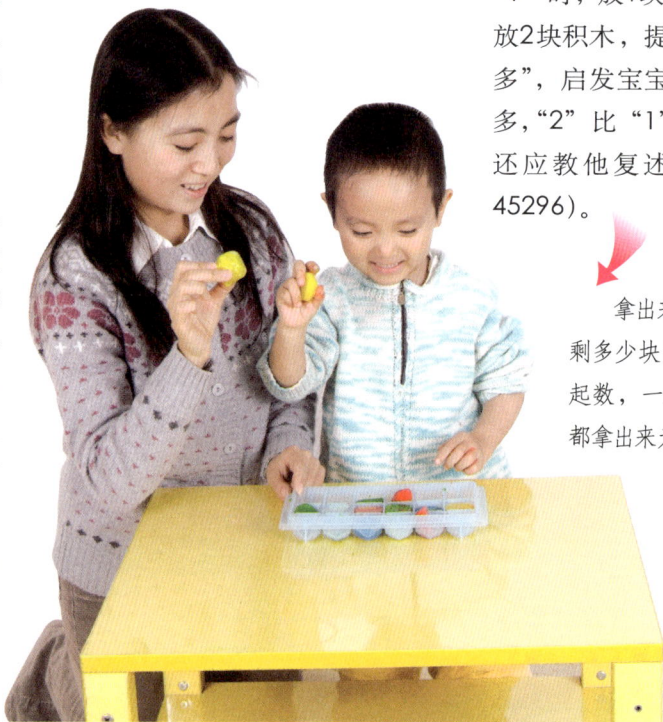

• 按外观分类

把宝宝"百宝箱"内的玩具倒出来，让宝宝按照玩具的颜色、大小或形状逐步学习分类。首先按颜色分类，先将红色的挑出，再将黑色的挑出，渐渐就可以分出混合的各种颜色。进而学挑大小，从红色中挑大的，再从别的颜色中挑大的，各种颜色再分成大小两堆。然后在每堆中挑出圆形、方形、三角形，使宝宝学会按外观分类。

• 按用途分类

能按吃、穿、用、玩等用途将日常物品分类，从中挑出哪种不能吃，如在"香蕉、桃子、桌子、梨"中，宝宝会敏捷地指出"桌子不能吃"。又问"毛衣、长裤、鞋、娃娃哪种不能穿"时，宝宝会指出"娃娃不能穿"。父母可以提出上述类似的问题，让宝宝将物品的用途分清楚，以提高分辨能力。

• 介绍自己和家庭成员

宝宝能说清自己的姓名、年龄和性别。能说清自己父母的姓名、工作单位和做什么工作。看自己的相册，能讲述自己小时候的事情；看家庭相册，能介绍亲属与自己的关系及他们的职业。如果他们不在同一地方居住，用地图指出他们所在的地名和位置。这些本领要分开逐样练习，学会一样，表扬一次，使宝宝很有自信地记住自己和家庭的事，成为家庭的一员。

乖娃娃

喜鹊叫喳喳，
客人到我家。
打盆洗脸水，
再倒一杯茶。
客人对我笑，
夸我是个乖娃娃。

两只手

一只手、两只手，
握成两个小拳头。
小拳头，伸开来，
找出十个小朋友。
小朋友，真是乖，
一起伸到水里来。
搓搓肥皂洗干净，
不洗干净不答应。

谁的耳朵

谁的耳朵长？
谁的耳朵短？
谁的耳朵遮着脸？
驴的耳朵长，
马的耳朵短，
象的耳朵遮着脸。
谁的耳朵尖？
谁的耳朵圆？
谁的耳朵听得远？
猫的耳朵尖，
猴的耳朵圆，
狗的耳朵听得远。

跳绳歌

花儿红，鸟儿叫，
柳树底下把绳跳，
脚步越跳越灵巧。
你也跳，我也跳，
一个挨着一个跳。
挺起胸，向前跳，
脚儿轻轻别摔跤。

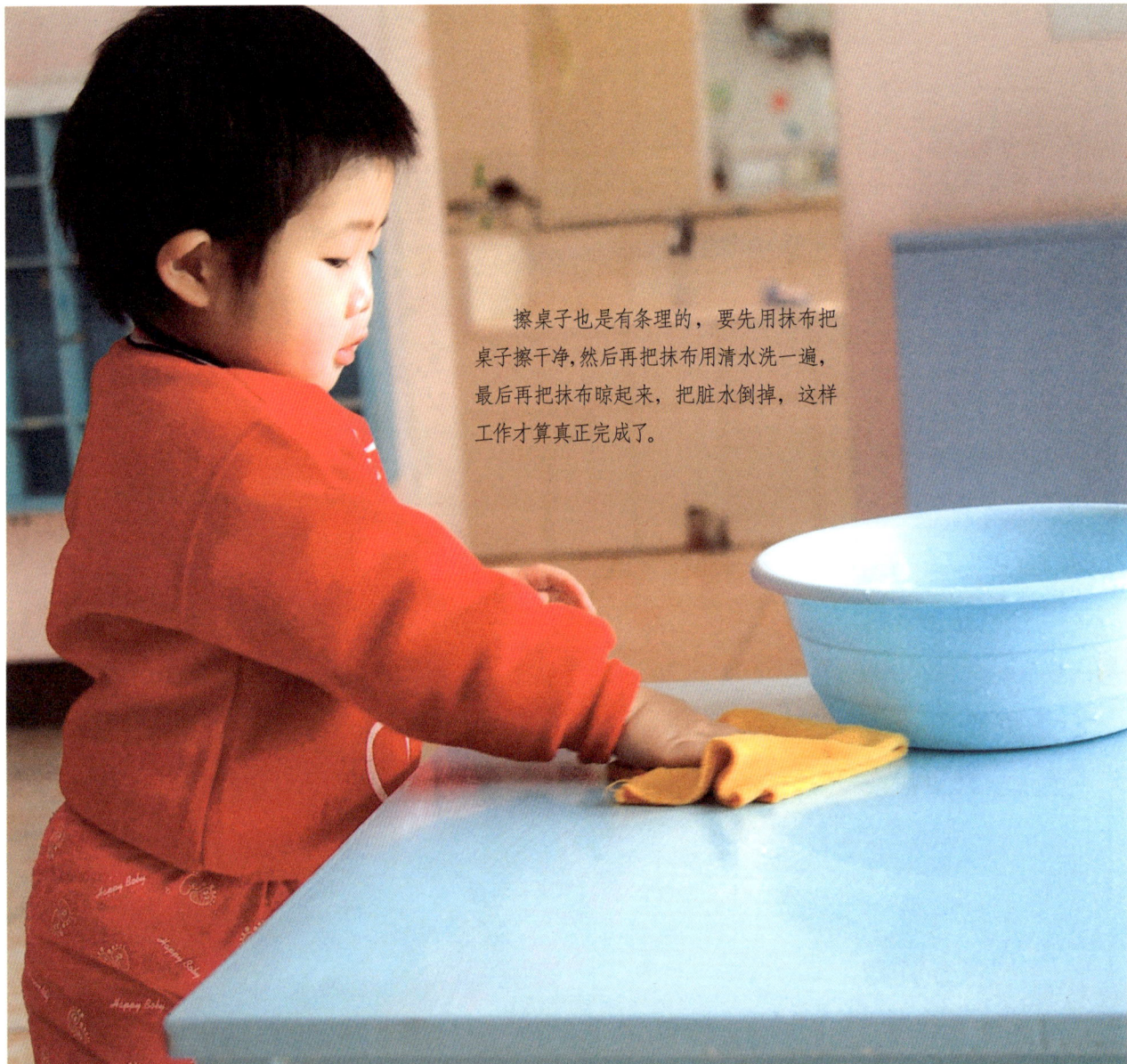

擦桌子也是有条理的，要先用抹布把桌子擦干净，然后再把抹布用清水洗一遍，最后再把抹布晾起来，把脏水倒掉，这样工作才算真正完成了。

五 情绪和社交能力训练

• 做事有条理

训练宝宝在睡前将脱下的衣服、裤子叠好，按脱下的顺序摆在椅子上，起床时就可按摆放顺序重新穿上，并提醒他，如"衣服叠好了吗"、"衣服应该这样摆放"等。训练他懂得怎样按顺序放自己的东西，培养他生活条理有序，不乱扔乱放的好习惯。

• 讲礼貌

带宝宝去朋友家做客时，事先要求宝宝讲礼貌，如进门见人问声好，接受食品或玩具时要说声谢谢，不能乱翻乱动别人家的东西等。养成做客有礼貌，行为有分寸的习惯。

• 交往

在与他人交往中，训练宝宝做完整的自我介绍，并且能倾听小伙伴的自我介绍，增进交往能力。

• 家务劳动

教宝宝做一些简单的、力所能及的劳动，如择菜、拿报纸、倒果皮，培养爱劳动、爱清洁的习惯。

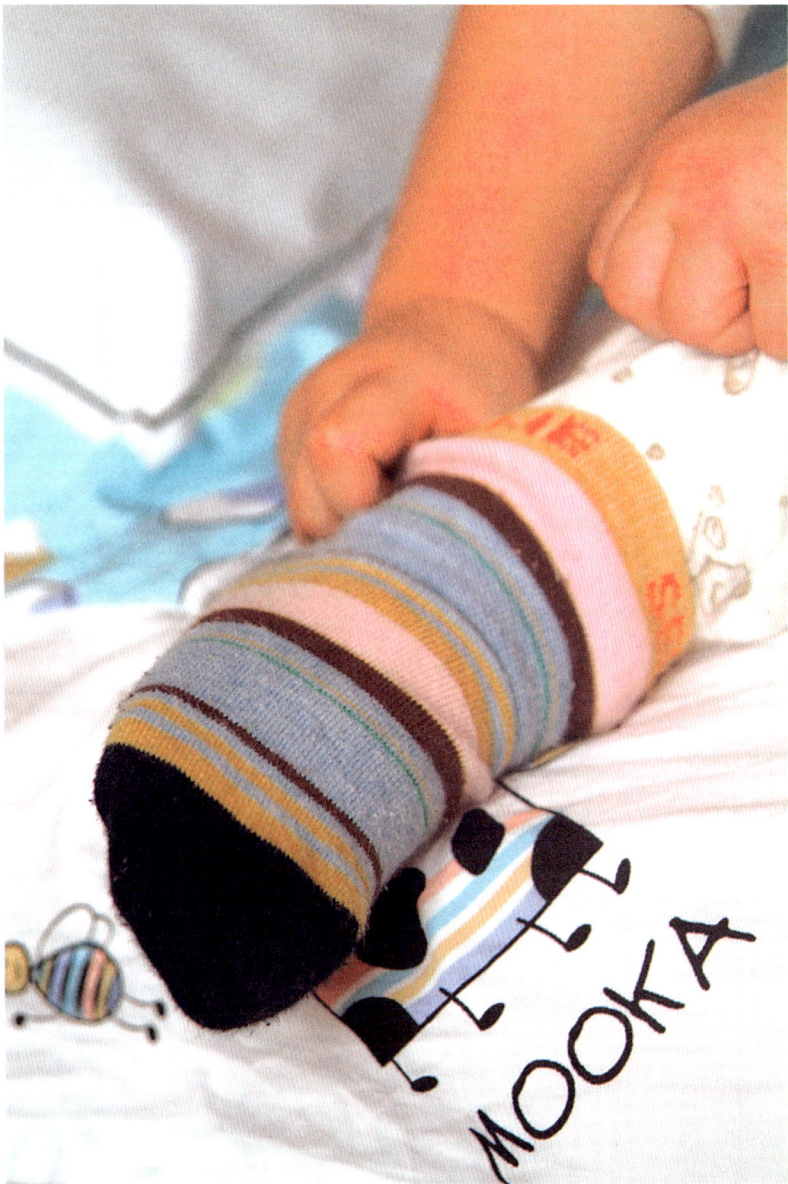

要培养宝宝做事有条理，应从训练宝宝将睡前脱下的衣物按顺序放好开始。

六 生活自理能力训练

• 管理能力

日常生活中注意培养训练宝宝的管理能力。如帮妈妈把洗晒干净的衣服叠好，并把爸爸、妈妈、宝宝的衣服区分开，而且学会放到固定的地方。

• 卫生生活习惯

会自己用肥皂洗手，练习洗手绢、袜子、玩具、娃娃衣物等小物品，从而养成良好的卫生生活习惯。

从夏天起，自己学习穿脱背心和裤衩。秋天再学习穿无扣子的秋衣、秋裤和毛衣。父母在一旁帮助时，告诉他衣服的反正，使宝宝高兴且愿意穿衣服。

要鼓励宝宝自己穿衣，自己脱衣，每天坚持练习，直到学会为止。

冬天如果穿得较多，有不方便扣的领扣及背后的扣子时，父母才能帮忙。

• 自理能力

培养宝宝各种自理能力。如会在清洁台上洗手、洗脸，大便后学会自己擦屁股，必要时父母再帮忙。

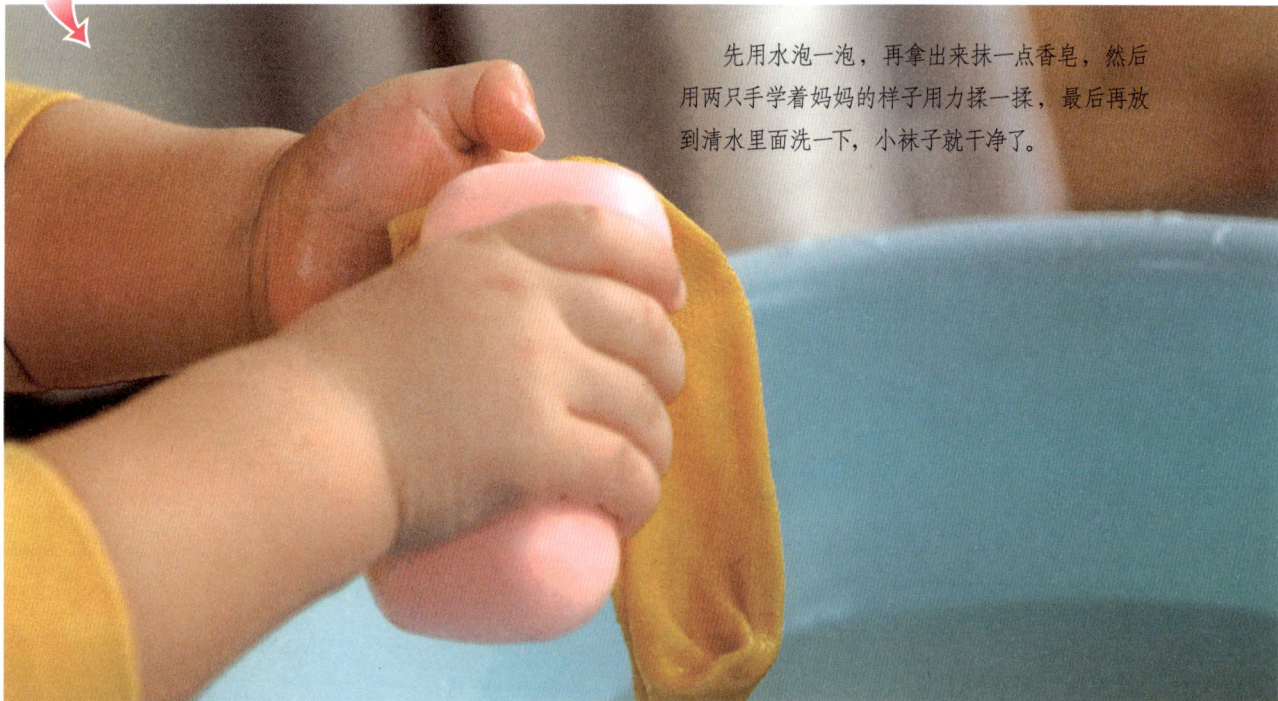

先用水泡一泡，再拿出来抹一点香皂，然后用两只手学着妈妈的样子用力揉一揉，最后再放到清水里面洗一下，小袜子就干净了。

七 智能发展测评

分类	项目	测试方法	通过标准	出现时间
大动作	走平衡木	父母扶宝宝手试走离地25厘米的平衡木，走稳后让宝宝从一头走到另一头，父母在旁监护	能独立行走	第（ ）月第（ ）天
	前后滚翻	父母先示范前后滚翻，然后扶宝宝练习，熟练后让宝宝自己翻	能独立完成	第（ ）月第（ ）天
	趴地推球	父母俯卧于距墙25~30厘米处抬头，挺胸双手抱球，双肘离地，双腿伸直并拢，向墙快速、连续推球，宝宝学会后，亲子比赛，看谁推得多	每次10个以上，越多越好	第（ ）月第（ ）天
精细动作	画几何图	让宝宝凭印象画圆形、正方形、三角形	画图封口，正方形、三角形，有角即可	第（ ）月第（ ）天
	绘人	让宝宝画出一个人头轮廓，并填上其他部位	能画上2~3个部位	第（ ）月第（ ）天
言语	讲故事	父母和宝宝一起讲童话故事，你一个，我一个，看谁讲得多	能讲7~8个故事	第（ ）月第（ ）天
	构成和用途	提问宝宝日常物品、食品是由什么构成，有什么用途，如"桌子""衣服""鸡蛋""面包"等	能讲出4种不同物品的构成及用途	第（ ）月第（ ）天
认知	知道父母职业	父母经常向宝宝介绍家庭情况，让宝宝记住父母的姓名、职业及家庭电话、住址	能准确说出	第（ ）月第（ ）天
	分清季节	让宝宝知道冬天穿什么、吃什么，夏天穿什么、吃什么	能说出2~3种不同季节性衣物和食品	第（ ）月第（ ）天
行为	自我介绍	鼓励宝宝以一问一答的形式向别人完整介绍，如：自己的姓名、年龄、性别，父母的姓名、职业、单位、家庭住址、电话等	能正确回答	第（ ）月第（ ）天
生活自理	穿脱衣服	鼓励宝宝独自穿脱衣服、鞋袜，整理床铺	能独立完成	第（ ）月第（ ）天

玩具箱

名称	品质要求与使用方法
幼儿读物	印刷精美、形象逼真、可爱；情节简单的故事书或诗词、儿歌。妈妈先讲给宝宝听，再让宝宝讲给妈妈听
彩泥	安全无毒的彩色橡皮泥，色彩鲜艳，不掉色。可以用模具压制各种物品，也可以让宝宝自由"创作"

附录

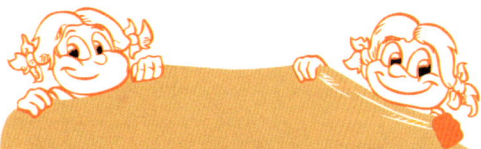

0~36 个月儿童体格发育值

月龄	体重(千克)		身长(厘米)		头围(厘米)	
	男	女	男	女	男	女
1月	5.11±0.65	4.73±0.58	56.8±2.4	55.6±2.2	38.0±1.3	37.2±1.3
2月	6.27±0.73	5.75±0.68	60.5±2.3	59.1±2.3	39.7±1.3	38.8±1.2
3月	7.17±0.78	6.56±0.73	63.3±2.2	62.0±2.1	41.2±1.4	40.2±1.3
4月	7.76±0.86	7.16±0.78	65.7±2.3	64.2±2.2	42.2±1.3	41.2±1.2
5月	8.32±0.95	7.65±0.84	67.8±2.4	66.2±2.3	43.3±1.3	42.1±1.3
6月	8.75±1.03	8.13±0.93	69.8±2.6	68.1±2.4	44.2±1.4	43.1±1.3
8月	9.35±1.04	8.74±0.99	72.6±2.6	71.1±2.6	45.3±1.3	44.1±1.3
10月	9.92±1.09	9.28±1.01	75.5±2.6	73.8±2.8	46.1±1.3	44.9±1.3
12月	10.49±1.15	9.80±1.05	78.3±2.9	76.8±2.8	46.8±1.3	45.5±1.3
15月	11.04±1.23	10.43±1.14	81.4±3.2	80.2±3.0	47.3±1.3	46.2±1.4
18月	11.65±1.31	11.01±1.18	84.0±3.2	82.9±3.1	47.8±1.3	46.7±1.3
21月	12.39±1.39	11.77±1.30	87.3±3.5	86.0±3.3	48.3±1.3	47.2±1.3
2岁	13.19±1.48	12.6±1.48	91.2±3.8	89.9±3.8	48.7±1.4	47.6±1.4
2.5岁	14.28±1.64	13.73±1.63	95.4±3.9	94.3±3.8	49.3±1.3	48.3±1.3
3岁	15.31±1.75	14.8±1.69	98.9±3.8	97.6±3.8	49.8±1.3	48.8±1.3

注：以上数据摘自《中华儿科杂志》2007 年 8 期 609 页

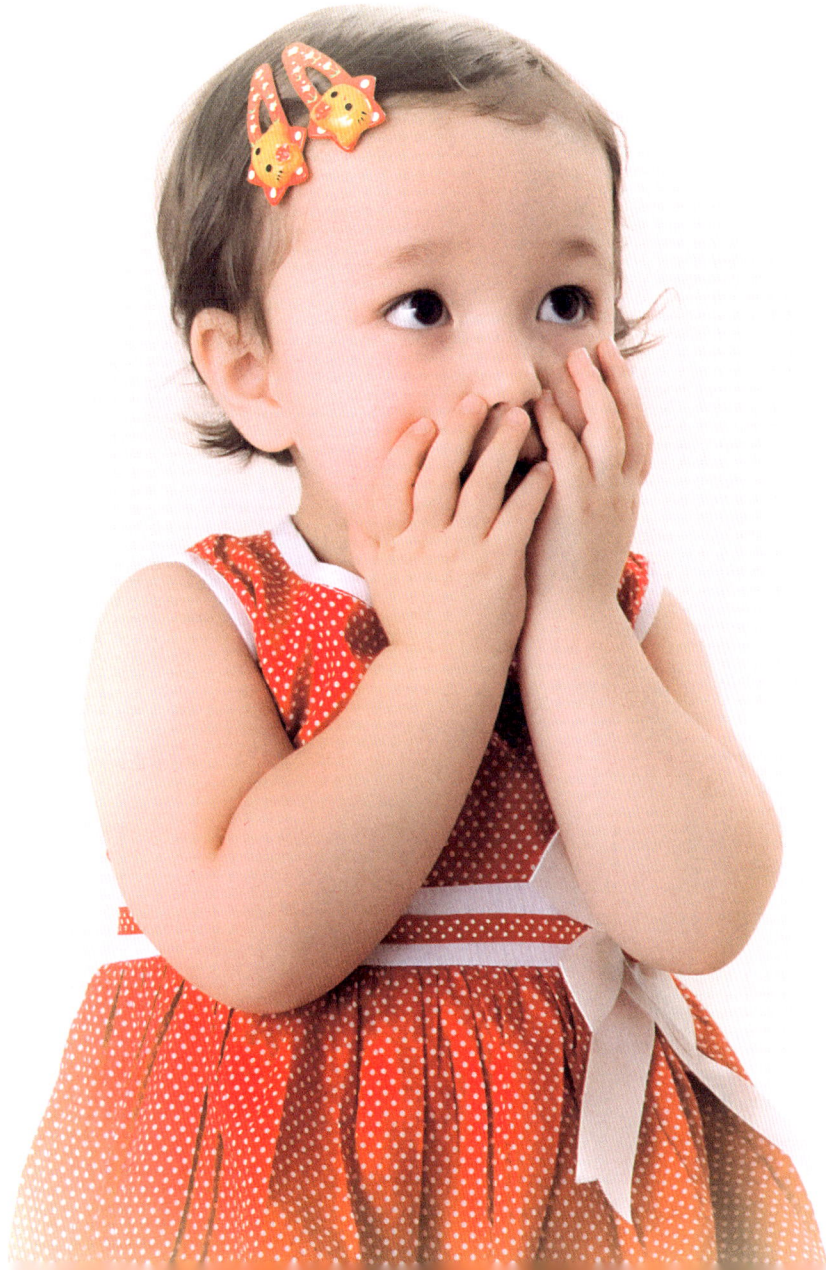

图书在版编目（CIP）数据

1~3岁宝宝养育全书：升级版／戴淑凤编著. —北京：北京出版社，2010. 12

（汉竹•亲亲乐读系列. 戴淑凤育儿百科）

ISBN 978-7-200-08495-5

Ⅰ.①1… Ⅱ.①戴… Ⅲ.①婴幼儿—哺育—基本知识 Ⅳ.①TS976. 31

中国版本图书馆CIP数据核字（2010）第226455号

汉竹图书

精彩阅读，在汉竹

全案策划

汉竹·亲亲乐读系列 戴淑凤育儿百科

1~3岁宝宝养育全书 升级版

1~3 SUI BAOBAO YANGYU QUANSHU SHENGJIBAN

戴淑凤 编著

□出版 北京出版集团公司 北京出版社 □地址 北京北三环中路 6 号

□邮编 100120 □网址 www.bph.com.cn

□总发行 北京出版集团公司 □经销 新华书店 □印制 北京市雅迪彩色印刷有限公司

□开本 889×1194 1/24 □印张 9.5

□版次 2011 年 1 月第 1 版 □印次 2011 年 1 月第 1 次印刷

□ISBN 978-7-200-08495-5/TS·248

□定价 39. 80 元

质量监督电话 010-58572393

三好图书网
www.3hbook.net
好人·好书·好生活

我们专为您提供
健康时尚、科技新知以及艺术鉴赏
方面的**正版图书**。

入会方式

1.登陆 www.3hbook.net **免费注册会员。**
（为保证您在网站各种活动中的利益，请填写真实有效的个人资料）

2.填写下方的表格并邮寄给我们，即可注册
成为会员。（以上注册方式任选一种）

会员登记表

姓名：_____ 性别：_____ 年龄：___

通讯地址：_____

_____

E-mail：_____

电话：_____

希望获取图书目录的方式（任选一种）：

邮寄信件 ☐   E—mail ☐

为保证您成为会员之后的利益，请填写真实有效的资料！

会员优待

· 直购图书可享受优惠的折
扣价
· 有机会参与三好书友会线上
和线下活动
· 不定期接收我们的新书目录

网上活动

请访问我们的网站：
www.3hbook.com
www.3hbook.net

三好图书网
www.3hbook.com www.3hbook.net

地　址：北京市西城区北三环中路6号　北京出版社　7024室
邮政编码：100120　电话：010-58572289　传真：010-58572288　邮箱：support@3hbook.net

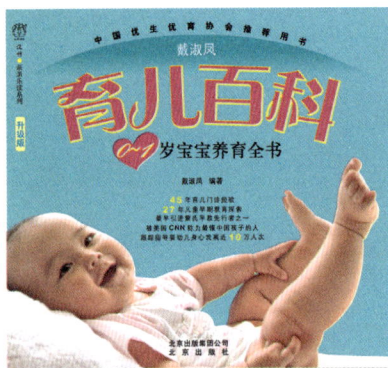

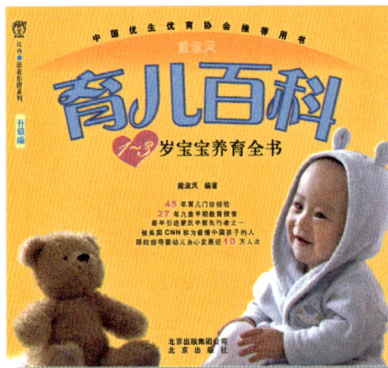

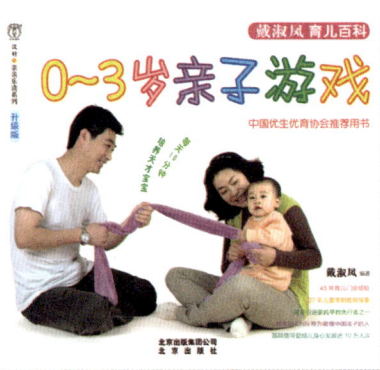

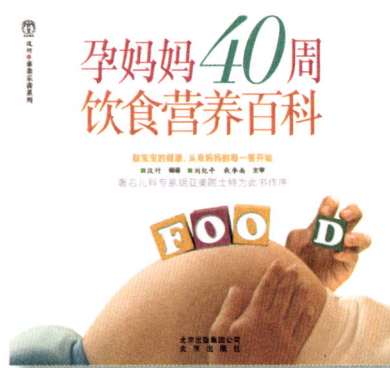

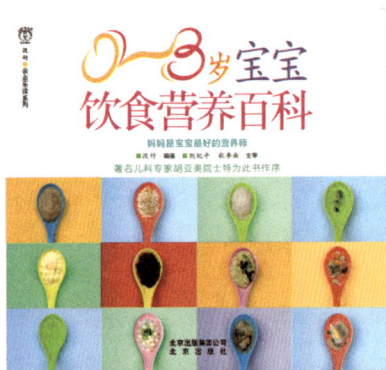